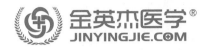

口腔执业医师资格考试
命题规律之专项夺分题典

口腔修复学

赵庆乐 ◎ 主编

金英杰医学教育研究院 ◎ 组织编写

全国百佳图书出版单位

化学工业出版社

·北京·

目录

第一单元　口腔检查与修复前准备 ……………………………………………… 001

第二单元　牙体缺损 ……………………………………………………………… 007

第三单元　牙列缺损 ……………………………………………………………… 068

第四单元　牙列缺失 ……………………………………………………………… 196

第一单元　口腔检查与修复前准备

1. 义齿修复前，对口腔软组织的处理措施中不包括
   A. 松软牙槽修整　　　　B. 义齿性口炎治疗　　　　C. 黏膜扁平苔藓治疗
   D. 咀嚼肌功能训练　　　E. 唇系带修整

【答案】D

【解析】修复前口腔软组织处理包括：治疗口腔黏膜疾病、唇颊舌系带的修整、瘢痕组织的修整、对松动软组织的修整。

【破题思路】

口腔的一般处理	① 处理急性症状 ② 保证良好的口腔卫生 ③ 拆除不良修复体 ④ 治疗和控制龋病及牙周病
余留牙的保留与拔除	对于牙槽骨吸收达到根2/3以上，牙松动达Ⅲ度者应拔除
口腔软组织处理	① 治疗口腔黏膜疾患 ② 唇、舌系带的修整 ③ 瘢痕组织的修整 ④ 对松动软组织的修整
牙槽骨的处理	消除过大的骨隆突　　　　骨性隆突修整术 前庭沟加深术　　　　　　牙槽嵴重建术
修复前的正畸治疗（MTM）	残根缺损达龈下或出现根侧壁穿孔 缺损伴有上前牙间隙时，先将间隙关闭后再修复

2. 恢复𬌗面正常形态的主要意义在于
   A. 美观　　　　　　　　B. 发音　　　　　　　　　C. 提高咀嚼功能
   D. 保证食物的正常溢出道　E. 维持龈组织的正常张力

【答案】C

【解析】恢复𬌗面正常形态有利于对咀嚼功能的恢复，有利于发音功能的正常，保持面部美观等。保证食物的正常溢出道和维持龈组织的正常张力是恢复轴面生理学突度的意义。恢复𬌗面正常形态的主要意义在于提高咀嚼功能。

【破题思路】恢复𬌗面形态的意义
① 维持牙颈部龈组织的张力和正常接触关系：牙颈1/3突度起到扩展牙龈、维持正常龈隙的作用。
② 保证食物正常排溢及食物流对于牙龈的生理刺激作用。
突度过大时，缺少食物刺激使牙龈萎缩。
突度过小时，食物直接冲压在龈沟，引起过强刺激和牙龈附着的破坏，创伤性牙龈炎。
③ 利于修复体的自洁。

3. 牙槽骨修整的最佳时间为拔牙后
   A. 即刻修整　　　　　　B. 1个月　　　　　　　　C. 6个月
   D. 3个月　　　　　　　E. 5个月

【答案】B

【解析】牙槽骨修整的最佳时间为拔牙后的1个月，选范围2～3个月。过早修整，去除牙槽骨量较难控制，往往造成去除牙槽骨量过大，牙槽骨吸收量增大等，选B。而答案C、D、E均时间太长，影响患者及时进行义齿修复。

4. 颞下颌关节区检查的内容不包括
   A. 下颌侧方运动　　　　　B. 外耳道前壁检查　　　　　C. 颞下颌关节活动度的检查
   D. 开口度及开口型　　　　E. 𬌗关系检查
   【答案】E
   【解析】颞下颌关节检查内容包括：颞下颌关节活动度检查、关节弹响的检查、外耳道前壁检查、开口度及开口型、下颌侧方运动。颞下颌关节检查属于口外检查项目，𬌗关系检查属口内检查项目。

【破题思路】颞下颌关节区：

项目	内容
咀嚼肌的扪诊	最常用的咀嚼肌，颞肌扪诊
开口度及开口型	开口度是指患者大张口时，上下中切牙切缘之间的距离 正常人的开口度为 3.7～4.5cm 正常开口型侧面观下颌向下后方，正面观直向下
下颌侧方运动	下颌最大侧方运动范围约为 12mm，前伸最大距离 8～10mm

口腔内的检查		
口腔一般情况	牙周检查	牙列检查
𬌗关系检查 ① 正中𬌗位的检查 ② 息止𬌗位的检查 ③ 𬌗干扰检查	缺牙区情况	无牙颌口腔专项检查 四级：高，刃，小平，凹

5. 下列哪项不是𬌗关系检查的内容
   A. 上下颌牙列中线是否一致　　B. 上下第一磨牙是否为中性𬌗关系　　C. 息止𬌗位的检查
   D. 牙列检查　　　　　　　　　E. 𬌗干扰检查
   【答案】D
   【解析】𬌗关系检查包括：
   ① 正中𬌗位的检查。上下第一磨牙是否为中性关系，上下牙列中线是否一致，前牙覆𬌗覆盖是否在正常范围内，左右侧𬌗平面是否匀称上下牙列是否有广泛的𬌗接触关系。
   ② 息止𬌗位的检查。比较息止𬌗位与正中𬌗位，下牙列中线是否有变化，𬌗间隙的大小有无异常。
   ③ 𬌗干扰检查。
   ④ 牙列检查是口腔内检查的一部分，不包括在𬌗关系检查内。

6. 上颌侧切牙牙冠缺损，在初诊时无须问诊的内容为
   A. 就诊主要原因　　　　　B. 是否影响进食　　　　　C. 缺损原因
   D. 已接受过的治疗　　　　E. 有无不适症状
   【答案】B
   【解析】上颌前牙冠折需要了解的内容包括：
   ① 主诉。患者就诊的主要原因和迫切要求解决的主要问题。
   ② 现病史。一般包括主诉，疾病开始发病的时间、原因、发展进程和曾经接受过的检查和治疗。
   ③ 既往史。系统病史和口腔专科病史。
   ④ 家族史。

【破题思路】此题属于理解型题目，题眼是"问诊"。

7. 关于修复前外科处理的内容下列哪项是错误的
   A. 重度伸长牙的处理　　　　B. 骨性隆突修整术　　　　C. 前庭沟加深术
   D. 牙槽嵴重建术　　　　　　E. 牙槽嵴修整术
   【答案】A

【解析】修复前外科处理内容唇舌系带的矫正术，瘢痕或松动软组织的切除修整术，牙槽嵴修整术，骨性隆突修整术，前庭沟加深术，牙槽嵴重建术。而重度伸长牙的处理是咬合调整与选磨中的一项。

8. 修复开始前需要进行的口腔检查除外
 A. 口腔外部检查 B. 口腔内的检查
 C. X线检查 D. 制取模型检查
 E. 细菌培养
【答案】E
【解析】口腔修复前需要做的临床一般检查包括口内及口外检查，X线检查，模型检查，咀嚼功能检查几个方面。

9. 修复前口腔的一般处理不包括
 A. 拆除不良修复体 B. 处理急症
 C. 治疗和控制龋病和牙周病 D. 拔除松动牙（吸收达到2/3）
 E. 保持良好的口腔卫生
【答案】D
【解析】口腔的一般处理：处理急性症状、保证良好的口腔卫生、拆除不良修复体、治疗和控制龋病及牙周病，不包含拔出松动牙，拔牙属于特殊处理。余牙留处理。

10. 当牙列缺失患者张口至正常开口度时，舌前部边缘的正常位置是
 A. 牙槽嵴顶内部 B. 牙槽嵴顶以外
 C. 牙槽嵴顶 D. 口腔底后部
 E. 口腔底前部
【答案】C

11. 患者，男，29岁。左上颌中切牙冠2/5缺损，已露髓，相应的检查和治疗过程不包括
 A. 前牙区牙片 B. 患牙根管治疗
 C. 根充后观察1～2周 D. 患牙桩核冠修复
 E. 盖髓后直接树脂充填
【答案】E
【解析】该牙牙冠2/5缺损，已达牙本质，且已露髓，炎症进展快且固位不佳，加之病因不明，不能进行盖髓后树脂修复，应先拍前牙区牙片，诊断病变情况，进行根管治疗后观察临床无症状后行桩核冠修复。

12. 患者上颌前牙因外伤折断就医。查：右上颌中切牙横向折断，断面位于牙槽嵴根面上方，唇侧龈下2mm，根稳固，X线片显示根管治疗完善。余正常。在修复前还需做的适当处理是
 A. 洁治 B. 刮治
 C. 龈切除 D. 拍咬合片
 E. 牙槽骨修整
【答案】C
【解析】断面位于牙槽嵴根面上方，唇侧龈下2mm，根稳固，X线片显示根管治疗完善。患牙牙根条件尚可，要修复需形成牙本质肩领，不侵犯生物学宽度，故可采取龈切术，其他选项都不符合题目。

【破题思路】牙本质肩领高度≥1.5mm，厚度≥1mm。

13. 某男，25岁，右上5邻𬌗嵌体修复后三个月后，出现夜间阵发性自发性疼痛，冷热刺激痛明显，最可能的原因是
 A. 急性根尖炎 B. 牙周病
 C. 牙龈炎 D. 嵌体咬合过高
 E. 急性牙髓炎
【答案】E
【解析】夜间痛，阵发性疼痛，冷热刺激痛均为急性牙髓炎症状，故E正确。急性根尖炎一般咬合痛剧烈；牙周病的病程长，伴有牙龈出血，牙石，牙周袋，X线可见附着丧失牙槽骨吸收，严重者出现牙齿松动溢脓；牙龈炎一般表现为牙龈出血，牙龈红肿，无附着丧失和骨吸收；嵌体咬合过高，有咬合高点，咬合时在固定位置咬合疼痛。A、B、C、D均不会出现夜间痛、冷热刺激痛的症状。

14. 患者，男性，45岁，8重度伸长，无对颌牙，上颌对应位置牙龈红肿，可见咬合印记。合理的处理方式是
A. 8截冠后，上颌活动义齿修复8　　　　B. 8𬌗面调磨
C. 8全冠修复　　　　　　　　　　　　　D. 8根管治疗后截冠
E. 拔除8
【答案】E
【解析】8重度伸长，无对颌牙，而且对应位置有红肿和印记，故可拔除8，已无保留价值。A、B、C、D均不是最佳处理方式。

（15～19题共用备选答案）
A. 1周　　　　　　　　　　　B. 1个月　　　　　　　　　　C. 3个月
D. 3～4个月　　　　　　　　 E. 5～6个月
15. 固定修复的最佳时机是拔牙后
16. 前牙外伤牙折伴牙周膜撕裂伤，根管治疗后至开始桩冠修复至少需
17. 活动修复应在拔牙后多久进行
18. 上颌种植修复的最佳时间是拔牙后
19. 下颌种植修复需拔牙后多久进行
【答案】C、A、C、E、D

20. 下列疾病对口腔功能影响大的是
A. 牙体缺损　　　　　　　　 B. 牙列缺失　　　　　　　　 C. 上颌牙列缺失
D. 下颌牙列缺失　　　　　　 E. 颞下颌关节紊乱
【答案】B
【解析】牙列缺失会严重影响牙齿原有的咀嚼、美观、辅助发音、生理刺激等功能，也会对患者身心带来很大影响。

【破题思路】牙列缺失的病因及影响。	
病因	龋病和牙周病（主要） 老年人生理退行性改变 不良修复体 全身疾患 外伤
影响	前牙：发音、面容改变 后牙：咀嚼功能 对牙槽嵴、口腔黏膜、颞下颌关节、咀嚼肌及神经系统的有害改变

21. 使用水胶体弹性印模材料取印模后，强调要及时灌注，其目的是
A. 有利于模型材料的注入　　 B. 避免印模的体积收缩　　　 C. 有利于脱模
D. 可使模型表面光洁　　　　 E. 减少模型的膨胀
【答案】B
【解析】目前临床上最常用的是藻酸盐印模材料，它的优点是操作简便，有弹性，由倒凹取出时不变形，但其缺点是失水收缩，吸水膨胀，体积不太稳定，在印模从口中取出后，应及时灌注模型。

22. 对于先天无牙患者，在了解病史时应进一步询问患者
A. 营养饮食情况　　　　　　 B. 全身健康条件　　　　　　 C. 是否曾患慢性消耗性疾病
D. 家族史　　　　　　　　　 E. 是否曾患过感染性疾病
【答案】D
【解析】先天无牙为遗传性疾病，遗传方式。故询问病史时应进一步了解家族史。

23. 下列不会影响面部外形的对称性的是
A. 偏侧咀嚼　　　　　　　　 B. 牙列缺失　　　　　　　　 C. 后牙早失
D. 牙列缺损　　　　　　　　 E. 单个牙牙体缺损
【答案】E
【解析】单个牙牙体缺失会造成口腔咀嚼功能的影响，但不能造成颌面部外形的影响。偏侧咀嚼、牙列缺失、后牙早失、牙列缺损都会影响面部外形对称。

【破题思路】颌面部检查

项目	内容
面部比例	各部分比例是否协调对称、有无颌畸形、面下 1/3 的高度是否协调
口唇	口唇的突度及外形，笑线高低，上下前牙位置与口唇的关系

24. 义齿重衬前要检查的内容不包括
A. 人工牙的材质
B. 正中关系是否正确
C. 非正中关系是否正确
D. 有无𬌗干扰
E. 有无压痛和黏膜溃疡

【答案】A

【解析】义齿重衬前要检查的内容包括咬合关系以及𬌗干扰、有无压痛和黏膜溃疡。但是不包括人工牙的材质。

【破题思路】义齿支持组织的修整：因旧义齿基托不密合，患者的牙槽嵴黏膜组织有损伤或黏膜萎缩，可采取以下的方法使支持组织得到休息和功能性锻炼。

① 旧义齿基托组织面用暂时性软衬材料或组织调整材料进行重衬，基托伸展不足的可适当扩大伸展范围，使变形、损伤的支持组织恢复正常的形态。旧义齿基托边缘过度伸展或组织面压迫的部位应进行磨改和缓冲。

② 在取印模前 48～72h 开始停戴旧义齿，使取印模时黏膜组织能恢复正常的形态和厚度。

③ 在取印模前的一段时间内，每天用手指或牙刷有规律地按摩承托区黏膜，使黏膜受到功能性刺激。对于旧义齿承托区黏膜存在红肿、溃疡，无法通过旧义齿调改和重衬等方法使之恢复者，也可以让患者停戴旧义齿 1 周左右，以使黏膜恢复正常。

25. 患牙 X 线片示根充完好，根尖有阴影；同时患牙有瘘管，那么进行桩冠修复的时机一般是
A. 根充后 3～5 天
B. 根充后 1 周
C. 根充后 2 周
D. 瘘管愈合，无临床症状后
E. 根尖阴影消失后

【答案】D

【解析】根充完好，根尖有阴影，同时患牙有瘘管，进行桩冠修复的时机应该是瘘管愈合，无临床症状后。

26. 关于口腔检查的顺序，以下错误的是
A. 先整体后局部
B. 先内后外
C. 先一般后特殊
D. 先上后下
E. 先左后右

【答案】B

【解析】口腔检查的顺序先整体后局部、先一般后特殊、先外后内、先上后下、先左后右。

27. 修复前的准备包括
A. 余留牙的保留与拔出（松动牙、残根、根分叉病变）
B. 口腔软组织处理（系带、瘢痕和松软软组织）
C. 牙槽骨的处理（骨尖、骨隆突）
D. 修复前的正畸治疗
E. 以上全是

【答案】E

28. X 线牙片的检查可确定
A. 牙根及牙周支持组织的健康情况
B. 全口牙列牙槽骨支持组织的情况
C. 颞下颌关节的情况
D. 髁突关节凹的情况
E. 下颌骨的情况

【答案】A

【解析】X 线牙片一般都为根尖片，范围较小，一般仅能拍摄到 2～3 颗牙。B、C、D、E 均不能仅通过牙片来确定检查情况。

【破题思路】影像学检查：

X 线检查是诊断口腔颌面部疾病的一种重要的常规检查方法。

影像学检查	检查内容
常规 X 线根尖片	牙根及牙周支持组织；牙根的数目、形态及长度；有无根折、根管充填；牙邻面、牙颈部、牙根的隐匿龋
曲面体层 X 线片	是否有残根存留，有无第三磨牙埋伏阻生
颞下颌关节 X 线侧位片	了解关节凹、髁突的外形以及髁突与关节凹的位置关系
头颅定位片	分析颅、面、颌、牙的形态、位置及其相互间的变化关系
锥形束 CT（CBCT）	用于种植修复、颞下颌关节病、牙体牙髓病、颌面外科 具有高分辨率、空间定位准确、辐射剂量小、投照时间短等优点

第二单元　牙体缺损

1. 男，50岁，左下1为桩冠修复。戴用1年发生桩冠折断，最可能的原因是根桩
   A. 长度不够　　　　　　　　B. 过细　　　　　　　　　　C. 松动
   D. 与根管壁不密合　　　　　E. 锥度过小
   【答案】B
   【解析】戴用1年发生桩冠折断，最可能的原因是根桩过细。下前牙根管细窄，一般容易预备不足导致桩过细。

2. 男，40岁。左下第一恒磨牙全冠固位三天后出现疼痛，其可能的原因是，除了
   A. 牙体预备时的热刺激　　　B. 消毒剂刺激　　　　　　　C. 粘固剂刺激
   D. 继发龋　　　　　　　　　E. 咬合早接触
   【答案】D
   【解析】全冠固位三天后，短时间疼痛，选项D是错误的，继发龋引起疼痛需要长时间。

   【破题思路】修复体使用之后出现过敏性疼痛——一段时间后出现的疼痛。
   （1）继发性龋　多由于牙体预备时龋坏组织未去净或未做预防性扩展。
   （2）牙龈退缩　修复时牙龈有炎症、水肿或粘固后牙龈萎缩等，均造成牙本质暴露，引起激发性疼痛。
   （3）粘固剂脱落或溶解　修复体不密合、松动，粘固剂或粘固操作不良，粘固剂溶解、脱落、失去封闭作用，导致修复体松动对牙本质机械刺激或继发龋形成。

3. 与金瓷冠相比，以下哪项不属于全瓷冠的缺点
   A. 为满足其强度要求和防止折裂，全瓷冠预备时邻面、舌面磨出量比全瓷冠相对较多
   B. 与金属边缘相比其边缘强度略强
   C. 可能引起对颌牙的磨损
   D. 透光性好的全瓷材料受基牙的底色影响
   E. 高强度的全瓷材料的基底核瓷与饰瓷之间的结合能力有限
   【答案】B
   【解析】与金瓷冠相比，全瓷边缘与金属边缘相比其边缘强度略差。

4. 与正常牙冠轴面突度的生理意义无关的是
   A. 维持牙颈部龈组织的张力　　B. 维持牙弓形态，分散𬌗力　　C. 保证食物正常排溢
   D. 保证食物流对牙龈的生理刺激　E. 有利于提高自洁作用
   【答案】B

   【破题思路】邻面的作用为维持牙弓形态，分散𬌗力。

5. 预备嵌体洞缘斜面的目的中不包括
   A. 增加嵌体的边缘密合性　　B. 增强嵌体的耐摩擦性　　　C. 减少微渗漏
   D. 预防釉质折断　　　　　　E. 增加嵌体与边缘的封闭作用
   【答案】B
   【解析】预备嵌体洞缘斜面的目的中不包括增强嵌体的耐摩擦性。嵌体洞斜面的作用：增加边缘密合性，减少微渗，消除无支持的牙釉质边缘，防止釉质折裂。嵌体的耐摩擦性与材料的选择有关。

   【破题思路】金属嵌体的牙体预备基本要求

   无倒凹：𬌗面外展2°～5°

   有斜面：位置　釉质内预备出45°斜面，宽度0.5～1mm
   　　　　目的　去除洞缘无基釉，预防釉质折断
   增加嵌体的洞缘密合性与封闭作用，防止粘固剂被唾液溶解，减少微渗漏的发生。但洞缘斜面不能过大。斜面一般起于釉质层的1/2处

6. 与人造冠完全就位标志无关的是
A. 咬合基本良好　　　　B. 无翘动　　　　　　　　　　C. 牙龈缘密合
D. 有一定的固位力　　　E. 接触点松紧度适当
【答案】E
【解析】接触点的松紧度属于影响冠就位的因素，故与人造冠完全就位标志无关的是E。

【破题思路】冠就位的标志：
① 冠的龈边缘到达设计的位置，冠边缘密合用探针检查，无明显缝隙。
② 制备良好的人造冠就位后，咬合应基本合适，或稍加修整即合适。
③ 人造冠在患牙上就位后稳定无翘动现象。

7. 牙体修复预备过程中适当的预防性扩展的主要目的是
A. 自洁和防止继发龋　　　B. 提供良好的固位形和抗力形　　　C. 去除龋坏牙体组织
D. 增进修复体的美学效果　E. 促进牙周组织的健康
【答案】A
【解析】牙体修复预备过程中适当的预防性扩展的主要目的是自洁和防止继发龋。预防性扩展的主要目的是消除深窝沟，将边缘线放在自洁区，从而利于自洁和防止继发龋。

8. 牙体缺损的定义是
A. 牙体组织龋损　　　　B. 接触点丧失　　　　　　　　C. 牙体硬组织破损
D. 牙体组织磨耗　　　　E. 牙冠隐裂
【答案】C
【解析】牙体缺损的定义是牙体硬组织破损。牙体缺损是牙体硬组织的破损，龋、磨耗、隐裂都是牙体缺损之一。

9. 下列何种修复方法不属于牙体缺损的修复
A. 嵌体　　　　　　　　B. 金属全冠　　　　　　　　　C. 套筒冠
D. 甲冠　　　　　　　　E. 部分冠
【答案】C
【解析】根据修复体的制造工艺、修复体所用的材料类型、修复体的结构特点，可将牙体缺损修复分为下列类型：嵌体、3/4冠、7/8冠、全冠、桩核冠、贴面。全冠包括金属全冠、塑料全冠（甲冠）、全瓷冠、烤瓷熔附金属全冠。

【破题思路】嵌体：嵌入牙冠内的修复体。部分冠：覆盖部分牙冠表面的修复体。3/4冠：没有覆盖前牙唇面或后牙颊面的部分冠修复体。全冠：覆盖全部牙冠表面的修复体。金属树脂混合全冠：在金属基底上覆盖树脂牙面的混合全冠。桩核冠：是在残冠或残根上利用插入根管内的桩固位，形成金属桩核或树脂核，然后再制作全冠的修复体 CAD/CAM 冠。

10. 可作 3/4 冠修复的情况是
A. 切缘有较小的缺损　　　B. 邻面有较大的缺损　　　　　C. 舌面有广泛龋
D. 扭转前牙　　　　　　　E. 死髓牙
【答案】A
【解析】从3/4冠修复的禁忌证判断：3/4冠的轴沟即邻面沟，对固位有重要意义，凡舌面严重缺损及邻面无法预备出具有足够抗力形和固位形，牙髓病根尖周病未彻底治愈者不能做3/4冠修复。另外扭转前牙行3/4冠修复美观效果差，所以B、C、D、E均属于上述3/4冠禁忌证，只有答案A不包括在内。

【破题思路】部分冠的适应证：
① 有牙体缺损需修复但又非嵌体适应证时。
② 患牙有某一面是完整的（多为唇颊面），且保留该面不影响修复体的固位与抗力。
③ 牙冠各部位的径较大，尤其唇舌径大且龋坏率低者。
④ 当部分冠作为固定桥的固位体时，只用于间隙较小的三单位桥。

⑤某些倾斜基牙固定桥修复的固位体。

部分冠的禁忌证：不符合以上情况者为禁忌证。

11. 一患者上中切牙因冠折1/4（未露髓），行金属烤瓷冠修复，但粘固已一个多月，自诉遇冷热刺激后疼痛明显，其原因最可能是

   A. 创伤性咬合　　　　　　　　B. 根尖周炎　　　　　　　　C. 牙髓炎
   D. 牙周炎　　　　　　　　　　E. 牙本质过敏

【答案】C

【解析】患者上中切牙因冠折1/4（未露髓），行金属烤瓷冠修复。这一修复过程中，由于牙体预备时的损伤粘固时，消毒药物的刺激、戴冠时的机械刺激，以及粘固剂中的游离酸刺激，会引起患牙牙本质过敏症，出现短时疼痛，但此种疼痛数日内可自行消失，所以，不能选答案E。若粘固已一个多月，自诉遇冷热刺激的疼痛明显，说明牙髓受激惹严重，或已发展为牙髓炎，应选C。

【破题思路】修复体粘固后过敏性疼痛原因——短期内出现的疼痛。
① 若患牙为活髓，经过牙体切割后，暴露的牙本质遇冷、热刺激会出现牙本质过敏现象。
② 若牙体预备时损伤大，术后未采取保护措施，牙髓常常充血处于激惹状态。
③ 粘固时，消毒药物刺激、戴冠时的机械刺激、冷刺激加上粘固剂中的游离酸刺激，会引起患牙短时疼痛。待粘固剂充分结固后，疼痛一般可自行消失。由于粘固剂为热、电的不良导体，在口内对患牙起到保护作用，遇冷热不再出现疼痛。
④ 若粘固后牙长时间持续疼痛，说明牙髓受激惹严重，或可发展为牙髓炎。

12. 活髓牙修复体粘固后患牙长时间自发性持续疼痛，最可能

   A. 已发展为牙髓炎　　　　　　　　B. 存在牙龈炎或牙周炎
   C. 已发展为根尖周炎　　　　　　　D. 牙本质过敏
   E. 已有继发龋，但未发展为牙髓炎

【答案】A

【解析】当患牙为活髓牙进行修复，修复体在粘固时，由于消毒药物的刺激、戴冠过程中的机械刺激、冷刺激及粘固剂中游离酸刺激，可能会引起被修复的牙的暂时性疼痛，一般粘固后或数小时后疼痛可自行消失。若粘固后牙齿长时间持续疼痛，说明牙髓受激惹严重，造成牙髓炎的发生，由此应选A。B的典型症状是牙龈出血牙齿松动；C牙齿多为叩痛明显；D牙齿多为遇冷热刺激疼，无持续性疼痛；E继发龋无自发性疼痛。

【破题思路】自发性疼痛原因：
① 其常见原因为牙髓炎、金属微电流刺激和根尖炎或牙周炎。
② 牙体切割过多，粘固前未戴暂时冠做牙髓安抚治疗，牙髓受刺激由充血发展为牙髓炎。
③ 修复体戴用一段时间后出现的自发性疼痛，多见于继发龋引起的牙髓炎。
④ 由于修复前根管治疗不完善，根尖周炎未完全控制。
⑤ 根管侧壁钻穿未完全消除炎症。
⑥ 咬合创伤引起的牙周炎。

13. 以下不属于全瓷冠的适应证的是

   A. 前牙切角、切缘缺损　　　　　　B. 死髓牙　　　　　　　　C. 扭转牙
   D. 金属过敏　　　　　　　　　　　E. 牙体缺损较大，全瓷修复体局部厚度大于2mm

【答案】E

【解析】牙体缺损较大，全瓷修复体局部厚度大于2mm时应尽量避免直接单独使用，需要桩核或其他方法恢复后方可进行。

14. 基牙形态正常，固位力最大的固位体是

   A. 嵌体　　　　　　　　　　　　　B. 全冠　　　　　　　　　　C. 根内固位体
   D. 部分冠　　　　　　　　　　　　E. 桩核冠

【答案】B

【解析】所有固位体中，全冠的固位力最大。

【破题思路】所有固位体中，嵌体的固位力最小。修复体的主要固位力有自摩擦力、粘结力、约束力。

15. 基牙牙冠与固定义齿功能直接有关的是
A. 支持力
B. 连接强度
C. 固位力
D. 稳定性
E. 舒适度
【答案】C
【解析】基牙牙冠与固定义齿功能直接有关的是固位力。支持力取决于牙根；连接强度取决于连接体；固位力取决于牙冠临床冠高度、横截面直径、预备体的聚合度和辅助固位形。

16. 关于铸造3/4冠牙体预备的说法中，不正确的是
A. 消除邻面倒凹
B. 切缘预备使修复体在前伸殆时无干扰
C. 邻沟的主要作用是防止修复体舌向脱位
D. 殆沟预备是为了防止修复体殆向脱位
E. 切沟预备可增强固位作用
【答案】D
【解析】殆面沟的预备是为了形成边缘的增力环，抵抗舌向脱位。

17. 金属烤瓷冠唇面龈边缘肩台宽度一般为
A. 0.5mm
B. 1.0mm
C. 1.8mm
D. 1.5mm
E. 2.0mm
【答案】B
【解析】肩台宽度过窄，美观和强度均差；肩台宽度过宽，牙体预备量过大，甚至可能影响预备体抗力。为了获得良好的美观和足够的强度，金属烤瓷冠唇面龈边缘一般为1mm肩台。

【破题思路】烤瓷熔附金属全冠颈缘预备要求：
① 舌侧或邻面颈部如以金属为冠边缘者，颈缘可预备成羽状、凹槽形或直角斜面形。
② 唇颊侧或全冠边缘为烤瓷者，应将牙体颈缘预备成直角或深凹面，以保证颈缘瓷的强度和美观。采用龈下边缘者，肩台位于龈缘下0.5mm。
③ 唇颊侧肩台宽度一般为1.0mm。若预备不足，要么颈部瓷层太薄，出现金属色或透明度降低，冠边缘的强度下降；要么为了保证强度而增加冠边缘突度，致使颈部外形与牙颈部不一致，冠颈部形成肿胀外观。若预备过多，可能会引起牙髓损害，因为颈部髓腔壁厚度一般为1.7～3.0mm。舌侧金属边缘处肩台宽度0.5mm。

18. 全冠龈上边缘的缺点是
A. 容易造成菌斑附着
B. 边缘不易密合
C. 易产生继发龋
D. 在前牙区不美观
E. 易形成肩台
【答案】D
【解析】龈上边缘位于牙龈缘以上，牙体预备容易，不易损伤牙龈，容易保证修复体边缘的密合性，因此不易附着菌斑，不易发生继发龋。但是前牙的金属烤瓷冠的唇侧如果选择龈上边缘容易暴露基底冠金属，影响美观。与题意相符的只有选项D。修复体边缘的位置可分为龈上边缘、平龈边缘和龈下边缘三类。

【破题思路】龈上、龈下边缘优缺点：

龈上边缘	优点： ① 边缘的牙体预备时不易损伤牙龈 ② 印模制取方便，不用排龈 ③ 有利于牙周健康 ④ 容易检查边缘的密合度等 缺点：前牙区不美观

		续表
龈下边缘	优点： ① 美观 ② 固位好 缺点： ① 备牙时易损伤牙龈 ② 取印模需要排龈 ③ 不易检查边缘的密合度 ④ 容易造成牙龈的炎症和牙龈退缩	

19. 树脂类粘固剂的优点不包括
   A. 难溶于唾液　　　　　　　　B. 粘接力强　　　　　　　　C. 牙髓刺激小
   D. 可与牙本质粘接　　　　　　E. 可与金属粘接

【答案】C

【解析】树脂粘固剂粘接强度比传统粘固剂高，不溶于水，用于全冠粘固时冠边缘残留的粘固剂不易清除，容易刺激牙龈和牙髓，龈下冠边缘者不宜使用。

【破题思路】各种粘固剂的优缺点：
① 磷酸锌粘固剂：粘固粉对牙髓刺激较大，是电、热的不良导体，对牙体和金属材料的粘接力较低。
② 聚羧酸粘固剂：对牙髓刺激作用小，粘接力较高。
③ 树脂类粘固剂：其粘接力强，不溶于水，封闭性好，但应注意冠边缘残余粘固剂刺激龈组织的问题。

20. 以下关于粘接力的说法哪项是错误的
   A. 与技术操作有关　　　　　　B. 与粘固剂稠度成正比　　　　C. 与粘固剂厚度成反比
   D. 与粘接面积成正比　　　　　E. 与粘固剂性能有关

【答案】B

【解析】粘接力与粘接面积成正比，与粘固剂的厚度成反比，粘接面适当粗糙可增强粘接力，粘接面应清洁干燥没有水分、油质、唾液等异物。操作因素粘固剂的稠度应适当。粘接力还与粘固剂的理化性能有关。因此选 B。

【破题思路】影响粘接力大小的因素（熟记关系）：
① 粘接力与粘接面积成正比，在同样情况下，粘接面积大，粘接力就强。
② 粘接力与粘固剂的厚度成反比。粘固剂越厚，收缩性越大，则抗折断力弱，粘接力小。粘固剂薄，抗折断力则强，粘接力就大。因此，应要求粘接面尽量密合。
③ 粘固剂的稠度应适当，过稀过稠都影响粘接力。
④ 修复体或制备牙的粘接面上有水分、氧化物、油质唾液等异物，都会影响粘接力。

21. 对于牙冠形态正常的基牙，固位力最大的固位形式是
   A. 邻𬌗嵌体　　　　　　　　　B. 邻切嵌体　　　　　　　　C. 核桩冠
   D. 部分冠　　　　　　　　　　E. 全冠

【答案】E

【解析】固位力最大的为全冠。固位力最小的为嵌体。

22. 以下对烤瓷 Ni-Cr 合金描述正确的是
   A. 属高熔合金，熔点约为 1060℃　　　　　　B. 属低熔合金，熔点约为 870℃
   C. 属高熔合金，熔点约为 1320℃　　　　　　D. 属中熔合金，熔点约为 1060℃
   E. 属中熔合金，熔点约为 1320℃

【答案】C

【解析】此题考核镍铬合金的理化性质，属于记忆类知识点，镍铬合金属于高熔合金。

【破题思路】铸造金属合金按照熔化温度分为三类：高熔铸造合金（1100℃以上）、中熔铸造合金（500～1100℃）、低熔铸造合金（300～500℃）。钴铬合金和镍铬合金具有熔点高、高硬度和良好的抗腐蚀能力。

23. 暂时冠的作用不是
A. 避免牙髓再度受刺激　　　B. 保持患牙的牙位　　　C. 避免𬌗面磨损
D. 保持近远中间隙　　　E. 为戴冠提供便利
【答案】C
【解析】牙体制备完成后，𬌗面与对𬌗有一定距离，因此暂时冠不能避免𬌗面磨损，但可以防止对颌牙伸长而减小或丧失𬌗面修复间隙。

【破题思路】暂时冠的作用：①保护牙髓。②保护牙周组织。保持自洁。③维持修复间隙。④恢复功能。⑤诊断作用。

24. 𬌗面嵌体洞形轴壁向𬌗方外展的角度应为
A. 0°～1°　　　B. 2°～5°　　　C. 6°～9°
D. 10°～13°　　　E. 14°～17°
【答案】B
【解析】所有牙体预备外展或内聚角度都是2°～5°。

25. 牙体缺损修复中增强修复体抗力型的措施不包括
A. 避免应力集中　　　B. 增大牙尖斜度　　　C. 选用密度高的材料
D. 金瓷衔接区远离咬合接触点　　　E. 充足的修复空间
【答案】B
【解析】牙尖斜度过大会使修复体受力过大，故此题增强修复体抗力型的措施不包括B。

【破题思路】修复应合乎抗力形与固位形的要求

抗力形	患牙抗力：避免薄壁弱尖，降低高尖陡坡，修整尖锐的边缘嵴及轴面角
	采用辅助增强措施，如采用钉、桩加固后充填，或做成桩核结构
	修复体抗力：①优质材料；②修复空间足够；③金瓷结合避开咬合接触区
固位形	环抱、面、洞、沟等几何形状

26. 钉洞固位形一般不设在
A. 死髓牙的𬌗面　　　B. 后牙牙尖处　　　C. 后牙牙尖之间的沟窝处
D. 前牙舌面的切嵴与近远中边缘嵴的交界处　　　E. 前牙舌面窝近舌隆突处
【答案】B
【解析】钉洞位置在患牙面接近釉本质界的牙本质内，这个部位远离牙髓，也不易造成牙釉质折裂，前牙一般置于舌面窝的深处和舌面切嵴与近远中边缘嵴交界处，所以D、E正确。后牙一般置于牙尖之间的窝沟处，所以C正确，B错误。而死髓牙不考虑牙髓保护的问题，所以可以置于𬌗面。

【破题思路】高嵌体的固位主要靠钉洞固位。在𬌗面作牙体预备时，如𬌗面与对颌牙有接触关系，应沿面外形均匀降低患牙面，预备出至少1.0mm的间隙。如𬌗面已是低𬌗，磨牙常采用4个钉洞固位，如有局部缺损，也用小箱状固位形。钉洞分散于近远中窝及颊舌沟内，深度超过釉牙本质界，一般深为2mm，直径为1mm。

27. 金属-烤瓷结合中，最重要的结合力是
A. 机械结合　　　B. 范德华力　　　C. 倒凹固位
D. 化学结合　　　E. 压力结合
【答案】D
【解析】金-瓷结合中最重要最关键的就是化学结合。

【破题思路】金-瓷结合机制

化学结合：52.5%，最主要、最关键

机械结合：22%，提供机械锁结，增加表面积及瓷粉对烤瓷合金的湿润性

压缩结合：25.5%，又称对应压力结合，烤瓷合金热膨胀系数必须略大于瓷的热膨胀系数，烤瓷合金熔点必须远大于瓷的熔点（170～270℃）

范德华力：3%，可能是引发金瓷化学结合的启动因素

28. 制备嵌体窝洞时，与修复体边缘封闭直接有关的是
   A. 洞斜面 B. 边缘嵴 C. 轴面角
   D. 洞的线角 E. 洞的深度

【答案】A

【解析】嵌体洞形预备应预备洞缘斜面，多数情况下应该在洞缘处预备45°洞缘短斜面。一是去除无足够支持的釉质边缘防止折裂，由嵌体合金形成相应的斜面边缘覆盖预备出的洞缘斜面，合金的强度较高，边缘虽薄而不会折裂。二是边缘选择性地避开接触1mm。三是防止粘固剂被唾液溶解，减少微渗漏发生。

29. 与粘接力大小无关的因素是
   A. 粘接材料的种类 B. 粘接面积的大小 C. 窝洞底平，点线面清楚
   D. 被粘固面的清洁度 E. 粘固剂的调和比例

【答案】C

【解析】粘固剂和被黏物表面之间通过界面互相吸引并产生连续作用的力，称为粘接力。与粘接力大小有关的因素包括粘接材料的种类、粘接面积的大小、被粘固面的清洁度、粘固剂的调和比例，A、B、D、E正确。C选项窝洞底平，点线面清楚是与固位力有关的因素。故此题与粘接力大小无关的是C。

30. 以下哪项不是影响全冠就位的原因
   A. 预备体有倒凹 B. 蜡型变形 C. 铸造收缩
   D. 全冠过短 E. 邻接过紧

【答案】D

【解析】阻碍冠就位的因素：倒凹，过锐的点角或线角，模型损伤，铸造缺陷，邻接过紧，牙龈阻挡，印模模型变形，熔模蠕变变形，铸造收缩，人造冠边缘过长等。但是全冠的长短不是影响其就位的原因。

【破题思路】冠就位的标志和影响冠就位的因素需要区别记忆。

31. 为增加粘接力，粘接之前预备体表面需作处理，除了
   A. 涂分离剂 B. 干燥 C. 酸蚀
   D. 清洁 E. 去油污

【答案】A

【解析】增加粘接力方法：粘接面保持清洁干燥，没有水分、油质、唾液等异物，因此需酸蚀、清洁、干燥、去油污等，A选项涂分离剂是使修复体与预备的牙体之间分离而不粘接。

32. 桩冠修复时，一般要求根尖部保留多少长度的根充材料
   A. 不用保留 B. >3mm C. >4mm
   D. >5mm E. >7mm

【答案】D

【解析】桩的长度对桩核冠的修复十分重要，但注意桩长的同时也不能忽略根尖封闭区。为此，必须保留一定长度的根充材料隔绝口腔与根尖周，需至少5mm或3～5mm的根充材料，以保证根尖封闭。

【破题思路】桩核冠的固位形与抗力形要求：

（1）桩的长度 为确保牙髓治疗效果和预防根折，一般要求根尖部保留4mm的充填材料，桩的长度为根长的2/3～3/4。对于根比较短的情况，应保证让桩的长度大于等于临床冠的长度，并且保证桩处于牙槽骨内的长度大于根在牙槽骨内的总长度的1/2。

（2）桩的直径 理想的桩直径应为根径的1/4～1/3。

（3）桩的形态 理想的桩外形：①应是与牙根外形一致的一个近似圆锥体；②从根管口到根尖逐渐缩小呈锥形；③各部横径都不超过根径的1/3，与根部外形一致；④与根管壁密合。

33. 金属全冠修复体龈边缘预备形式是
A. 刃状　　　　　　　　B. 凹面　　　　　　　　C. 90°肩台
D. 90°肩台＋斜面　　　　E. 以上均可

【答案】B

【解析】铸造金属全冠牙体预备边缘形式最常见的为带浅凹形肩台。刃状肩台冠边缘强度弱，外形一致差。90°肩台为全瓷冠边缘形式，90°肩台＋斜面与牙体预备较难，牙体切割多。

【破题思路】各种边缘设计的优缺点

材料	肩台	应用	优点	缺点
金属	刃状	舌倾的下颌磨牙	保存牙体组织多	边缘位置难确定
	斜面	部分冠颊舌面、嵌体	防止产生无基釉	限于金属材料
	凹形（无角肩台）	金属全冠、部分冠、烤瓷舌侧	边缘清晰，厚度合适，容易控制掌握	可能形成无基釉边缘
瓷	深凹	烤瓷唇侧、全瓷	边缘清晰，强度较好	可能形成无基釉边缘
	直角	烤瓷唇侧、全瓷	边缘强度好	磨牙多
	直角＋斜面	后牙烤瓷颊侧	有足够的厚度，并可消除无基釉	磨牙多且向根端延伸

34. 为增加金合金瓷金结合力，除了
A. 喷砂　　　　　　　　B. 预氧化　　　　　　　C. 超声清洗
D. 除气　　　　　　　　E. 电解蚀刻

【答案】E

【解析】喷砂增大了金瓷结合的机械结合力；预氧化提供了金瓷结合的化学结合力；超声清洗去除了金属表面的污染，除气减少了基质内含有的气泡，增大了金瓷结合界面的润湿性，从而增大了与瓷的结合。而电解蚀刻不能增加金瓷结合。

35. 以下哪种情况适宜做全瓷覆盖
A. 深覆𬌗，覆盖小　　　　B. 覆𬌗覆盖正常　　　　C. 𬌗力较大的前牙
D. 固定桥的固位体　　　　E. 浅覆𬌗，覆盖小

【答案】B

【解析】A、C、D、E适合部分瓷覆盖，设计时需要避开咬合功能区。全瓷覆盖适合咬合关系正常的情况。

【破题思路】全瓷覆盖：
① 为瓷层全部覆盖金属基底表面。
② 瓷的收缩率大，为保证全冠颈缘的密合性，全冠舌侧颈缘全用金属。
③ 适用于咬合关系正常的前牙。

覆盖面的设计	全瓷覆盖：全冠舌侧颈缘全用金属，适用于咬合关系正常的前牙 部分瓷覆盖：𬌗面及舌面暴露出金属 适合于咬合紧、覆盖小、𬌗力大的前牙或作为固定桥的固位体 避开咬合功能区，金瓷90°对接或深凹槽预备型供瓷附着

36. 需用修复方法治疗牙体缺损，不包括
A. 纵行牙折且折断部分均松动　　　　B. 牙冠缺损的基牙
C. 斜行横行牙折　　　　　　　　　　D. 牙冠短或存在薄壁弱尖，且𬌗力大或有夜磨牙症者
E. 有保留价值的残根

【答案】A

【解析】牙体缺损修复的适应证：后牙存在咬合邻接不良、牙冠短小、位置异常、牙冠折断不松动、后牙牙冠严重缺损、抗力形固位形较差者、殆力大或有夜磨牙症者、有保留价值的残根。

37. 女，25岁。全冠戴入后不久出现龈组织红肿、疼痛，最不可能的原因是
    A. 垂直性食物嵌塞　　　　　　B. 水平性食物嵌塞　　　　　　C. 修复体龈边缘过长
    D. 创伤殆　　　　　　　　　　E. 修复体轴面突度恢复不正确

【答案】D

【解析】食物嵌塞、边缘过长刺激、轴面突度恢复错误都会导致牙龈红肿，只有创伤殆在短期内不会引起牙龈异常，导致短期内的咬合痛。

38. 全冠试戴时出现翘动，原因不包括
    A. 全冠组织面有金属瘤　　　　B. 邻接过紧　　　　　　　　　C. 预备体轴壁聚合度大
    D. 未完全就位　　　　　　　　E. 石膏代型磨损

【答案】C

【解析】全冠试戴出现翘动，可能的原因多数是无法就位。A选项金属瘤会形成支点导致翘动；B选项邻接过紧会影响冠就位导致翘动；D选项未完全就位也能导致翘动；E选项石膏代型磨损，但牙体未进行任何修整，修复体戴入时会发生就位困难，与预备的牙体不匹配，也会出现翘动。聚合角度大会引起全固冠固位不良，不会引起翘动。

【破题思路】影响修复体就位的因素：
① 修复体组织面有金属小瘤或残留的包埋材等杂质，可用车针加以清除。
② 预备体上有倒凹。前牙全冠较易出现倒凹的部位是预备体唇面切1/3与中1/3交界处。原因是在牙体预备时未按唇面的弧面分两个平面磨除，或此处磨除量不足。轻度的可少量修改全冠组织面或预备体表面的相应部位。
③ 牙体预备体上出现支点。常见于预备体切端过薄，在印模、代型、包埋时出现误差。轻度的可稍稍修改预备体的边缘。
④ 软组织障碍。牙龈过长或全冠边缘过宽有悬突，牙龈阻碍修复体的边缘就位。
⑤ 修复体与邻牙的接触区过紧，造成修复体颊舌向翘动，可调改邻面接触区。
⑥ 印模或模型变形，需重取印模，修复体返工、重新制作。
⑦ 铸造收缩变形，轻微者使用试戴剂检查确定就位障碍点后磨改，重者返工、重新制作。

39. 金瓷冠的金属基底冠由瓷覆盖的部位的厚度一般为
    A. 0.5mm　　　　　　　　　　B. 0.6mm　　　　　　　　　　C. 0.7mm
    D. 0.8mm　　　　　　　　　　E. 1.0mm

【答案】A

【解析】金瓷冠的金属基底冠金属厚度在0.3～0.5mm。

【破题思路】金属底冠的厚度0.3～0.5mm，遮色瓷层的厚度0.1～0.2mm和牙体部瓷层0.7～1.0mm的厚度。

40. 牙体缺损修复过程中，可能导致牙髓损害的因素不包括
    A. 牙体制备　　　　　　　　　B. 灌模型　　　　　　　　　　C. 戴临时冠
    D. 预备体消毒　　　　　　　　E. 取印模

【答案】B

【解析】A项牙体预备过程中切割产热，没有用水冷却快速切割，易刺激牙髓。B项没有在口内基牙上操作，因此不会对基牙牙髓产生刺激。C项戴临时冠时的机械刺激，粘固剂选择不当致使其中的游离酸刺激。D项消毒药物的刺激。E项牙体预备，牙本质暴露，取印模时冷水刺激牙髓。

41. 牙体缺损修复时，牙体预备的要求哪项不正确
    A. 去除病变组织　　　　　　　B. 开辟修复体所占空间　　　　C. 提供良好的固位形和抗力形
    D. 磨改过小牙或错位患牙　　　E. 无须做预防性扩展

【答案】E

【解析】牙体预备必须达到的要求：去除病变组织；磨除轴面倒凹；为保证修复体的强度预备必要的间隙；具有良好的抗力形与固位形；磨改过小牙或错位患牙；防止继发龋。

> 【破题思路】在进行牙体预备时应达到下述要求：
> ① 去除病变组织，阻止病变发展。
> ② 开辟修复体所占空间，保证修复体美观并具有一定的强度、厚度。
> ③ 牙体预备成一定的形态，提供良好的固位形和抗力形。
> ④ 磨改过长牙或错位患牙，以建立和谐的咬合关系和外观。
> ⑤ 磨改异常的对颌牙及邻牙，预防紊乱、邻接不良和人造冠戴入困难。
> ⑥ 牙体预备的预防性扩展有利于自洁和防止继发龋。邻面应扩展到自洁区。

42. 嵌体洞壁必须有牙本质支持，其目的是
A. 增加固位力　　　　　　B. 防龋　　　　　　C. 增加摩擦力
D. 增加抗力　　　　　　　E. 增加覆盖面积
【答案】D
【解析】嵌体洞壁有牙本质支持目的是增加抗力，防止牙体折裂。必须去除无牙本质支持的悬空釉质，使修复体建筑在健康的牙体组织上。

> 【破题思路】抗力形：完成修复后，要求修复体和患牙均能抵抗力而不致破坏或折裂。
> 增加患牙抗力的措施有以下方面：
> ① 避免牙体预备后形成薄壁弱尖。
> ② 牙体预备时去除易折断的薄壁，降低高尖陡坡，修整尖锐的边缘嵴及轴面角。
> ③ 牙体缺损大者，采用辅助增强措施，如采用钉、桩加固后充填，或做成桩核结构。

43. 冠桩修复时，桩的直径应为
A. 根径的 1/5　　　　　　B. 根径的 1/3　　　　　　C. 根径的 1/2
D. 根径的 2/3　　　　　　E. 根径的 3/4
【答案】B
【解析】此题为记忆性知识点，桩的直径应为根径的 1/3。

44. 患者，女，22岁。右下6龋损，已完成治疗，准备做金属烤瓷冠，患者的牙弓弧度和邻牙突度均正常，在恢复轴面突度时，正确的是
A. 颊侧中 1/3　　　　　　B. 颊侧颈 1/3　　　　　　C. 颊侧𬌗 1/3
D. 舌侧颈 1/3　　　　　　E. 舌侧𬌗 1/3
【答案】B
【解析】牙龈保护学说认为修复体外形在颈 1/3 应有保护性凸出，从𬌗面排溢出的食物顺着牙冠轴面突度滑过，恰好擦过牙龈的表面，对牙龈起着生理性的按摩作用。若牙冠外形平坦，食物将直接冲击牙龈，产生创伤，并进入龈沟而诱发炎症。

> 【破题思路】正确地恢复形态与功能。
> 轴面形态：正常牙冠的轴面有一定的突度，它具有重要的生理意义。
> ① 维持牙颈部龈组织的张力和正常接触关系：牙颈 1/3 突度起到扩展牙龈、维持正常龈隙的作用。
> ② 保证食物正常排溢及食物流对于牙龈的生理刺激作用。
> 突度过大时，缺少食物刺激使牙龈萎缩。
> 突度过小时，食物直接冲压在龈沟，引起过强刺激和牙龈附着的破坏，创伤性牙龈炎。
> ③ 利于修复体的自洁。

45. 以下不属于全瓷冠的修复注意事项
A. 严格控制全瓷冠修复的注意事项　　　　B. 保证瓷层足够的厚度
C. 牙体预备时，防止出现尖锐棱角　　　　D. 正确选择全瓷材料，确保修复后的色彩效果
E. 玻璃陶瓷全瓷冠宜先调𬌗，后粘接

【答案】E

【解析】玻璃陶瓷全瓷冠因其挠曲强度低，先粘接，后调拾。

46. 患者，女，25岁。右上6近中颊大面积银汞充填，根充完善，最佳的修复设计是
A. 全瓷嵌体　　　　　　B. 3/4冠　　　　　　C. 塑料全冠
D. 金属烤瓷冠　　　　　E. 金合金全冠

【答案】D

【解析】该患者的患牙为根管治疗后的牙体，大面积银汞充填物说明剩余牙体组织少，抗力不足，金属烤瓷冠为最佳选择。

47. 藻酸盐类印模材料的凝固原理是
A. 离子交换变化　　　　B. 物理变化　　　　C. 化学变化
D. 室温变化　　　　　　E. 聚合变化

【答案】C

【解析】粉剂型藻酸盐印模材料与水混合及糊剂型与半水硫酸钙混合后的凝固反应是置换与交联。以藻酸钠为例，当藻酸钠与硫酸钙互相作用时，藻酸钠中的钠离子与硫酸钙中的钙离子互相置换，生成硫酸钠和藻酸钙。

48. 口腔修复应用材料的良好性能中错误的描述是
A. 溶解性能　　　　　　B. 机械性能　　　　C. 物理性能
D. 化学性能　　　　　　E. 生物性能

【答案】A

【解析】某些口腔材料在口腔中会吸附唾液或其他生理性液体，同时还会有部分材料被溶解。过量的吸水和溶解都会使其性能降低直至其功能丧失，故选A。因为修复材料要承受咀嚼，因此必须保证良好的机械和物理性能，故不选B、C。而且口腔材料位于人口腔中，要求其具有良好的化学稳定性及良好的生物性能，故亦不选D、E。

49. 金属烤瓷冠的制作，错误的说法是
A. 全冠舌侧颈缘全用金属　　　　　　B. 金瓷结合处应避开咬合功能区
C. 金瓷结合处呈斜面搭接　　　　　　D. 瓷覆盖区底层冠厚度至少0.3mm
E. 瓷覆盖区瓷层空间不超过2mm

【答案】C

【解析】金瓷结合处是端对端对接，即金属基底在金瓷交界处的外形呈直角，但内角是圆钝的。金-瓷结合，采用金瓷90°对接或深凹槽预备型供瓷附着。

【破题思路】金瓷结合部的设计：金瓷结合部的位置，要避免直接承受𬌗力，以防发生瓷裂；也要避开直接暴露于唇颊侧，以免影响美观。金瓷结合部设计内容包括：金瓷衔接处的位置；金瓷结合线的外形；金瓷衔接处的瓷层厚度及外形。金瓷衔接处的外形，主要考虑保证瓷层有足够厚度，避免锐角引起应力集中，有利于金属肩台承受瓷层传导力。

50. 金属𬌗面牙适用于
A. 缺牙间隙的近远中距正常及多个后牙连续缺失
B. 缺牙区牙槽嵴骨吸收严重者
C. 因邻牙向缺隙倾斜移位，使缺隙牙𬌗龈距近远中距减小者
D. 对颌牙为牙周病Ⅱ度松动
E. 外科手术后有颌骨及软组织缺损者

【答案】C

【解析】A缺牙间隙的近远中距正常及多个后牙连续缺失，选择正常修复体的形式即可；B缺牙区牙槽嵴骨吸收严重者，因会加速吸收，不适合用金属𬌗面；D对颌牙条件较差时，不宜用力量较大的修复体作为对颌；E需要修复颌骨和软组织缺损的情况，一般不采用金属𬌗面的牙。当放置桥体的间隙减小时，为了保证强度，应用金属桥体。

【破题思路】试题题干中如果出现咬合紧、𬌗龈距离小、深覆𬌗深覆盖、𬌗力大、需要修复体强度大等情况时，多数考虑金属𬌗面的修复体。

51. 某患者，右上6远中舌侧大面积缺损，已进行根管治疗以后，现要求修复，检查发现右上6无叩痛，无松动，咬合距离正常，临床牙冠高度尚可，可以采用以下几种方法除了
   A. 铸造金属全冠　　　　　　　　　B. 塑料全冠
   C. 金属烤瓷全冠　　　　　　　　　D. 嵌体冠
   E. 嵌体
【答案】B
【解析】该患者治疗后采用的修复方法，不包括塑料全冠，塑料全冠属于暂时修复体。

52. 以下不属于比色的注意事项
   A. 尖牙饱和度高，选择色调时可以参考尖牙
   B. 尽量分区比色
   C. 比色板稍湿润
   D. 医师疲劳先注视蓝色
   E. 牙齿的颜色不易确定时，可选择低明度、略高饱和度的颜色进行参考
【答案】E
【解析】牙齿的颜色不易确定时，可选择略高明度、略低饱和度的颜色进行参考。

53. 患者，右上6大面积银汞充填。检查MOD大面积银汞充填体，牙冠剩余牙体组织少，仅残留颊舌侧壁，无松动，无叩痛，已行完全根管治疗。设计行桩核冠修复，牙体预备首先要
   A. 全部磨除牙冠　　　　　　　　　B. 先按照全冠预备体的要求进行磨除
   C. 先制备固位沟　　　　　　　　　D. 先制备箱状洞形
   E. 先去除颊舌侧壁
【答案】B
【解析】残留的颊舌壁可以增加固位，所以不能先去除，排除A、E。已进行根管治疗，无自觉症状，说明牙根无炎症，做初验全冠牙体预备，不论还保留多少牙体组织，都应按全冠预备要求与方法进行牙体预备，但此时不必做出龈沟内边缘，也不要修整。因此首先进行按全冠预备要求进行牙体的预备，后制备必要的固位沟等进行桩核冠修复，可以避免异种电流的刺激，因此B正确，C错误。箱状洞形是高嵌体的预备关键所在。

54. 患者，32岁。右下6检查因龋坏已做根管治疗，叩诊（-），无松动，X线片显示根充良好。该牙如要桩冠修复，牙体预备时哪项是错误的
   A. 去除病变组织，尽可能保存牙体组织
   B. 颈缘不需做肩台预备
   C. 如果近远中根管方向一致，可预备成平行根管
   D. 在不引起根管侧穿的情况下，尽可能争取较长的冠桩长度
   E. 如果髓腔完整，将髓腔预备成一定洞形
【答案】B
【解析】颈缘需要做肩台预备。

【破题思路】桩核冠的牙体预备	
牙体预备	根面预备：去净充填物及龋坏，全冠进行牙体预备，牙本质肩领高度大于1.5mm
	根管预备：拍X线片，徐进徐退的手法，随时校正钻入方向，避免形成倒凹

55. 患者，男，25岁。左上1冠折2/3，根管治疗情况良好，咬合紧。最适宜的修复方法是
   A. 桩核＋塑料全冠　　　　　　　　B. 桩核＋金属全冠
   C. 桩核＋部分瓷覆盖金属烤瓷全冠　　D. 全瓷覆盖金属烤瓷全冠
   E. 成品钢丝弯制的桩冠
【答案】C
【解析】当牙齿咬合过紧时，可设计髓腔固位的嵌体，或桩冠修复。该牙为前牙，若用塑料全冠修复易变色、老化。若用金属全冠则露金属色均影响美观，因此A、B不正确。因为咬合过紧，只能做部分瓷覆盖而不能全瓷覆盖，防止应力集中而导致崩瓷，因此D不正确。成品钢丝弯制的桩冠承受力小，易根折，E不正确。因此答案为C。

【破题思路】部分瓷覆盖:
① PFM全冠金属基底的唇颊面用瓷层覆盖,而𬌗面及舌面暴露出金属。
② 适合于咬合紧、覆盖小、合力大的前牙或作为固定桥的固位体。
③ 金瓷衔接处应避开咬合功能区。
④ 应考虑到金瓷结合强度的需要,采用金瓷90°对接或深凹槽预备型供瓷附着。

56. 患者,右下5活髓,金属烤瓷全冠修复,水门汀粘固后第二天出现自发痛夜间加剧。最可能的原因为
A. 创伤　　　　　　　　B. 急性牙髓炎　　　　　　　C. 根尖周炎
D. 牙髓充血　　　　　　E. 牙周炎

【答案】B
【解析】修复体粘固后出现自发性疼痛,其常见原因为牙髓炎、根尖炎或牙周炎。粘固后出现的自发性痛多是由于牙体切割过多,粘固前未戴暂时冠,未做牙髓安抚治疗,牙髓受刺激牙髓充血发展为牙髓炎。该患者活髓,自发性夜间痛为牙髓炎的诊断标准。

57. 患者,女,27岁。右上1冠折2/3,已做完善根管治疗,咬合关系正常。以下哪种修复方案较恰当
A. 金属桩核烤瓷冠　　　　B. 金属舌面桩冠　　　　　　C. 成品桩桩冠
D. 不锈钢丝弯制桩桩冠　　E. 金属桩塑料冠

【答案】A
【解析】桩冠适应证:牙冠大部分缺损而无法充填治疗或全冠修复固位不良者;牙冠缺损至龈下,牙周健康,牙根有足够长度,龈切后能暴露出缺损面者;前牙畸形错位而难以矫正者;牙髓变色或牙冠短小,不易做全冠修复者,作为固定桥固位体的残根残冠,故排除B、C、D。塑料牙易变色,腐蚀老化,影响美观,且不耐磨,排除E。

58. 患者,女,30岁。主诉牙不美观数十年。检查发现为重度四环素牙,多数牙呈黄褐色且伴有牙冠发育不全。不考虑经济情况,最好的治疗方案是
A. 烤瓷全冠修复　　　　B. 漂白后全瓷冠修复　　　　C. 牙漂白
D. 漂白后贴面修复　　　E. 全瓷冠修复

【答案】B
【解析】四环素牙患者一般牙体外形正常,仅是牙冠颜色异常,而且是牙本质牙釉质全层染色,用漂白法不能从根本上解决颜色异常问题。轻者可用光固化复合树脂贴面瓷贴面修复。对于重症患者,应用遮色剂效果不理想者,特别是𬌗力大,牙排列成对刃反𬌗深覆𬌗者,以金属烤瓷冠、金属-塑料全冠、全瓷冠修复较为适当。在不考虑经济情况下多用全瓷冠。

59. 患者,男,22岁,昨日与人打斗造成冠折,残根位于龈下2mm,余留牙正常。最佳修复设计为
A. 残根根管治疗后,将牙根牵引至合适位置后再行桩核冠修复
B. 残根拔除后,固定桥修复
C. 残根根管治疗,桩核冠修复
D. 残根根管治疗后,行根上托牙修复
E. 残根拔除后行隐形义齿修复

【答案】A
【解析】冠延长术的目的有两种,其一是将短小的牙冠延长,改善冠的长宽比例,增加美感。其二是冠根折裂后,折裂线超过龈缘以下2mm冠延长,恢复正常的牙周组织生物学宽度,促进牙周组织的健康。因此A为最佳的修复方式。

60. 患者,男,19岁。因外伤造成右上颌中切牙切1/3折裂露髓,已行完善根管治疗1周,无症状,X线片无异常。目前应首选哪种修复方式
A. 烤瓷桩核冠　　　　　B. 金属全冠　　　　　　　　C. 充填修复
D. 烤瓷全冠　　　　　　E. 嵌体修复

【答案】D
【解析】右上颌中切牙切1/3折裂,缺损范围较小,不必做桩核冠,其他修复方式均不是最佳选择。

61. 患者,男,54岁。因龋坏缺损,轴壁断位于龈上,咬合面与对颌牙无接触,𬌗龈距小,X线显示已行完善的根管治疗。最佳的修复方式为
A. 铸造全冠　　　　　　B. 树脂充填　　　　　　　　C. 烤瓷全冠

D. 高嵌体　　　　　　　　　　　　E. 银汞充填

【答案】D

【解析】高嵌体的适应证：后牙的多面嵌体；洞形殆面部分缺损宽度较大时；殆面有较大范围缺损，有牙尖需恢复但有完整的颊舌壁可保留。因此在铸造全冠、烤瓷全冠、高嵌体中最佳修复方式为高嵌体。

【破题思路】高嵌体适用于殆面广泛缺损或殆面严重磨损而需作咬合重建者，也用于保护薄弱的牙尖。高嵌体的固位主要靠钉洞固位。

62. 患者，男，65岁。右上1牙体缺损已行完善根管治疗，选择烤瓷全冠修复，唇侧边缘位置的最佳选择是

A. 龈上　　　　　　　　B. 平齐龈缘　　　　　　　　C. 龈沟底

D. 龈下2mm　　　　　　E. 龈下0.5mm

【答案】E

【解析】患牙为前牙，为不影响美观，一般将龈边缘置龈下，牙周生物学宽度为2.04mm，冠边缘置于龈下不能超过1/2生物学宽度。

【破题思路】考虑修复体边缘位置尽可能设计龈上边缘，龈下边缘常是牙周病的致病因素，应尽量少设计。以下可设计龈下边缘：①龋坏、楔缺到龈下；②邻接区到达龈嵴处；③修复体需增加固位；④要求不露修复体金属边缘；⑤牙根过敏。

设计龈下边缘时，要注意修复体边缘的密合、抛光，防止形成悬突，而且冠边缘不要到达龈沟底，一般要求龈边缘距龈沟底至少0.5mm。

63. 患者，男，因外伤致前牙折断，口腔检查示断端位于龈下3mm，如进行桩冠修复，除行根管治疗外还应做

A. 植入种植体　　　　　　　　B. 龈修整术

C. 牙周洁治术　　　　　　　　D. 牙周塞治术

E. 正畸牵引残根至合适位置

【答案】E

【解析】冠根折裂后，折裂线超过龈缘以下3mm者，将冠延长，恢复正常的牙周组织生物学宽度，促进牙周组织的健康。前牙的冠根折分唇侧和舌侧两类。上颌前牙唇侧冠延长后，全冠修复时应考虑患牙的龈线高度与邻牙是否协调，设计恢复牙龈缘线正常的位置和形态。若牙龈缘线明显高于邻牙，可运用牙龈瓷恢复缺失的牙龈外形。有正畸条件者，可用牵引方法，将牙根牵引，牙槽骨牙龈等牙周组织随之生长，当牙龈形态接近邻牙时，再行修复。

64. 男，30岁。两年前全冠修复左下后牙，一直使用良好，近一周感该牙痛，昨日始出现夜间疼痛。查：36铸造全冠修复，远中颈缘探诊空虚，探痛明显，余未见异常。引起夜间痛的主要原因是

A. 冠边缘粘固剂溶解　　　　　　B. 牙龈萎缩至颈部暴露

C. 咬合创伤　　　　　　　　　　D. 继发龋引起牙髓炎

E. 水平食物嵌塞引起龈乳头炎

【答案】D

【解析】牙髓炎的特点是自发痛、夜间痛、冷热刺激痛。临床检查见深大龋洞、探痛，可能是由于继发龋引起的牙髓炎；咬合创伤一般不会有自发痛，多是咬合痛；冠边缘粘固剂溶解可能是继发龋的原因，而不是夜间痛的原因；牙龈萎缩至颈部暴露可能是因其牙本质敏感，不会有夜间痛；水平食物嵌塞引起的龈乳突炎应看到明显的龈乳头红肿，且有触痛、自发痛。

【破题思路】

病症	急性牙髓炎	牙龈乳头炎	牙本质过敏
临床表现	自发痛、冷热刺激痛、夜间痛、不定位疼痛，可见深龋或隐裂	自发痛，可以定位，牙龈肿尤其是在龈乳头位置。刺激因素接触	冷热酸疼敏感

65. 患者，女，28岁。因龋齿致牙冠大部分缺损，影响美观。要求固定义齿修复。查，左上1残根，叩（-），X线检查，左上1已行根管治疗，根充完全。在备牙时，桩冠颈缘设计不正确的做法是
A. 如为金属烤瓷冠，唇缘牙体预备形式可为深凹槽肩台
B. 如为全瓷冠，应作90°肩台
C. 唇侧肩台宽度不少于1.0mm
D. 舌面肩台宽度不少于0.5mm
E. 各轴面肩台不必连续

【答案】E

【解析】如为金属烤瓷冠，唇缘牙体预备形式可成直角或深凹面肩台，肩台宽度一般为1.0mm，预备不足，会使颈部瓷层太薄，出现金属色或透明度降低，冠边缘的强度下降，预备过多，可能会引起牙髓损害，牙颈部髓腔壁厚度一般为1.7～3.0mm，舌侧肩台宽通常为0.5～0.8mm；全瓷冠，应作90°肩台，其肩台宽度为1.0mm。金属烤瓷修复体边缘不能够和其下方的预备基牙牙面平缓衔接，很容易引起牙周疾病和发生继发龋齿。平滑衔接是必需的，因此，基牙预备完成后需要对肩台边缘进行最后磨光。

66. 患者，男，50岁。金属全冠粘固后1个月，咀嚼时出现咬合痛，最有可能的原因是
A. 急性牙髓炎
B. 创伤性尖周炎
C. 牙龈萎缩引起颈部过敏
D. 慢性牙髓炎
E. 继发龋

【答案】B

【解析】患者在戴金属全冠粘固后1个月，咀嚼时出现咬合痛。应检查牙松动度确定是否为创伤性牙周炎或根尖周炎。急性牙髓炎、慢性牙髓炎通常引起自发性疼痛。而牙龈萎缩引起颈部过敏，继发龋通常在固定桥使用一段时间后出现遇冷热刺激疼痛。

67. 患者，男，40岁。6死髓牙，经根管治疗后以PFM全冠修复，经牙体制备取模后，在全冠初戴之前，尚需何种处理
A. 不需作任何处理
B. 用塑料全冠作暂时保护性修复
C. 用金属全冠作保护性修复
D. 制作活动义齿保持间隙
E. 制作间隙保持器

【答案】B

【解析】死髓牙经根管治疗后以PFM全冠修复，经牙体制备取模后，在全冠初戴之前，应该用塑料全冠作暂时保护性修复，因为死髓牙牙体组织易发生折断，尤其是经过牙体预备后，预备体体积明显减小，牙折的可能性更大，所以要用塑料全冠保护性修复，故B正确，A错误。金属全冠用于永久修复，因此C错误。制作活动义齿保持间隙和制作间隙保持器属于儿童间隙管理内容，因此D、E错误。

68. 患者，女，46岁。右下颌第一磨牙金属全冠修复一年余，昨日脱落，于我院就诊。检查发现金属全冠𬌗面存在左右孔洞，冠内基牙继发龋，无松动。分析修复体脱落的原因最可能的是
A. 金属选择不当
B. 咀嚼过硬食物
C. 粘固剂使用不当
D. 基牙预备间隙不足
E. 咬合关系不正常

【答案】D

【解析】修复体松动脱落的主要原因是修复体固位不足，如轴壁聚合角过大，修复体不密合，冠桩过短，固位形不良；创伤𬌗，𬌗力过大，𬌗力集中，侧向力过大；粘固失败，如粘固时，材料选用不当，粘固剂失效等。修复体脱落多因牙体预备不足所造成。调𬌗磨改过多，由于牙体预备不足或伸长戴牙时𬌗面磨得薄，易出现穿孔或折断。

69. 患者，40岁。因上前牙折断，进行完善的根管治疗后进行桩冠修复，根管预备完毕，完成蜡型，至最后粘固前，患者的根管应处于封闭消毒状态，根管内通常放何种棉球，以牙胶暂封
A. 95%乙醇
B. 生理盐水
C. 干棉球
D. 75%乙醇
E. 55%乙醇

【答案】D

【解析】基底桩蜡型完成后，应将根管壁仔细冲洗消毒除湿吹干，封入75%乙醇小棉球，以牙胶暂封，因此D正确。其他4个选项都不能作为根管暂封的药物，因此A、B、C、E错误。

70. 患者，男，30岁。右上1冠折2/3，已进行根管治疗，无松动，患牙咬合紧，适宜的桩冠修复是
A. 成品桩桩冠　　　　　　B. 弯制冠桩桩冠　　　　　　C. 多桩桩冠
D. 金属舌面板冠　　　　　E. 1.2mm不锈钢丝弯制桩冠

【答案】D

【解析】根据制造方法，桩可分为铸造桩和预成桩，不适用钢丝弯制桩，因此排除B、E。患者为冠折，不适用多桩桩冠，因此C错误。由于患牙咬合紧，可使用金属舌面板冠，因此D是最优的答案，而答案A不如答案D好。

【破题思路】试题题干中如果出现咬合紧、𬌗龈距离小、深覆𬌗深覆盖、𬌗力大、需要修复体强度大等情况时，多数考虑金属𬌗面的修复体。

71. 患者，女，50岁。1周前因外伤折断前牙，已经根管治疗。检查：右上1冠折，断面在龈上，无叩痛，无松动，牙片示根充完整，无根折。该牙进行桩冠修复的时间是根管治疗后
A. 1天　　　　　　　　　　B. 3天　　　　　　　　　　C. 1周
D. 10天　　　　　　　　　E. 2周

【答案】C

【解析】根管治疗后做桩冠修复的时机，一般在经过成功的根管治疗后1周，确定无临床症状时，才可以做桩冠修复。如果有瘘管，需要瘘管完全闭合后，而且无根尖周症状时才开始做桩冠修复。根尖周病变较大者需做较长时间的观察。外伤在根管治疗后1周可进行桩冠修复。

72. 患者，女，40岁。左上中切牙有瘘管，经根管治疗后，修复治疗的时间是
A. 4天后　　　　　　　　B. 7天后　　　　　　　　C. 14天后
D. 无主观症状后　　　　　E. 待瘘管自行闭合后

【答案】E

【解析】根管治疗后做桩冠修复的时机，一般在经过成功的根管治疗后1～2周，确定无临床症状时，才可以做桩冠修复。如果有瘘管，需要瘘管完全闭合后，而且无根尖周症状时才做桩冠修复。根尖周病变较大者需做较长时间的观察。此患者左上中切牙有瘘管，所以需要等瘘管完全封闭后再进行桩冠修复。

73. 患者，女，30岁。左上颌第一前磨牙远中大面积缺损，银汞充填物部分脱落，X线片显示根充完善。最佳修复设计方案是
A. 塑料全冠　　　　　　　B. 贵金属全冠　　　　　　C. 桩核+PFM
D. 树脂MOD嵌体　　　　　E. 贵金属MOD嵌体

【答案】C

【解析】此患者左上颌第一前磨牙做过完善的根充治疗，所以为了增加固位力和抗力需要桩核修复，所以C正确。嵌体的固位力要差于全冠，而且此患者近中𬌗远中汞充填物部分脱落，所以不推荐使用嵌体，排除D、E。全冠固位力好可以有效保护死髓牙防止劈裂，但死髓牙牙根抗力不足，容易根部折断，所以需要进行桩核修复。

74. 下列关于嵌体洞斜面的描述中，错误的是
A. 增加密合度　　　　　　B. 去除洞缘无基釉　　　　C. 防止粘固剂被唾液溶解
D. 位于牙釉质内　　　　　E. 位于牙本质内

【答案】E

【解析】嵌体的洞缘斜面位于牙釉质内。

【破题思路】洞缘斜面预备的目的：
① 去除洞缘无基釉，预防釉质折断。
② 增加嵌体的洞缘密合性与封闭作用，防止粘接剂被唾液溶解，减少微漏的发生。但洞缘斜面不能过大，否则会降低轴壁深度，影响固位力。斜面一般起于釉质层的1/2处。

75. 铸造金属全冠牙体预备提供的𬌗面间隙一般为
A. 0.5～0.8mm　　　　　　B. 0.8～1.5mm　　　　　　C. 1.5～2.0mm
D. 2.0～2.5mm　　　　　　E. 2.5～3mm

【答案】B

【解析】铸造金属全冠𬌗面间隙一般是0.8～1.5mm。

【破题思路】铸造全冠的牙体预备

殆面预备：1.0mm，一般为0.8～1.5mm

颊舌面预备：消除倒凹，将轴面最大周径降到全冠的边缘处

邻面预备：邻面方向与戴入道一致，2°～5°为宜

轴面预备：自洁

颈部肩台预：以轴壁无倒凹为前提，非贵金属0.5～0.8mm宽，贵金属0.35～0.5mm宽，凹形或带斜面的肩台形精修

76. 3/4冠邻沟预备的主要目的是
A. 增加3/4冠的强度
B. 增加3/4冠的厚度
C. 防止3/4冠舌向脱位
D. 保证与邻牙接触紧密
E. 有利于冠就位

【答案】C

【解析】3/4冠两个邻面沟预备的目的之一是形成两个轴沟的内舌侧壁，这两个壁的作用相当于全冠预备体的唇侧壁，即未来3/4冠抵抗舌向脱落的轴壁。

77. 高嵌体固位主要靠
A. 环抱固位
B. 钉洞固位
C. 鸠尾固位
D. 倒凹固位
E. 沟固位

【答案】B

【解析】高嵌体固位主要靠钉洞固位。

78. 桩在根管内的长度要求是
A. 根长的1/3
B. 根长的1/2
C. 根长的2/3～3/4
D. 根长的3/4～4/5
E. 根长全部

【答案】C

【解析】牙槽骨外的根是缺少支持的，建殆后根受力时此处易形成危险截面，所以强调桩进入有骨支持到根内达一定长度是十分有意义的。因此桩的长度应达到根长的2/3～3/4。

79. 以下关于全冠牙体预备的说法中，错误的是
A. 要去除腐质
B. 要消除轴壁倒凹
C. 要去除无基釉
D. 要具有良好固位形
E. 牙磨小些修复体好做

【答案】E

【解析】牙体预备必须达到的要求：去除病变组织，磨除轴面倒凹，具有良好的抗力形和固位形，须具备抗力形。故必须去除无牙本质支持的悬空釉质，使修复体建筑在健康的牙体组织上。进行预防性扩展，预备良好的固位形，如面钉洞沟等。这些对牙体组织的磨切是必要的，目的是保证修复体的成功，但应选择对牙体组织磨切少的设计，避免不必要的磨切。

【破题思路】为了使修复体达到良好效果，必须按设计要求对患牙作必要的预备，磨除一定的牙体组织，但不得随意磨除。

在进行牙体预备时应达到的要求见41题。

80. 有关后牙3/4冠的牙体预备，下列叙述正确的是
A. 轴沟可预备在邻面舌侧1/3与中1/3交界处
B. 牙尖正常时，冠的殆边缘一定要覆盖颊舌尖
C. 可在舌侧殆缘嵴外形成小斜面或小肩台
D. 必要时可在邻面增加邻沟数目，或在殆面增加钉洞固位形
E. 殆沟预备是为防止修复体殆向脱位

【答案】D

【解析】邻沟应预备在邻面颊1/3与中1/3的交界处，而不是舌1/3与中1/3交界处，故A错误。牙尖正常时，冠的边缘可不覆盖颊舌尖，故B错误。3/4冠是在颊侧缘嵴处形成小斜面或小肩台，故C错误。沟预备是为了防止修复体舌向脱位而不是殆向脱位，故E错误。必要时可在邻面增加邻沟数目或在殆面增加钉洞固位形。

【破题思路】后牙3/4冠邻沟预备：
① 后牙牙冠邻面一般较短，为增加邻沟长度，可将邻沟预备在邻面颊侧1/3与中1/3交界处，邻沟方向应与轴壁平行。
② 沟深与宽度均为1mm，各壁应平直。
③ 如邻面有缺损，可预备成箱形。
④ 必要时邻面还可增加邻沟数目或𬌗面增加钉洞固位形。

81. 铸造金属舌面板最适合于下列各项，除了
A. 咬合紧 B. 冠的唇舌径小
C. 根管呈喇叭口状 D. 深覆𬌗
E. 冠的唇舌径大
【答案】E
【解析】铸造金属舌面板的优点：①金属材料强度大，耐磨耗，抗折强度大，所以该材料的修复体可制作得较薄；②由于铸造金属舌面板较薄，所以牙体预备中，可少量磨除铸造金属舌面板，适合于咬合紧深覆𬌗，𬌗力大时的修复，以及牙体组织不能磨除过多的牙齿，如牙齿唇舌径小和根管呈喇叭口状，所以答案A、B、C、D均不能选。答案E冠的唇舌径大，说明修复时牙体组织可相对磨除多一些，修复体舌侧可选用金属材料或瓷等非金属材料。

82. 牙体缺损患牙预备体的抗力形是指
A. 牙冠能抵抗𬌗力不坏 B. 牙周膜能抵抗𬌗力
C. 牙槽骨能抵抗𬌗力 D. 修复体能抵抗𬌗力不坏
E. 修复体能抵抗脱位
【答案】A
【解析】抗力形是指牙冠和修复体受𬌗力不折裂不被破坏。此题预备体是指的牙体的牙冠。

83. 𬌗面嵌体洞形的洞深应为
A. 大于2mm B. 2mm C. 1.75mm
D. 1.5mm E. 1.25mm
【答案】A
【解析】洞的深度是嵌体固位的决定因素，洞深者固位力强，但抗力相对较差。一般深度应大于2mm。

84. 固位形窝洞的制备要求之一为
A. 洞形应做成浅而敞开 B. 尽量多做倒凹形固位
C. 单面洞应用鸠尾固位 D. 底平壁直的盒状洞形
E. 点线角清晰锐利
【答案】D
【解析】洞形应有一定深度，A错误；修复的牙体预备不能形成倒凹，B错误；单面洞不需要鸠尾固位，邻𬌗面洞需要鸠尾固位，C错误；点线角应该圆钝，E错误。

85. 瓷嵌体与金属嵌体相比，最大的优点是
A. 物理性能稳定 B. 制作工艺简单
C. 机械性能较好，耐磨 D. 色泽协调美观
E. 边缘性较短
【答案】D
【解析】瓷嵌体最大优点是美观。

86. 在恢复牙体缺损患牙𬌗面形态时，必须根据患牙的具体情况而定，除了
A. 患牙所能承受的𬌗力 B. 患牙的固位形和抗力形
C. 患牙在牙列中的位置 D. 患牙缺损的程度
E. 对颌牙的𬌗面形态
【答案】C
【解析】恢复牙体缺损患牙𬌗面形态时需要考虑承受的𬌗力、患牙固位形抗力形、缺损程度，以及对颌牙的𬌗面形态（形成良好的尖窝结构和咬合关系），患牙在牙列中的位置与恢复𬌗面形态无关。

【破题思路】咬合面与咬合关系：正确地恢复𬌗面形态和咬合关系是有效地恢复咀嚼功能的基本条件之一。全冠修复时应严格遵照良好咬合的标准进行，其标准如下：
① 𬌗面形态的恢复应与患牙的固位形、抗力形以及与邻牙和对颌牙的𬌗面形态相协调。
② 𬌗力方向应接近于牙齿的长轴。
③ 𬌗力的大小应与牙周支持组织相适应。
④ 具有稳定而协调的咬合关系，不能有早接触和𬌗干扰。

87. 以下哪条对全冠龈边缘位置设计无影响
  A. 固位力大小　　　　　　B. 美观因素　　　　　　C. 牙龈的保护
  D. 边缘密合　　　　　　　E. 牙体预备操作的难易
【答案】D
【解析】边缘密合是修复体制作必须满足的要求，不作为设计全冠边缘位置的参考。此题选D。固位力大小、美观、保护牙龈都是设计边缘参考的内容。此题容易错选E。牙体预备操作的难易程度可作为设计边缘位置的参考。

88. 以下哪项是牙体缺损最常见的非龋源性病因
  A. 龋坏　　　　　　　　　B. 牙外伤　　　　　　　C. 磨损
  D. 磨耗　　　　　　　　　E. 楔状缺损
【答案】B
【解析】牙体缺损最常见病因龋病。

89. 下列哪项不是牙体缺损的病因
  A. 牙外伤　　　　　　　　B. 牙隐裂　　　　　　　C. 牙发育畸形
  D. 酸蚀症　　　　　　　　E. 磨损
【答案】B
【解析】牙体缺损的病因涉及修复治疗的设计和修复体的选择与制作，最常见的原因是龋病，其次是外伤、磨损、楔状缺损、酸蚀和发育畸形等。没有牙隐裂。

90. 下列哪项不是常见的造成牙体缺损的牙发育畸形的病因
  A. 恒牙先天缺失　　　　　B. 牙本质发育不全　　　C. 四环素牙
  D. 釉质发育不全　　　　　E. 氟牙症
【答案】A
【解析】恒牙先天缺失不是牙体缺损的牙发育畸形的病因。

91. 藻酸盐属于何种印模材料
  A. 弹性可逆性　　　　　　B. 弹性不可逆　　　　　C. 非弹性可逆性
  D. 非弹性不可逆性　　　　E. 合成橡胶类
【答案】B
【解析】藻酸盐属于弹性不可逆印模材料。

92. 下列印模材料中强度最差的是
  A. 聚醚橡胶　　　　　　　B. 藻酸盐印模材　　　　C. 硅橡胶
  D. 印模膏　　　　　　　　E. 琼脂印模材
【答案】E
【解析】琼脂属于弹性可逆性的印模材料，强度最差。

93. 患者，男，22岁，昨日与人打斗造成11冠折，残根位于龈下2mm，余留牙正常。最佳修复设计为
  A. 残根根管治疗后，将牙根牵引至合适位置后再行桩核冠修复
  B. 残根拔除后，固定桥修复
  C. 残根根管治疗，桩核冠修复
  D. 残根根管治疗后，行根上托牙修复
  E. 残根拔除后行隐形义齿修复
【答案】A
【解析】11冠折，残根位于龈下2mm，首先应进行根管治疗，又因为该患者牙齿断端位于龈下较深位置，如行外科手术法进行牙冠延长，则美学效果较差且远期效果不理想。理想的方法是正畸牵引残根至合适位置行

桩核冠修复。排除B、C、D、E。

94. 男，30岁，左上1冠折2/3，已完成根管治疗。牙根稳固，X线片检查未见异常，拟做烤瓷桩冠修复，桩核类型的最佳选择是
A. 成品桩加树脂核　　　　　B. 不锈钢丝简单桩加树脂核　　　　　C. 螺纹钉加银汞合金核
D. 铸造金属桩核　　　　　　E. 螺纹钉加玻璃离子核
【答案】D
【解析】若选择烤瓷冠修复，不考虑铸造桩核对美观的影响，则还是应该选择铸造桩核，因其强度大、固位良好。

95. 琼脂属于何种印模材料
A. 弹性可逆性　　　　　　　B. 弹性不可逆　　　　　　　　　　C. 非弹性可逆性
D. 非弹性不可逆性　　　　　E. 疏水性
【答案】A
【解析】琼脂属于弹性可逆性的印模材料。

96. 琼脂印模材料由溶胶变为凝胶的温度是
A. 80℃　　　　　　　　　　B. 60～70℃　　　　　　　　　　　C. 36～40℃
D. 52～55℃　　　　　　　　E. 0℃
【答案】C
【解析】琼脂凝胶温度不能大于45℃，不能小于37℃，此题溶胶变为凝胶的温度最接近的是C。

97. 藻酸盐印模材料中藻酸钾的作用是
A. 增稠剂　　　　　　　　　B. 填料　　　　　　　　　　　　　C. 弹性基质
D. 稀释剂　　　　　　　　　E. 缓凝剂
【答案】C
【解析】藻酸盐印模材料中藻酸钾解离后的藻酸盐分子能被多价阳离子交联，使藻酸盐溶胶转变为凝胶，起弹性基质作用，故选C。惰性填料主要有滑石粉、硅藻土、碳酸钙等。缓凝剂主要有无水碳酸钠磷酸三钠及草酸盐。增稠剂主要是硼砂，故其他选项有误。

【破题思路】惰性填料主要有滑石粉、硅藻土、碳酸钙等。均匀分散的惰性填料能够充实材料体积，提高材料硬度以及压缩强度。填料的粒度对于印模材料的精度也有很大影响，粒度越小，则取制的印模精确度越高。

藻酸盐印模材料成分比较

藻酸盐印模材料成分	缓凝剂	增稠剂	反应指示剂
特点	主要有无水碳酸钠、磷酸三钠及草酸盐。藻酸盐溶胶与硫酸钙的反应速度极快，无法满足临床操作的要求。缓凝剂能优先与胶结剂的Ca^{2+}反应，延缓了藻酸盐溶胶与胶结剂的反应，从而使印模材料具有一定的工作时间	主要是硼砂，其作用是增加溶胶的稠度，提高材料韧性，调节材料流动性，并且有一定加速凝固的作用	常用的反应指示剂是10%酚酞乙醇溶液，用于指示糊剂型藻酸盐印模材料凝固反应进程。凝固前藻酸盐溶胶因呈碱性而显示为红色，凝固后，碱性降低趋向于中性，则颜色会逐渐转变为无色，指示反应完成

98. 关于藻酸盐印模材料尺寸稳定性的描述错误的是
A. 凝固初期存在持续的渗润作用继而出现凝溢，使印模出现裂隙
B. 除受渗润和凝溢作用外，还伴随收缩现象
C. 要求尽快灌模
D. 印模收缩时间较长，可浸于水中，以便恢复
E. 若需保存，应暂放在保湿装置中
【答案】D
【解析】藻酸盐印模材料凝固后的尺寸稳定性较差。印模置于空气中30min就会导致印模准确性下降而需要重新取模。即使放置于空气中30min以上的印模再浸入水中，也不能确定何时印模能吸收恰当的水分而恢复

至原来刚取模时的尺寸,故 D 错误。因为凝固后的藻酸盐印模含有大量的水分,水分减少时印模的体积发生收缩,甚至出现干裂,这种现象称为凝溢。反之,藻酸盐印模接触水后会进一步吸收水分,导致体积膨胀,此现象称为渗润。凝溢和渗润都会改变印模的尺寸。通常藻酸盐印模在凝固初期因吸收口腔水分或冲洗的水分而存在渗润现象,在空气中放置一段时间后会出现凝溢现象。为了获得最好的精确性,应尽快灌制石膏模型,故其他选项描述正确。

99. 藻酸盐印模材料的凝固时间一般为
A. 1~2min
B. 3~5min
C. 6~7min
D. 8~9min
E. 10min

【答案】B
【解析】藻酸钾印模材料的凝固时间一般为 3~5min。

100. 临床上可用印模膏制作
A. 个别托盘
B. 成品托盘
C. 暂基托
D. 恒基托
E. 终印模

【答案】A
【解析】临床上可用印模膏制作个别托盘,另外印模膏主要应用于边缘塑性全口义齿印模以及紧固橡皮障固位装置。

【破题思路】印模膏是一种加热软化,冷却变硬的非弹性可逆印模材料,印模膏的软化温度略高于口腔温度,软化后具有适当的流动性和可塑性。印模膏的软化温度略高于口腔温度,软化后具有适当的流动性和可塑性。根据其软化温度,印模膏分为高熔融和低熔融印模膏两大类。印模膏本身的热导性能差,如直接放置在火焰上加热会造成其表面与内部受热不均匀,此成分容易挥发甚至燃烧。常用的方法是将印模膏放入略高于口腔温度下的热水中均匀软化。但需注意的是,浸泡于热水的时间不应太长,以避免材料中可溶性成分析出,影响材料的物理性能。

101. 浸泡并软化印模膏的水温为
A. 20℃
B. 室温
C. 50℃
D. 70℃
E. 90℃

【答案】D
【解析】印模膏本身的热导性能差,如直接放置在火焰上加热会造成其表面与内部受热不均匀,此成分容易挥发甚至燃烧。常用的方法是将印模膏放入略高于口腔温度下的热水中均匀软化。但需注意的是,浸泡于热水的时间不应太长,以避免材料中可溶性成分析出,影响材料的物理性能,故浸泡并软化印模膏的水温以 70℃为宜,D 正确,其他选项有误。

102. 目前临床应用的金属烤瓷修复体中,烤瓷材料的热膨胀系数与金属的热膨胀系数的关系是
A. 稍小于
B. 远远小于
C. 稍大于
D. 等于
E. 二者无关系

【答案】A
【解析】临床应用的金属烤瓷修复体中,烤瓷材料的热膨胀系数均稍小于金属的热膨胀系数。

103. 临床上在灌注石膏模型后多久可利用模型制作修复体
A. 2h
B. 4h
C. 12h
D. 24h
E. 48h

【答案】D
【解析】制作修复体时,石膏模型最好在石膏凝固 24h 后应用,这样才能保证模型的稳定性。

104. 如果调拌石膏时石膏水粉比例过大,会导致
A. 凝固时间长,凝固膨胀大,模型强度高
B. 凝固时间长,凝固膨胀小,模型强度低
C. 凝固时间短,凝固膨胀大,模型强度低
D. 凝固时间短,凝固膨胀小,模型强度高
E. 凝固时间短,凝固膨胀小,模型强度低

【答案】B
【解析】调拌石膏时,水量过多,凝固时间延长,抗压强度和表面硬度下降,如果调拌石膏时石膏水粉比例过大,会导致凝固时间长,凝固膨胀小,模型强度低。

【破题思路】影响石膏凝固速度的因素包括：
（1）石膏粉的质量　石膏粉含生石膏多，凝固速度快；含硬石膏（无水石膏）多，凝固缓慢甚至不凝。石膏粉在存放运输过程中受潮吸水，造成部分石膏粉发生凝固而变性，也影响凝固的速度，一般会延长凝固时间。因此，石膏材料应该储存于密闭容器中。
（2）水/粉比　水量过多，凝固时间延长，抗压强度和表面硬度下降；水量过少，结晶核聚集生长发生早，则凝固时间缩短，膨胀率增大，且气泡多，表面粗糙硬度下降。
（3）调拌时间和速度　调拌时间越长，速度越快，形成的结晶中心越多，凝固速度加快，但膨胀率增大，强度下降。
（4）添加剂　添加缓凝剂（如硼砂等）可延长凝固时间；添加促凝剂（如硫酸钾等）能够缩短凝固时间。

105. 制作金属烤瓷修复体时，若烤瓷的热膨胀系数大于金属的热膨胀系数，在烧结冷却过程中，可产生下述哪种不良后果
　　A. 瓷层剥脱　　　　　　　　B. 瓷层龟裂破碎　　　　　　　　C. 瓷层出现气泡
　　D. 瓷层颜色变灰暗　　　　　E. 金属变形
【答案】B
【解析】当烤瓷的热膨胀系数略小于基底金属时，两者界面能形成压缩应力结合。如果基底金属与烤瓷的热膨胀系数差异太大，在瓷烧结冷却过程中烤瓷很容易产生龟裂和剥脱。当烤瓷热膨胀系数大于金属的热膨胀系数时，在烧结冷却过程中，金属收缩小于烤瓷，烤瓷受到金属基底的制约而产生拉应力，由于烤瓷拉伸强度很低，因此烤瓷在拉应力作用下容易产生裂纹，如果烤瓷的热膨胀系数明显小于金属，在烧结冷却过程中，金属收缩远大于烤瓷，烤瓷受到较大的压力，烤瓷可能被压碎。

【破题思路】理想的情况是两者的热膨胀系数完全相同，但是这种情况很难达到。所以通常采用烤瓷的热膨胀系数稍小于金属的热膨胀系数的策略，这时界面处的烤瓷形成轻度的压缩应力，而瓷的压缩强度远高于拉伸强度，瓷不会被压碎。

106. 牙体缺损修复治疗的原则除外
　　A. 保证修复体与预备牙之间具有较好的摩擦力　　　B. 修复体应保证组织健康
　　C. 正确地恢复面形态与咬合关系　　　　　　　　　D. 尽可能保存与保护牙体牙髓组织
　　E. 修复体合乎抗力形与固位形的要求
【答案】A
【解析】牙体缺损修复治疗设计时要遵循生物、机械与美观三大原则，具体操作时要综合分析与考虑，使其统一协调。B选项是生物原则；C选项符合美观原则；D选项符合生物原则；E选项符合机械原则；而A选项不符合这三项原则，此题选A。

【破题思路】修复体设计与组织健康、材料选择、边缘的设计：
（1）保护牙髓组织健康　影响因素有窝洞深度、切割量、产热量、切割效率等。
（2）保护牙周膜健康　轴向殆力、邻接点的位置及松紧度要适宜。
（3）保护牙龈组织的健康　修复体边缘的位置、边缘外形。

107. 铸造嵌体比银汞充填的优点在于
　　A. 固位好　　　　　　　　　B. 边缘线短　　　　　　　　　　C. 制作简单
　　D. 机械性能好　　　　　　　E. 牙体切割量少
【答案】D
【解析】银汞合金可以直接充填，铸造嵌体要牙体制备，印模制取，还要制作嵌体，最后才能粘固，两者相比较银汞合金充填更方便。金属嵌体的优点是机械性能优良。制作方面，银汞合金要比嵌体简单得多。

108. 合金嵌体窝洞制备时，需形成洞缘斜面，其目的是
　　A. 增加固位力，防止脱位　　　　　　　　B. 增加覆盖面积，增强殆力
　　C. 增加抗力，防止游离牙釉柱折断　　　　D. 增加密合度，增强殆力
　　E. 防止侧向脱位
【答案】C

【解析】合金嵌体窝洞制备时，需形成洞缘斜面，其目的是防止无支持的牙釉柱折断，也保护薄弱的洞壁和脆弱牙尖，增加嵌体的边缘密合性，使粘固剂不易被唾液所溶解，防止微渗漏。

109. 以下说法错误的是
A. 制作合金嵌体，牙体预备洞形的特征是洞壁预备成 2°～5°的外展，洞缘形成斜面
B. 高嵌体主要依靠箱形固位
C. 桩冠的冠桩的长度要求达根长的 2/3～3/4
D. 铸造冠桩的最粗横径要求占根管口横径的不超过 1/3
E. 桩冠修复要求桩的长度大于临床冠的长度，并且要保证桩在牙槽骨内长度大于根在牙槽骨内总长度的一半

【答案】B

【解析】主要依靠箱状洞形固位的修复体是双面嵌体，钉洞固位形是深入牙体内的一种较好的固位形式，牙体磨除少，固位力强，常与其他固位形合用。

【破题思路】钉洞固位形要求：
（1）深度　钉固位力的大小主要取决于钉洞的深度。作为辅助固位钉的钉洞，深度应穿过釉牙本质界到达牙本质内，一般为 2mm，根据需要，死髓牙的钉洞可适当加深。
（2）直径　辅助固位钉的直径一般为 1mm 左右。
（3）位置分布　钉洞一般置于避开髓角或易损伤牙髓的部位。前牙置于舌面窝近舌隆突处及舌面切嵴与近远中边缘嵴交界处，数目一般为 1～3 个。后牙置于牙尖间的窝沟处，一般设计 2～4 个钉洞。
（4）钉洞的方向　钉洞应相互平行，并与修复体的就位道一致。

110. 牙体缺损修复后具有稳定而协调的关系的叙述，不正确的是
A. 正中时，殆面有广泛的接触
B. 正中前伸和侧方无早接触
C. 前伸时，上下前牙呈组牙接触，后牙无接触
D. 侧方时，上下颌牙呈组牙接触，非工作侧不接触
E. 侧方时，上下颌牙呈组牙接触，非工作侧有接触

【答案】E

【解析】正中时达到广泛的尖窝接触关系，所以 A 正确；达到正中，前伸和侧方没有早接触，所以 B 正确；前伸时，上下前牙有接触，后牙无接触，是前伸平衡，故 C 正确；侧方时，上下颌牙呈组牙接触，非工作侧不接触，故 D 正确，E 错误。

【破题思路】协调的关系内容。侧方时，上下颌牙呈组牙接触，非工作侧有接触，使个别牙受力过大，造成创伤，容易引起颞下颌关节的功能紊乱。

111. 在牙体缺损的修复治疗中关于对牙龈组织的保健。错误的说法是
A. 修复体要高度磨光
B. 人造冠龈边缘与患牙十分密合
C. 正确恢复牙冠外形高点
D. 修复体龈边缘必须位于龈嵴顶以下
E. 修复体轴面形态有助于对龈组织给予功能性刺激

【答案】D

【解析】修复体要高度磨光，可减少全冠对牙龈组织的刺激，是正确的，故不选 A。人造冠龈边缘与患牙十分密合，边缘无悬突，无台阶，对牙龈组织有保健作用，故不选 B。正确恢复牙冠外形高点，保证食物流对牙龈的生理刺激，故不选 C。修复体龈边缘必须位于龈嵴顶以下，龈下边缘容易造成牙龈的炎症和牙龈退缩，对牙龈组织产生损伤，故 D 是错误的。修复体轴面形态有助于对龈组织给予功能性刺激，同 C，故不选 E。

【破题思路】修复体龈边缘越接近龈沟底，越容易引起牙龈炎症，通常修复体的边缘尽可能放在龈上。

112. 牙冠修复体的邻面与邻牙紧密接触不是为了
A. 防止食物嵌塞　　　　　　　B. 维持牙位牙弓形态的稳定　　　　　　　C. 与邻牙相互支持分散殆力

D. 保持每个牙各区的生理运动　　　E. 防止对颌牙伸长

【答案】E

【解析】牙冠修复体的邻面与邻牙紧密接触的目的是防止食物嵌塞、维持牙位牙弓形态的稳定、保持每个牙各区的生理运动、与邻牙相互支持分散殆力。不能防止对颌牙伸长。

113. 在确定固定修复体边缘位时，**不必**考虑的因素是
    A. 美观要求　　　　　　　B. 固位要求　　　　　　　C. 年龄
    D. 牙冠外形　　　　　　　E. 性别

【答案】E

【解析】美观、固位、牙冠外形、年龄等都要作为固定修复体龈缘位置确定的考虑因素。

【破题思路】修复体边缘的位置只有在前牙，因美观需要、龋损已达龈下或牙冠较短需增加固位等情况下，才考虑将冠缘放至龈下。全冠修复体采用龈上边缘的最主要优点：对牙周刺激小。与密合性无关，龈上边缘同样可能产生继发龋，附着菌斑。

114. 可以增强修复体与制备体固位力的固位形**不包括**
    A. 沟　　　　　　　　　　B. 箱状　　　　　　　　　C. 鸠尾
    D. 针道形　　　　　　　　E. 倒凹形

【答案】E

【解析】可以增强修复体与制备体固位力的固位形有沟固位形、针道固位形、箱状固位形以及鸠尾固位形，故不包括倒凹形。

115. 下列关于固位钉的设计说法**错误**的是
    A. 脆弱牙尖可通过横向固位钉与修复体连成整体
    B. 固位钉尽可能多以增强固位
    C. 钉道的位置应选在牙体最坚实的部位
    D. 前牙选直径小的较长的固位钉
    E. 后牙选直径大的较短的固位钉

【答案】B

【解析】在一定的限度内，增加钉的数目会增加固位作用，但钉数目增加的同时会使牙本质发生裂纹的可能性增加、钉间牙本质量减少和修复体的强度降低，故原则上用尽可能少的固位钉获得最佳固位。

116. 冠内固位形**不包括**
    A. 鸠尾形　　　　　　　　B. 沟形　　　　　　　　　C. 针形
    D. 箱状形　　　　　　　　E. 片切形

【答案】E

【解析】常见冠内固位形鸠尾形、沟形、针形、箱状形，不包括片切形。

117. 边缘线最长的冠类修复体是
    A. 嵌体　　　　　　　　　B. 甲冠　　　　　　　　　C. 高嵌体
    D. 金属全冠　　　　　　　E. 烤瓷全冠

【答案】C

【解析】冠类修复体包括嵌体、甲冠、高嵌体、金属全冠、烤瓷全冠，相比之下高嵌体边缘线最长。

118. 做嵌体牙体预备时，**错误**的做法是
    A. 去尽病变腐质　　　　　B. 轴面最大周径线降至龈缘　　　C. 提供良好的固位形和抗力形
    D. 适当磨改异常的对颌牙　　E. 预防性扩展

【答案】B

【解析】嵌体是冠内固位体，一种嵌入牙体内部、用以恢复牙体缺损患牙的形态和功能的修复体，与轴面预备无关。

119. 属于双面嵌体的是
    A. 殆面嵌体　　　　　　　B. 邻殆嵌体　　　　　　　C. 颈部嵌体
    D. 邻殆邻嵌体　　　　　　E. 高嵌体

【答案】B

【解析】本题考查嵌体的分类，按照嵌体覆盖牙面的不同可以分为单面、双面、多面嵌体。A、C 是单面嵌体；D 是多面嵌体；E 由 MOD 嵌体演变而来，也归为多面嵌体。

【破题思路】嵌体根据覆盖牙面的不同，可分为单面嵌体、双面嵌体（近中𬌗嵌体 MO、远中𬌗嵌体 DO、颊𬌗嵌体 BO、舌𬌗嵌体 LO，其中 MO 和 DO 统称为邻𬌗嵌体）、多面嵌体，而高嵌体是多面嵌体 MOD 嵌体的衍生。

120. 下列不属于双面嵌体的是
A. 远中面嵌体　　　　　　B. 颊𬌗嵌体　　　　　　C. 近中𬌗远中嵌体
D. 舌面嵌体　　　　　　　E. 近中面嵌体
【答案】C
【解析】嵌体根据覆盖牙面的不同，分为单面嵌体、双面嵌体和多面嵌体。双面嵌体具体可分为近中𬌗嵌体、远中𬌗嵌体、颊合嵌体、舌𬌗嵌体。近中𬌗远中嵌体属于多面嵌体。

121. 合金嵌体与窝洞不密合主要会发生
A. 边缘继发龋　　　　　　B. 抗力型下降　　　　　　C. 粘接力下降
D. 牙釉柱折断　　　　　　E. 嵌体脱位
【答案】A
【解析】合金嵌体与窝洞不密合可导致菌斑附着滋生，主要诱发边缘继发龋。

122. 铸造 3/4 冠与铸造全冠相比，其优点是
A. 牙冠的边缘显露金属　　B. 固位力强　　　　　　　C. 边缘线长
D. 必须作邻轴沟　　　　　E. 磨除的牙体组织较少
【答案】E
【解析】铸造 3/4 冠与全冠相比，部分冠有以下优点：①比金属全冠美观；②磨牙少，更符合保存修复原则；③与牙龈接触的龈边缘短，对牙龈刺激小。

【破题思路】全冠与 3/4 冠的最本质区别就是牙体预备时磨除牙体组织不一。铸造金属全冠具有材料强度大、制作精密、固位力强、牙体磨切相对较少等优点。

123. 患者，女性，24 岁，左上侧切牙折断，X 片显示已做完善根管治疗，叩（−），松（−），断面在龈缘上约 2mm，此时应做哪种修复
A. 金属全冠　　　　　　　B. 暂时冠　　　　　　　　C. 3/4 冠
D. 瓷全冠　　　　　　　　E. 烤瓷桩核冠
【答案】E
【解析】本题题点是 22 牙折，断面龈上 2mm，根管治疗后，首选铸造桩核冠。因缺损在前牙，所以桩核上部分可选烤瓷冠或全瓷冠，排除 A、B、C。

124. 患者，男性，35 岁，11 冠折 1/2，已做完善根管治疗，深覆𬌗，以下哪种修复方案较恰当
A. 成品桩桩冠　　　　　　B. 不锈钢丝弯制桩冠　　　C. 金属桩核烤瓷冠
D. 金属舌面烤瓷桩冠　　　E. 金属桩塑料冠
【答案】D
【解析】11 冠折 1/2，根管治疗后，缺损面积较大，所以选择桩冠烤瓷/全瓷修复，铸造桩首选，固位力最大。排除 A、B。深覆𬌗，所以可以做成金属舌面烤瓷。排除 C、E。本题考点是深覆𬌗前牙冠折的修复方式。

125. 塑料全冠最突出的特点是
A. 美观　　　　　　　　　B. 耐磨耗　　　　　　　　C. 吸水性小
D. 用于严重缺损牙　　　　E. 制作简单
【答案】E
【解析】塑料全冠最突出的特点是制作简单。

【破题思路】塑料全冠是用塑料制成的全冠修复体。它具有颜色自然美观、制作容易、价廉等优点，曾一度被广泛应用于前牙的缺损修复，但由于塑料全冠存在耐磨性差、硬度低、易老化及变色等缺点，目前已被金属烤瓷冠替代，但更多的是应用于暂时性修复。临床操作基本与金属烤瓷冠相同。

126. 瓷全冠的优点不包括下列哪一项
   A. 色泽稳定自然	B. 导热低	C. 生物相容性好
   D. 不导电	E. 脆性小，强度高
【答案】E
【解析】瓷全冠是以陶瓷材料制成的覆盖整个牙冠表面的修复体，色泽稳定自然，导热低，生物相容性好，不导电。但其脆性大，强度较低。

127. 在金属烤瓷材料和金属烤瓷合金的结合作用中，起关键作用的是
   A. 机械结合	B. 物理结合	C. 压力结合
   D. 化学结合	E. A 和 C
【答案】D
【解析】锡、铟等微量元素在烧灼中发生扩散，集中于金属烤瓷合金与金属烤瓷的界面，这些金属氧化物与烤瓷中的一些氧化物可产生原子间的结合。这种化学结合起着关键的作用。

【破题思路】化学结合是指金属烤瓷合金表面氧化层与金属烤瓷材料中的氧化物和非晶质玻璃界面发生的化学反应，通过金属键、离子键、共价键等化学键所形成的结合。金属烤瓷合金表面氧化形成良好的结合是很重要的。一般认为金属烤瓷材料与金属烤瓷合金之间的结合存在四种形式：机械结合；物理结合；压力结合；化学结合。

128. 在以下关于全冠咬合面的描述中不准确的是
   A. 必须恢复原有的𬌗面大小与形态	B. 应与邻牙𬌗面形态相协调
   C. 应与对颌牙𬌗面形态相协调	D. 𬌗面力方向接近牙齿长轴
   E. 无早接触
【答案】A
【解析】全冠轴面、𬌗外形、牙尖斜度、磨耗度等应与整个牙列协调，但不能恢复出原有的大小。全冠修复后前伸𬌗、侧方𬌗无干扰，应修平过大牙尖斜面，以减小侧向力，故选 A。

【破题思路】全冠修复不必完全恢复𬌗面形态，有时需要降低牙尖高度和斜度。全冠的种类有：①金属全冠，铸造全冠和锤造全冠；②非金属全冠，塑料全冠和烤瓷全冠；③金属与非金属联合全冠。

129. 设计修复体龈缘的位置时不必考虑
   A. 患牙的形态	B. 修复体的固位	C. 患牙的牙周状况
   D. 患者的口腔卫生状况	E. 咬合力的大小
【答案】E
【解析】修复体龈缘的位置与咬合力的大小无关，因此设计时不需要考虑，而其他选项均须考虑。

【破题思路】修复体龈缘的位置应根据患牙的形态、固位、美观要求和患者的年龄、牙位、牙周状况及口腔卫生状况等多种因素来决定。龈缘位置有龈上、平龈、龈下，和对颌牙没有关系。

130. 龈上边缘的主要优点是
   A. 牙周刺激小	B. 美观	C. 边缘密合
   D. 不易菌斑附着	E. 易清洁
【答案】A
【解析】龈上边缘的对牙周刺激小，但是不美观。

131. 对牙髓刺激性小的粘固剂是
   A. 聚羧酸锌水门汀	B. 热凝塑料	C. 磷酸锌粘固剂
   D. 自凝塑料	E. 环氧树脂粘固剂
【答案】A
【解析】聚羧酸锌水门汀对牙髓刺激小，可用于近髓的牙体，但聚羧酸锌水门汀抗压强度较低，避免用于受力较大的修复体的粘接。玻璃离子水门汀强度高并可释放氟离子，有防止继发龋产生的作用，是目前常用的粘接水门汀。

【破题思路】磷酸锌水门汀、聚羧酸锌水门汀和玻璃离子水门汀对牙体组织和修复体的粘接主要通过机械嵌合，玻璃离子水门汀还可以与牙体组织中的钙离子有一定的螯合作用。三种粘接水门汀均可溶于唾液，修复体边缘暴露的水门汀会逐渐被溶解，产生边缘微漏。磷酸锌水门汀在聚合前酸度较高，要避免对牙髓的刺激。

132. 下列哪项措施不利于增加粘接力
A. 粘固剂厚度减小
B. 粘接表面光滑
C. 粘接面尽量密合
D. 粘接面积越大越好
E. 粘固剂黏度合适

【答案】B

【解析】粘接面应适当粗糙，可增强粘接力。两粘接面不但要密切吻合，而且表面应当有适当的粗糙度，以加强嵌合扣锁作用。

【破题思路】粘接之前预备体表面需作：清洁、干燥、去油污、酸蚀等操作，以增加修复体粘接力。

133. 固定修复粘固剂膜的最适厚度一般应是
A. <30μm
B. 35～40μm
C. 45～50μm
D. 55～60μm
E. 65～70μm

【答案】A

【解析】一般玻璃离子体、磷酸锌和聚羧酸盐的被膜厚度可小于25μm。

134. 人造冠完全到位的标志不包括
A. 咬合基本良好
B. 无翘动
C. 边缘密合
D. 边缘达到设计位置
E. 接触点松紧度适当

【答案】E

【解析】冠就位的标志：冠的龈边缘到达设计的位置，有肩台预备的颈缘应与冠边缘密合，人造冠在患牙上就位后不出现翘动现象。

135. 造成铸造全冠就位困难的原因不包括
A. 石膏代型磨损
B. 蜡型蠕变变形
C. 间隙涂料涂得过厚
D. 牙颈部肩台不整齐
E. 铸造冠缘过长

【答案】C

【解析】A为石膏代型磨损，由于在此石膏代型上完成的蜡型制成的全冠比要求的缩小了，不能与预备体吻合，造成就位困难，故不选。B为蜡型蠕变变形，使制成的全冠形态与预备体不相吻合，造成就位困难，故不选。C为间隙涂料涂得过厚，使完成的全冠扩大，与预备体之间的间隙增加，不会造成就位困难，故应选。D为牙颈部肩台不整齐，容易出现干扰全冠就位的高点，故不选。E为铸造冠缘过长，形成飞边，使就位困难，故不选。

136. 试戴铸造全冠时，冠完全就位后，出现哪种状况可不必重做
A. 边缘过短，未到达固位要求
B. 冠与牙体组织间的缝隙，用探针可探入
C. 冠的邻面与邻牙完全无接触
D. 非正中𬌗有轻度早接触
E. 冠与对颌牙无咬合接触

【答案】D

【解析】边缘过短，未到达固位要求，固位不好，容易脱落，需要重做，故不选A。冠与牙体组织间的缝隙，用探针可探入，全冠与牙体组织不密合，由于粘固剂的溶解性，易产生继发龋，需重做，故不选B。冠的邻面与邻牙完全无接触，容易出现食物嵌塞，邻牙可发生龋坏，甚至发生牙齿的倾斜，故需重做，不选C。非正中有轻度早接触，可通过调𬌗来解决问题，不必重做，故选D。冠与对颌牙无咬合接触，修复之后无功能，未能达到目的，需重做，故不选E。

137. 良好的全冠轴面形态有利于保护
A. 基牙的牙周膜
B. 基牙的牙龈
C. 基牙的牙槽骨
D. 基牙不破折
E. 全冠不破折

【答案】B

【解析】全冠的轴面形态良好有利于恢复全冠外形高点，形成正常的食物排溢通道，食物对牙龈有适当的刺激，同时又不会对牙龈造成损伤。

【破题思路】恢复轴面正常形态主要是恢复牙的生理功能。正常牙冠轴面突度可以维持牙颈部龈组织的张力，保证食物正常排溢道及食物流对牙龈的生理刺激作用。

138. 对烤瓷合金的性能要求，不正确的是
A. 弹性模最低
B. 机械强度好
C. 铸造性能好
D. 收缩变形小
E. 湿润性好

【答案】A

【解析】考虑金属的弹性模量的时候，应该结合牙本质和所选瓷的弹性模量，三者应尽量接近，使应力在牙本质上均匀地分布。故A所说为错误的，机械强度好、铸造性能好、收缩变形小、湿润性好都是在选择金属时需要考虑的要点，所以B、C、D、E都是正确的，故不选。

【破题思路】烤瓷合金的性能要求。PFM修复体制作时，先制作金属基底冠，然后在上面熔附陶瓷，烧结时陶瓷为熔融状态，所以必须要求金属的熔点高于瓷粉的熔点，才能保证烧结过程中金属基底冠的稳定。

139. 以下关于金瓷冠基底冠的描述错误的是
A. 金瓷衔接处为刃状
B. 支持瓷层
C. 与预备体密合度好
D. 金瓷衔接处避开咬合区
E. 唇面为瓷层留出0.85～1.2mm的间隙

【答案】A

【解析】金瓷的交界处应该是清晰光滑连续的。金属和瓷是端对端对接，即金属基底在金瓷交界处的外形呈直角，但是内角是圆钝的。金瓷结合部的设计避开咬合接触区，90°或深凹槽对接。

【破题思路】金瓷结合区域不能形成刃状，否则烧结的陶瓷没有足够的厚度，容易导致崩瓷。

140. 以下关于金瓷冠中合金与瓷粉要求的描述，哪项是错误的
A. 良好的生物相容性
B. 有良好的强度
C. 两者的化学成分应各含有一种以上的元素
D. 合金熔点大于瓷粉
E. 瓷粉的热膨胀系数略大于合金

【答案】E

【解析】当烤瓷合金的热膨胀系数小于瓷时，瓷层内将形成不利的拉应力，容易发生瓷裂或剥脱，应是合金的，热膨胀系数略大于瓷。

141. 下列不属于瓷全冠适应证的是
A. 前牙切角切缘缺损
B. 前牙牙髓坏死而变色
C. 错位牙不宜进行正畸治疗
D. 牙冠充填治疗后需美观修复者
E. 发育未完成的青少年活髓牙

【答案】E

【解析】瓷全冠要求牙体预备较多，而发育的青少年活髓牙髓腔大、髓角高，因此行全瓷冠修复易发生穿髓。

【破题思路】瓷全冠的适应证包括前牙切角切缘缺损、前牙牙髓坏死而变色、错位牙不宜进行正畸治疗、牙冠充填治疗后需美观修复者。

142. PFM 瓷粉和合金的要求，以下哪项是错误的
A. 烤瓷合金的熔点大于烤瓷粉的熔点
B. 烤瓷粉颜色应具有可匹配性
C. 金属基底的厚度应大于 1mm
D. 瓷粉的热膨胀系数应略小于烤瓷合金者
E. 合金与瓷粉应具有良好生物相容性
【答案】C
【解析】非贵金属烤瓷全冠的金属基底冠厚度一般应为 0.3～0.5mm。

【破题思路】PFM 修复体制作时，先制作金属基底冠，然后在上面熔附陶瓷，烧结时陶瓷为熔融状态，所以必须要求金属的熔点高于瓷粉的熔点，才能保证烧结过程中金属基底冠的稳定。

143. 在全冠修复时，不可能对牙龈造成危害的因素是
A. 牙体预备   B. 取印模   C. 轴面突度
D. 食物嵌塞   E. 对颌牙充填式牙尖
【答案】B
【解析】在全冠修复时，牙体预备、轴面突度、食物嵌塞、对颌牙充填式牙尖均可能对牙龈造成危害。

【破题思路】全冠修复过程中对牙髓造成损害的原因包括温度刺激、化学刺激等。其中牙体预备、制取印模可导致对牙髓冷热温度刺激，消毒用的消毒剂可对牙髓造成化学刺激。而戴暂时冠可隔绝各种刺激，对牙髓有保护作用。

144. 以下说法错误的是
A. 瓷粉和合金的化学结合是最重要的结合力
B. 烤瓷在强度方面的优点在于压缩强度大
C. PFM 冠的主要作用是弥补合金美观的不足
D. 种植体作为基牙与天然基牙相同点是与基牙动度相同（抵抗侧向殆力相同）
E. 固定义齿桥体龈面设计主要考虑保持清洁卫生
【答案】D
【解析】以种植体作为基牙与天然基牙连接应考虑：两端的修复材料相同。

145. 某女，45 岁，右上 4 残根，牙周组织支持条件好，已做过根管治疗，最好的修复方法是
A. 高嵌体修复
B. 铸造桩冠做核，烤瓷熔附金属全冠修复
C. 拔除残根，可摘义齿修复
D. 拔除残根，固定桥修复
E. 以上方法均可
【答案】B
【解析】牙周支持条件好，已行根管治疗，所以首选桩核冠，排除 A、C、D。女，45 岁，所以首选烤瓷冠。

146. 对暂时修复体的粘固剂的要求不包括
A. 不刺激牙髓
B. 去除暂时修复体方便
C. 能将暂时冠粘固在基牙上不脱落
D. 无毒害
E. 牢固粘固于基牙
【答案】E
【解析】暂时粘固剂应该容易从基牙上去除，否则会影响最终修复体的准确就位和最终粘固效果。

【破题思路】对暂时修复体的粘固剂的要求包括不刺激牙髓、去除暂时修复体方便、能将暂时冠粘固在基牙上不脱落、无毒害。

147. 普通铸造金属全冠颈部肩台的宽度通常为
A. 0.3～0.4mm   B. 0.5～0.8mm   C. 0.9～1.0mm
D. 1.1～1.2mm   E. 1.3～1.5mm
【答案】B
【解析】铸造全冠颈部肩台通常为 0.5～0.8mm 宽，呈凹形或带斜面的肩台形。

【破题思路】铸造全冠预备时：预备分两阶段进行，即先从颊舌面外形最高点到龈缘处消除倒凹，使轴壁与就位道平行，并保证冠边缘处应有的修复间隙。然后再从外形高点处到𬌗缘，顺着这部分牙冠外形预备出修复体足够的间隙，保持牙冠的正常外形，并注意咬合运动所需要的间隙。轴壁正常聚合度一般为2°～5°。颈部肩台预备：铸造金属全冠的颈部预备关系到冠的固位、美观、牙周、牙体组织的健康及修复的长期效果，因此铸造全冠颈部牙体预备应严格而细致。患牙颈部预备是以轴壁无倒凹为前提，然后再预备出肩台。铸造全冠颈部肩台通常为0.5～0.8mm宽，呈凹形或带斜面的肩台形。

148. 通常前牙金属烤瓷冠唇面龈边缘的最佳选择是
A. 龈上凹形边缘　　　　　　B. 龈下肩台边缘　　　　　　C. 龈上肩台边缘
D. 龈下凹形边缘　　　　　　E. 平龈边缘
【答案】B
【解析】龈下边缘位于龈沟内，为牙龈所遮盖，优点是美观、固位好。即使设计龈下边缘，修复体的龈边缘也要尽可能离开龈沟底的结合上皮，减少对牙龈的有害刺激。一般要求龈边缘距龈沟底至少0.5mm。

149. 后牙修复体颊舌面突度过小会引起
A. 牙髓炎　　　　　　　　　B. 食物嵌塞　　　　　　　　C. 根尖炎
D. 牙龈炎　　　　　　　　　E. 牙槽脓肿
【答案】D
【解析】后牙修复体颊舌面突度过小，食物经过该处时将给牙龈过大的压力，易导致牙龈炎。

【破题思路】修复体正确的轴面突度不仅能防止食物撞击龈组织，起到保护作用，而且能通过对龈组织的适度按摩，起到促进龈组织血液循环的作用。突度过大，龈组织缺少食物的按摩，产生牙龈萎缩。

150. 后牙修复体颊舌面突度过大会引起
A. 牙髓炎　　　　　　　　　B. 食物滞留　　　　　　　　C. 根尖炎
D. 牙龈受创伤　　　　　　　E. 牙槽脓肿
【答案】B
【解析】正常恢复轴面的外形高点，可以在咀嚼过程中为牙龈提供保护，食物对牙龈产生适当的按摩作用，有利于牙龈的健康，轴面外形过突，则食物在咀嚼过程中不能为牙龈提供按摩作用，牙颈部容易聚集牙菌斑。

151. 以下是冠修复后出现食物嵌塞的主要原因，无关的是
A. 邻接不良　　　　　　　　B. 对颌牙有充填式牙尖　　　C. 咬合形态不良
D. 咬合平面与邻牙不一致　　E. 冠边缘位于龈上
【答案】E
【解析】食物嵌塞是食物嵌入或滞留在牙齿或修复体的邻接面的现象，原因包括无接触点或接触不良，修复体轴面外形不良，𬌗面形态不良，食物排溢不畅，𬌗平面与邻牙不一致形成斜向邻面的倾斜面以及修复体有悬突或对颌牙有充填式牙尖等。E只在前牙区影响美观。

【破题思路】冠修复后出现食物嵌塞的主要原因有邻接不良、对颌牙有充填式牙尖、咬合形态不良、咬合平面与邻牙不一致。

152. 金属烤瓷冠的适应证是
A. 青少年恒牙　　　　　　　B. 冠部短小的磨牙
C. 轻度腭向错位的上前牙　　D. 重度深覆𬌗
E. 乳牙
【答案】C
【解析】金属烤瓷全冠的适应证：
① 牙齿变色不宜用其他方法修复或患者要求修复，如前牙氟斑牙、变色牙、四环素染色牙、锥形牙、釉质发育不全等，后牙全冠患者要求也可修复。
② 龋洞或牙体缺损较大，充填后无法持久保持者。
③ 前牙龋其他方法修复不理想。

④ 前牙错位、扭转而不宜或不能做正畸治疗者。
⑤ 烤瓷桥固位体的基牙。

153. 金属烤瓷全冠舌侧颈缘如以金属为冠边缘者。可预备成以下形状。除了
A. 羽状　　　　　　　　B. 凹槽形　　　　　　　　C. 较宽的肩台
D. 直角斜面形　　　　　E. 与金属全冠边缘相同
【答案】C
【解析】从修复治疗原则判断：全冠修复对患牙预备时，应尽可能保存、保护牙体和牙髓组织健康，争取保留足够的牙体组织，减少患牙破坏，获得修复体远期疗效。答案C预备成较宽的肩台显然违反了上述原则。从金属全冠边缘要求判断，刃状、凹槽或带斜面的肩台形边缘形式适合修复材料强度大的金属修复体。

154. 金属烤瓷全冠舌侧颈缘如以金属为冠边缘者，预备体颈缘不宜预备成
A. 羽状　　　　　　　　B. 凹槽形　　　　　　　　C. 较宽的肩台
D. 直角斜面形　　　　　E. 浅凹状
【答案】C
【解析】从金属全冠边缘要求判断，刃状、羽状、凹状或带斜面的肩台形边缘形式适合修复材料强度大的金属修复体。符合该题干要求的正确答案是C。

155. 铸造全冠最常用的颈缘形态为
A. 直角肩台型　　　　　B. 斜面型　　　　　　　　C. 刃状型
D. 凹面型　　　　　　　E. 凹斜面
【答案】D
【解析】铸造全冠牙体预备边缘形式最常见的浅凹形肩台即凹面形。

【破题思路】直角肩台型适用于烤瓷或者全瓷边缘；斜面型只能用于强度高，边缘性好的金属边缘，但不能独立使用；刃状型边缘用于倾斜牙和年轻恒牙，如上磨牙远中邻面；凹面型适用于铸造金属全冠，部分冠和烤瓷熔附金属冠的舌侧边缘。

156. 金属的熔点高于瓷烧结温度是为了
A. 有利于金瓷的化学结合　　B. 有利于瓷粉的冷却　　C. 防止瓷粉烧结后崩裂
D. 防止金属基底变形　　　　E. 使瓷烧结后产生压应力
【答案】D
【解析】烤瓷合金的熔解温度必须显著高于烧结于其上的瓷层材料至少170～280℃，以保证在堆瓷烧结、上釉过程中金属基底不熔解、蠕变、挠曲。

【破题思路】合金的熔点必须高于瓷粉的熔点170～270℃，以保证在金属基底上熔瓷时不发生金属基底熔融或变形。

157. 以下关于桩冠的说法错误的是
A. 是一种较常用的根内固位体　　B. 固位力取决于摩擦力和粘接力
C. 可作固定桥的固位体　　　　　D. 修复前必须行完善的根充
E. 桩冠修复后可以减少根尖组织病变的发生
【答案】E
【解析】桩冠适应证要求为：患牙经过完善的根管治疗；根尖周无炎症；无骨吸收，或吸收不超过根长的1/3。

【破题思路】桩冠的固位。桩冠的固位力主要依靠桩与根管壁间的摩擦力与粘固剂的粘接力。桩的长度对于固位力有重要意义：保证根尖不少于5mm的根尖封闭；让桩的长度大于等于临床冠的长度；保证桩处于牙槽骨内的长度大于根在牙槽骨内总长度的1/2；桩的直径不超过根径的1/3是安全的；桩的形态要与根的形态相一致近似圆锥形并且与根管壁密合。

158. 符合桩冠的适应证是
A. 根管壁侧穿　　　　　　　　B. 已作根管治疗，瘘管口未闭

C. 作固定义齿基牙的残冠残根
D. 前牙斜折达根中 1/3 者
E. 根管弯曲细小

【答案】C

【解析】作固定义齿基牙的残冠残根为桩冠的适应证，而其他选项为桩冠的非适应证。

159. 以下关于桩冠固位的说法，哪项是错误的
A. 粘接力是桩的固位因素之一
B. 桩与根管壁要密合
C. 桩越长则固位越好
D. 桩直径与固位无关
E. 桩形态影响固位

【答案】D

【解析】桩冠的固位力主要依靠桩与根管壁间的摩擦力与粘固剂的粘接力。桩的长度对于固位力有重要意义：保证根尖不少于5mm的根尖封闭；桩的长度大于等于临床冠的长度；保证桩处于牙槽骨内的长度大于根在牙槽骨内总长度的1/2，所以C排除；桩的直径不超过根径的1/3，所以选D；桩的形态要与根的形态相一致近似圆锥形并且与根管壁密合，故A、B和E排除。

【破题思路】桩核冠的固位与桩的长度、直径、形态、材料、适合性、粘固等有关。理想的桩外形应是与牙根外形一致的一个近似圆锥体，与根部外形一致，而且与根管壁密合。

160. 根管预备时，容易出现的错误中不包括
A. 根管口预备成喇叭口状
B. 根管长度预备不足
C. 伤及邻牙牙根
D. 根管壁有倒凹
E. 根管壁侧穿

【答案】C

【解析】A为根管口预备成喇叭口状，当根管弯曲较大时容易出现这种情况，故不选。B为根管长度预备不足，当对根管长度测量不正确，或者对桩长度要求不了解时，可出现这种情况，故不选。C为伤及邻牙牙根，由于操作只在根管内进行，距离邻牙牙根有一定距离，一般不会伤及，故应该选。D为根管壁有倒凹，预备时手法不当可出现，故不选。E为根管壁侧穿，在根管弯曲比较大的根管容易出现。

【破题思路】根管预备的目的：清除根管内病变的牙髓组织及其分解产物、细菌及各种毒素；除去根管壁表层感染的牙本质，制备成一个在根管口直径最大、牙本质骨质界处直径最小的平滑的、锥形的根管；冲洗洁净，除去根管内残余的物质及碎屑。预备后应保持自然根尖孔的位置和形态。

161. 桩冠的固位力主要靠
A. 根管的长度和形态
B. 桩的直径粗细
C. 粘固剂的粘接力
D. 冠桩与根管壁的摩擦力
E. 残留牙冠的高度

【答案】D

【解析】桩冠的固位力主要靠冠桩与根管壁的摩擦力。

【破题思路】增强桩冠固位的方法有：尽可能利用牙冠长度和根管的长度，根管预备成椭圆形，减小根管壁的锥度，防止形成喇叭口状，根管口预备成一个小肩台，增加冠的稳定性；用铸造桩增加冠桩与根管壁的密合度，增加摩擦力，减小粘固剂的厚度。

162. 与普通桩冠相比，桩核冠的优点为
A. 固位力强
B. 做固定桥固位体时易形成共同就位道
C. 制作方便
D. 可用于咬合紧时
E. 强度好

【答案】B

【解析】桩冠是利用金属冠桩插入根管内以获得固位的一种冠修复。桩和冠是一体的。桩核冠则是先要做一个桩核，之后再做冠，是由两部分组成的复合体。临床上现在基本上不再做桩冠，以桩核冠为主，其具有固位好、美观且做固定桥固位体时易形成共同就位道（此为最大优点）等优点。

第二单元　牙体缺损

【破题思路】桩核冠的优点为：如人造冠需要重做，可以换冠而不用换桩核；牙的轻度错位也可用改变核的方向的办法使冠恢复到正常位置；桩核与冠是分别完成的，可将不能做全冠大面积牙体缺损的以全冠形式进行修复。

163. 哪种叙述不能有效增强桩冠的固位
A. 增加冠桩与根管壁的密合度
B. 增加粘固剂厚度
C. 减小根管壁锥度
D. 尽可能利用牙冠长度和根管长度
E. 防止形成喇叭口状
【答案】B
【解析】影响桩冠固位力的因素为冠桩的长度、直径及形态。粘结剂的厚度与固位力成反比。

【破题思路】增强桩冠固位的方法有：尽可能利用牙冠长度和根管的长度，根管预备成椭圆形，减小根管壁的锥度，防止形成喇叭口状，根管口预备成一个小肩台，增加冠的稳定性；用铸造桩增加冠桩与根管壁的密合度，增加摩擦力，减小粘固剂的厚度。

164. 下列关于桩核冠的固位形与抗力形的说法错误的是
A. 保证根尖不少于5mm的根尖封闭
B. 保证桩的长度大于等于临床冠的长度
C. 桩的直径一般不超过根径的1/2
D. 桩在牙槽骨内的长度大于根在牙槽骨内总长度的1/2
E. 最终修复体边缘最好覆盖所有缺损和旧修复体
【答案】C
【解析】由于根管内所有操作都在口腔环境中进行，为了预防根尖病变的发生，必须保证不少于5mm的根尖封闭以隔离口腔与根尖周环境，桩的直径一般不超过根径的1/4～1/3。因此C选项错误。其他选项均符合桩核冠的固位形与抗力形的要求。

165. 以下哪种情况不宜行金属烤瓷全冠修复
A. 牙体缺损较大而无法充填治疗者
B. 氟斑牙
C. 前牙错位扭转
D. 青少年恒牙
E. 变色牙
【答案】D
【解析】尚未发育完全的年轻恒牙不宜做金属烤瓷全冠。

166. 一个良好的嵌体蜡型不应该
A. 完全覆盖缺损部位
B. 与洞形密合
C. 咬合关系正确
D. 恢复邻接关系
E. 在蜡型的最薄处放置铸道
【答案】E
【解析】一个良好的嵌体蜡型铸道应安放在蜡型较厚的地方，如𬌗面单面嵌体铸道安放在牙尖上，双面嵌体则安放在蜡型的两个面的转角处。

【破题思路】蜡型是成功修复的重要基础，做好后应该检查边缘运动有无𬌗干扰，摘下代型修整蜡型的邻面边缘，做到光滑密合，邻面接触点要适当加蜡以防研磨抛光的损失。

167. 以下哪种情况不适宜做桩冠修复
A. 牙冠短小的变色牙
B. 牙冠大部分缺损无法充填治疗
C. 牙冠缺损至龈下2mm，牙周健康
D. 牙槽骨以下的斜形根折，牙根松动
E. 牙冠缺损4/5，牙周健康
【答案】D
【解析】桩冠禁忌证：
① 18岁以下的青少年。
② 有明显的尖周感染和临床症状者。
③ 严重的根尖吸收者，牙槽骨吸收1/3以上者，根弯曲且细小无法取得冠桩足够长度和直径者。
④ 根管壁有侧穿且伴有牙根吸收吸收和根管内感染者。
⑤ 牙槽骨以下的斜形根折，伴折断牙牙根松动者。

⑥根管壁过薄，无法取得足够抗力形者。

⑦牙根长度不足，无法取得足够固位形抗力形者。

168. 上颌磨牙桩冠修复时最可能利用的根管是

A. 腭侧根管　　　　　　　　B. 近中舌侧根管　　　　　　　　C. 近中颊侧根管

D. 近中颊侧根管＋远中颊侧根管　　E. 远中颊侧根管

【答案】A

【解析】在上颌磨牙的根管中，腭侧根管最长最粗，形态较规则，易于获得桩核冠所需要的固位形与抗力形，并且易于获得共同的就位道。

【破题思路】上颌磨牙一般来说有三根，分别是近中颊根、远中颊根和舌侧一腭根，腭根扁而宽，较粗壮，近远中径宽，颊舌径窄，为三个牙根中最大者。所以最可利用腭根。

169. 下列哪项不属于铸造金属全冠的适应证

A. 固定义齿的固位体　　　　　　　　B. 后牙邻接关系不良

C. 后牙牙体严重缺损，无足够固位形与抗力形　　D. 后牙牙本质过敏严重伴牙体缺损

E. 后牙牙冠短小

【答案】C

【解析】后牙牙体严重缺损可考虑冠修复，但固位形和抗力形不够时，应行桩核冠修复，否则金属全冠可能由于固位形不够而松动脱落或抗力形不够使牙体进一步缺损。

170. 下列何种情况不属于烤瓷熔附金属全冠的禁忌证

A. 青少年未发育完成的恒牙　　　　　　　　B. 未经治疗的牙髓腔宽大的患牙

C. 深覆𬌗咬合紧无足够备牙空间的患牙　　　　D. 四环素牙

E. 患者不配合治疗

【答案】D

【解析】烤瓷熔附金属全冠的禁忌证：若其他相对磨牙少的修复方法可以满足患者美观强度等方面的要求时不建议使用金瓷冠修复；对前牙美观要求极高者，避免采用可能出现颈部灰线的金瓷冠类型；对金属过敏者禁忌使用；尚未发育完全的年轻恒牙禁忌使用；牙髓腔宽大髓角高耸等容易发生意外露髓的牙齿避免使用，必要时先做根管治疗后再行修复；牙体过小无法提供足够固位形和抗力形者禁忌直接使用金瓷冠修复；患者严重深覆𬌗咬合紧，在没有矫正情况下又无法获得足够修复空间的不建议使用；有夜磨牙症患者不建议使用。

171. 铸造嵌体片切面的龈缘应伸展到

A. 自洁区　　　　　　　　B. 龈外展隙　　　　　　　　C. 龈缘以上

D. 龈沟以内　　　　　　　E. 与龈沟平齐

【答案】A

【解析】邻面箱状洞形的颊舌轴壁和龈壁应离开邻面接触点，位于自洁区。两颊舌轴壁可外展6°，龈壁应底平，与髓壁垂直，近远中宽度至少为1mm。

172. 对于牙冠长冠根比例大的老年患者，设计错误的是

A. 冠边缘设计在龈上　　　　　　　　B. 适当增加轴面突度　　　　　　　　C. 增加与邻牙的接触面积

D. 适当减小𬌗面面积　　　　　　　　E. 适当减小轴面突度

【答案】E

【解析】老年患者牙冠长冠根比例大者，除了应将冠边缘设计在龈缘以上之外，还要适当增加全冠轴面突度，减小𬌗面面积并增加与邻牙的接触面积。

【破题思路】对于牙冠长冠根比例大的老年患者，应注意几点：冠边缘设计在龈上、适当增加、轴面突度、增加与邻牙的接触面积、适当减小𬌗面面积。

173. 前牙金属烤瓷冠舌面边缘的最佳选择是

A. 龈下凹形边缘　　　　　　　　B. 龈下肩台边缘　　　　　　　　C. 龈上肩台边缘

D. 龈上凹形边缘　　　　　　　E. 平龈边缘

【答案】D

【解析】舌面边缘无须考虑美观，而龈上边缘利于牙周健康；同时舌面边缘为金属边缘，应作凹形边缘，故预备龈上的凹形边缘最合适。

174. 关于桩冠，不准确的提法是
A. 可用铸造金属桩　　　　　B. 桩冠符合美观要求　　　　　C. 桩冠的固位力主要为粘接力
D. 可用钢丝桩制作简单桩冠　　E. 桩冠是用桩来固位的
【答案】C
【解析】桩冠的固位力取决于冠桩与根管壁间的摩擦力和粘固剂产生的粘接力。

175. 下列关于部分冠的说法错误的是
A. 部分冠比全冠更符合保存修复原则　　　　B. 后牙4/5冠覆盖舌面近中邻面远中邻面和𬌗面
C. 前牙3/4冠覆盖舌面及近远中邻面　　　　D. 部分冠的试戴与粘固的过程与要求同嵌体
E. 部分冠不可作为固定桥的固位体
【答案】E
【解析】部分冠可作为牙位正常且间隙较小的固定桥的固位体。

176. 上颌磨牙进行全冠修复时，为避免食物嵌塞应有哪种观念
A. 静态　　　　　　　　B. 生物材料学　　　　　　C. 生物力学
D. 动态学　　　　　　　E. 形态学
【答案】D
【解析】患牙原有水平性垂直性食物嵌塞者，在全冠的外形设计上应考虑到食物流向的控制。

177. 下列关于烤瓷熔附金属全冠的说法正确的是
A. 制作工艺较简单　　　　B. 美观最好的修复方式　　　　C. 牙体切割量较少
D. 不需要专门的设备和材料　　E. 兼具金属的强度和瓷的美观
【答案】E
【解析】烤瓷熔附金属全冠兼具金属的强度和瓷的美观，其颜色外观质感逼真，色泽稳定，表面光滑，耐磨性强，不易变形，抗折力强，具有一定的耐腐蚀性，因此E选项正确。烤瓷熔附金属全冠也存在一些困难与问题，如制作工艺较复杂，技术难度高，需要高质量的专门设备和材料；牙体切割量多；瓷层脆性较大，易发生瓷崩等。因此其他选项说法均错误。

178. 全冠牙体预备𬌗面磨除目的是
A. 为了取戴方便　　　　B. 有很好的咬合关系　　　　C. 为了更好地恢复面解剖形态
D. 为了制作方便　　　　E. 为全冠制造留出空间
【答案】E
【解析】全冠牙体预备𬌗面磨除目的是为全冠制造留出空间。

179. 在一般条件下，冠桩固位力最大的是
A. 螺纹桩　　　　　　B. 槽柱形桩　　　　　　C. 铸造冠桩
D. 光滑柱形桩　　　　E. 梯形桩
【答案】A
【解析】桩的表面形态可分为光滑柱形、槽柱形、锥形、螺纹形等。螺纹形的桩可以旋转嵌入根管内壁产生主动固位，在几种形态的桩中固位最好。但由于在桩的旋入中可以在根管壁产生应力，增加了根折的风险，在根管壁较薄弱时应避免使用。

180. 下列有关嵌体说法不正确的是
A. 在模型上制作完成　　　　　　B. 强度及耐久性能好
C. 𬌗面形态均应与对颌牙协调　　D. 可高度抛光
E. 预备牙体洞形时，应制备倒凹以加强固位
【答案】E
【解析】要求所有轴壁不能有任何倒凹，否则不能戴入。嵌体洞形的相对轴壁要求尽量平行或微𬌗面外展6°，既保证嵌体的固位又方便就位。

181. 关于金属嵌体，下列哪项是正确的
A. 高嵌体必须用于低𬌗牙　　　　　B. 三面嵌体可以用于常规固位体
C. 嵌体洞斜面可相对降低洞的深度　　D. 嵌体洞斜面应预备成45°
E. 嵌体洞形各轴壁之间不得小于90°
【答案】D
【解析】所有洞缘均应制备45°的洞缘斜面，去除洞缘的薄弱牙体组织，防止边缘牙体折裂；增加边缘的密合度，防止继发龋的产生。

【破题思路】嵌体的适应证为剩余牙体部分能为嵌体提供足够的支持、固位与抗力。所以嵌体在牙体有较大体积的健康牙体组织下应用。如牙体预备后，剩余部分的牙体可以耐受功能状态下的各向𬌗力不折裂，并能为嵌体提供足够的固位形，则为嵌体修复的适应证。

182. 常作为临时修复体的是
A. 嵌体　　　　　　　　B. 甲冠　　　　　　　　C. 3/4 冠
D. 金属全冠　　　　　　E. 烤瓷全冠
【答案】B
【解析】临时修复体一般为非金属全冠的树脂全冠，以塑料全冠（甲冠）最为常见。

183. 关于牙体缺损的修复原则，下列说法错误的是
A. 去净腐质和感染牙本质　　　B. 大量去除牙体组织　　　C. 预备固位形
D. 采用适当的修复材料　　　　E. 预备抗力形
【答案】B
【解析】修复的过程中必须考虑牙体及其支持组织的生物学特性，严格遵循保存治疗原则。

【破题思路】牙体缺损的修复治疗原则：
① 正确地恢复形态与功能。
② 患牙预备时尽可能保存、保护牙体组织。
③ 修复体应保证组织健康。
④ 修复体应合乎抗力形固位形要求。

184. 片切面型嵌体牙体预备，在片切面上做小箱状固位的部位是
A. 𬌗 1/3　　　　　　　B. 颊 1/3　　　　　　　C. 龈 1/3
D. 中 1/3　　　　　　　E. 舌 1/3
【答案】D
【解析】片切面型嵌体牙体预备，在片切面上做小箱状固位的部位是中1/3。

185. 下列何种情况不适宜制作金属烤瓷冠
A. 青少年恒牙　　　　　B. 四环素牙　　　　　　C. 牙体缺损大，无法充填治疗
D. 前牙错位　　　　　　E. 釉质发育不全
【答案】A
【解析】青少年恒牙的根尖孔尚未发育完全，应先制作暂时冠，待根尖封闭后再行固定修复。

【破题思路】金属烤瓷全冠的禁忌证包括：恒牙尚未发育完全的青少年、未经治疗的缺损较大的恒牙；无法取得足够抗力型固位型的患牙；深覆𬌗咬合紧无法预备足够间隙的患牙；患者身心无法接受全冠修复的。

186. 桩核冠修复中，对所修复残冠的处理不正确的是
A. 去除薄壁　　　　　　B. 去除腐质　　　　　　C. 沿龈乳头顶连线切断
D. 去除无基釉　　　　　E. 尽可能保留残冠硬组织
【答案】C
【解析】患牙的强度主要取决于剩余的牙体组织的量，尽量保存剩余牙体硬组织是桩核冠修复的基本原则。根据所选择的最终全冠修复体的要求对剩余牙体组织进行预备，然后去除龋坏薄壁等，其余的则为要求保存的部分。这部分剩余牙体与核一起形成全冠预备体。要求最终全冠修复体的边缘要包过剩余牙体组织断面的1.5mm。牙本质肩领可以提高牙齿完整性，增强患牙的抗折强度，防止冠根折裂。残冠按照全冠修复预备。

187. 伴有根尖炎后的患牙根管治疗完成后，一般多长时间可行桩冠修复
A. 1 周后　　　　　　　B. 1 天后　　　　　　　C. 3 天后
D. 可即刻修复　　　　　E. 任何时间
【答案】A
【解析】由于根管治疗过程中对根尖周的局部刺激，多伴有根尖周炎症，因此桩冠修复应在根管治疗1周后进行为好。

【破题思路】桩核冠修复的时机为牙髓炎、根尖周、根管治疗后 1 周。瘘管应在愈合后修复、根尖周广泛病变应在病变明显缩小后修复。

188. 关于后牙 3/4 冠的牙体预备，正确的是
A. 邻面轴沟预备可在邻面颊侧 1/3 与中 1/3 交界处
B. 牙合面沟预备是为了防止修复体牙合向脱位
C. 正常牙合关系时，冠的边缘要覆盖颊舌尖
D. 邻轴沟与牙长轴方向一致
E. 舌面预备可不去除倒凹

【答案】A

【解析】牙合面应预备出 0.5～1.0mm 的间隙，并在颊侧牙合缘嵴处形成小斜面或小肩台，冠牙合边缘终止舌牙合缘嵴稍下以保护牙尖。牙尖正常时，冠的牙合边缘也可不覆盖颊舌尖。牙合沟与邻沟相连续。沿中央沟磨除宽深约 1.5mm×1.5mm 的沟，再以柱形车针修出底平壁直的外形，并与两邻面轴沟相连，沟缘锐边修圆钝。邻沟预备在邻面颊侧 1/3 与中 1/3 交界处，邻沟方向应与轴壁平行。沟深与宽度均应>1mm，各壁应平直。如邻面有缺损，可预备成箱形。必要时邻面还可增加邻沟数目或牙合面增加钉洞固位形。综上所述选择 A。

【破题思路】3/4 冠轴沟的方向应与就位道方向一致，在前牙应与唇面切 2/3 平行，在后牙与牙体长轴平行。轴沟应在邻面磨除，尽量靠颊侧，覆盖尽可能多的牙面，以获得最大固位力。轴沟的舌侧壁与邻面呈直角，以抵抗部分冠向舌侧脱位。其唇颊壁应稍向外扩展，制备竖斜面，去除薄弱牙体组织。轴沟的深度在龈端为 1mm，在牙合面或切端稍深。

189. 桩冠根管预备时在根尖保留 5mm 的充填物是为了
A. 提高桩冠的固位效果
B. 防止桩冠旋转
C. 保证良好的根尖封闭
D. 防止桩冠下沉
E. 利于桩冠就位

【答案】C

【解析】由于根管内所有操作都在口腔环境中进行，为了预防根尖病变的发生，必须保证根尖不少于 4mm 的根尖封闭以隔离口腔与根尖周环境。另外，侧支根管多发生在根尖区，保留根管的充填材料，有助于预防根尖感染，而且从力学角度讲，根尖区直径小，抗力形差，易发生根折。

【破题思路】桩冠修复时为确保牙髓治疗效果和预防根折，一般要求根尖部保留充填材料 3～5mm，侧支根管多发生在根尖区，然而根管治疗不能保证充满侧支根管，为此，保证根尖 3～5mm 的根尖封闭，以预防根管治疗后根尖病变的发生。

190. 患者，男性，47 岁。右上 5 为残根，位于龈上 1～1.5mm，叩（-），无松动。患者要求仅修复右上 5，选用桩核冠修复。则最宜选用的桩核为
A. 纤维桩核
B. 预成桩核
C. 银粉玻璃离子桩核
D. 银汞桩核
E. 金属铸造桩核

【答案】E

【解析】桩冠的固位力主要取决于冠桩与根管壁之间的摩擦力和粘固剂产生的粘接力。理想的冠桩外形应是与牙根外形一致的一个近似圆锥体，各部横径都不超过根径的 1/3，而且与根管壁密合，所以只有个别铸造桩核可达到桩与根管壁密合。排除 A、B、C、D。本题题点是桩核的种类及固位力。

【破题思路】

种类	优点	缺点
金属铸造桩	机械性能高，强度高，不易折断，特别是金属桩核一体的具有明显的优越性	一是其弹性模量远远高于牙本质，应力主要集中在根颈和根末端，易导致根折。二是干扰磁共振影像
预成桩	操作简单、方便；便宜	固位力差，美观不好
陶瓷桩	硬度高，弹性模量与金属接近，容易根折，多用于前牙；美观；不干扰磁共振	
纤维桩	纤维桩弹性模量与牙本质接近，不易根折；美观；不干扰磁共振	固位力小于金属桩

191. 钉洞固位形一般设在
A. 牙的殆面
B. 前牙牙尖处
C. 后牙牙尖之间的沟窝处
D. 后牙舌面的切嵴与近远中边缘嵴的交界处
E. 后牙舌面窝近舌隆突处

【答案】C

【解析】钉洞固位形应穿过釉牙本质界到达牙本质，深度2mm，死髓牙可以加深。所以要避开髓角或易损伤牙髓的部位。前牙应位于舌面窝近舌隆突处及舌面切嵴与近远中边缘嵴的交界处。后牙应置于牙尖之间的沟窝处。后牙牙尖处有髓角，不可以放置钉洞。

【破题思路】钉洞固位形设计部位：前牙应位于舌面窝近舌隆突处及舌面切嵴与近远中边缘嵴的交界处。后牙应置于牙尖之间的沟窝处。后牙牙尖处有髓角，不可以放置钉洞。

192. 符合桩冠的适应证的是
A. 根管壁侧穿
B. 已做根管治疗，瘘管口未闭
C. 可做固定义齿基牙的残冠残根
D. 前牙斜折达根中1/3者
E. 根管弯曲细小

【答案】C

【解析】符合桩冠的适应证的是可做固定义齿基牙的残冠残根。根管壁侧穿者要先进行修补，之后条件允许方可修复；有慢性根尖炎者，根管治疗后要观察3个月复查，病变愈合或有好转趋势方可修复；前牙斜折达根中1/3者已经不能保留；根管弯曲细小，不宜行桩冠修复，容易造成器械折断、根管侧穿。

193. 后牙3/4冠的牙体预备，不正确的是
A. 殆面预备出0.8mm的间隙
B. 冠边缘终止于牙槽嵴上方
C. 殆面沟深1.5mm
D. 邻沟在邻面舌侧1/3与中1/3交界处
E. 邻面有缺损可预备成箱形

【答案】D

【解析】邻沟应该在邻面颊侧1/3与中1/3交界处。

【破题思路】牙邻沟预备：
① 后牙牙冠邻面一般较短，为增加邻沟长度，可将邻沟预备在邻面颊侧1/3与中1/3交界处，邻沟方向应与轴壁平行。
② 沟深与宽度均应大于1mm，各壁应平直。
③ 如邻面有缺损，可预备成箱形。
④ 必要时邻面还可增加邻沟数目，或殆面增加钉洞固位形。

194. 为后牙铸造金属全冠做牙体预备时，错误的做法是
A. 邻面聚合角以2°～5°为宜
B. 各轴面角的线角磨圆钝
C. 殆面磨除一般为0.8～1.5mm
D. 上颌牙舌尖斜面不必多磨
E. 颈部预备凹形肩台

【答案】D

【解析】铸造金属全冠做牙体预备时，一定要预备功能尖斜面，即上颌牙舌尖舌斜面以及下颌牙牙尖颊斜面，功能尖斜面的磨除要比非功能尖斜面多，与牙体长轴成45°。

【破题思路】上颌牙舌尖斜面应该磨除适当的厚度，即殆面磨除量一般为0.8～1.5mm。铸造金属全冠注意事项：
① 龋变牙的致龋因素未得到有效控制者。
② 对金属过敏的患者。
③ 要求不暴露金属的患者。
④ 牙体无足够固位形、抗力形者。

195. 增强桩冠固位错误的方法是
A. 尽量保存残留牙冠组织　　B. 增大根管壁的锥度　　C. 颈部做肩台预备
D. 使用铸造冠桩　　E. 避免创伤殆
【答案】B
【解析】增大根管壁的锥度会降低桩冠固位。

> 【破题思路】增强桩冠固位的方法有：尽量保存残留牙冠组织、减小根管壁的锥度、颈部做肩台预备、使用铸造冠桩、避免创伤殆。

196. 不符合牙体缺损修复体固位原理的是
A. 修复体组织面与预备体表面接触越紧密固位越好
B. 邻沟可增大修复体与预备体的刚性约束力
C. 轴面聚合度越小固位力越大
D. 修复体粘接面越光滑粘接力越强
E. 粘固剂越厚粘接力越小
【答案】D
【解析】牙体缺损修复体的固位主要依靠修复体与预备体接触产生的摩擦固位力、固位型的约束力和粘接固位力。紧密接触产生的摩擦力大；辅助固位型可增加约束固位力；轴面聚合角度越小，摩擦力和约束力均增大；粘固剂过厚时，粘接力减小，摩擦力也减小；摩擦力与接触面的粗糙程度有关，修复体粘接面越光滑，摩擦力越小，而且粘接面与粘固剂的机械结合也越差，从而导致固位力降低。

> 【破题思路】牙体缺损修复体固位原理：牙体缺损修复体的固位主要依靠修复体与预备体接触产生的摩擦固位力、固位型的约束力和粘接固位力。

197. 患者，男，12岁，6远中殆面缺损3mm。口腔检查后决定对此牙进行修复，是为了
A. 防止6后倾或后移　　B. 减少6的龋发病率　　C. 美观
D. 恢复咀嚼功能　　E. 满足患者要求
【答案】D
【解析】口腔检查后决定对此牙进行修复主要目的在于恢复牙冠形态、恢复咀嚼功能，建立正常咬合关系。

> 【破题思路】后牙缺损选择修复的目的：主要是恢复牙冠形态、恢复咀嚼功能，建立正常咬合关系。

198. 患者，男性，45岁，左上4的远中边缘嵴缺损与左上5之间食物嵌塞。最佳的修复方式为
A. 铸造全冠　　B. 树脂充填　　C. 烤瓷全冠
D. 远中殆嵌体　　E. 银汞充填
【答案】D
【解析】烤瓷全冠可以更好地恢复邻面接触关系，恢复正确的邻面接触点的部位、大小、松紧等。合金嵌体具有更好的机械性能，能抵抗各种外力而不出现变形、折裂等。瓷嵌体和树脂嵌体具有较好的美学性能，可以高度抛光，减少菌斑的附着。因此，嵌体可以代替充填体，以满足对修复要求更高的牙体缺损的患牙。

> 【破题思路】嵌体修复优点：修复后能很好恢复牙齿外观。与传统充填式修复相比，完整性好，不易崩裂，尤其是修复牙齿和牙齿间邻接面外形达到很好效果，同时嵌体修复相比于之前传统修复，金属嵌体材料收缩性小，不容易出现微渗漏，导热、导冷少，更能让患者接受。

199. 患者，17活髓牙，殆龈距离短，MOD银汞合金充填，远中食物嵌塞，最佳的治疗设计是
A. 嵌体修复　　B. 直接全冠修复　　C. 去髓后桩冠修复
D. 直接3/4冠修复　　E. 金属冠修复
【答案】A
【解析】由于嵌体在口外制作，嵌体可以更好地恢复咬合接触关系、邻面接触关系以及正确的邻面接触点的部位、大小、松紧等。嵌体具有更好的机械性能，能抵抗各种外力而不出现变形、折裂等。

【破题思路】嵌体修复与传统充填式修复相比，合金嵌体具有更好的机械性能，能抵抗各种外力而不出现变形、折裂等。瓷嵌体和树脂嵌体具有较好的美学性能，可以高度抛光，减少菌斑的附着。

200. 患者，男，54岁，6因龋坏缺损，轴壁断位于殆龈上，咬合面与对颌牙无接触，殆龈距小，X线显示已行完善的根管治疗，最佳的修复方式为

　　A. 铸造全冠　　　　　　　B. 树脂充填　　　　　　　　C. 烤瓷全冠
　　D. 高嵌体　　　　　　　　E. 银汞充填
【答案】D
【解析】高嵌体一般由MOD嵌体演变而来，覆盖整个殆面，可以减少咬合时牙体内部有害的拉应力的产生，保护剩余的牙体。高嵌体还可以恢复或改变患牙的咬合关系。

【破题思路】高嵌体修复适应证：后牙殆面过度磨损者；后牙牙冠大面积缺损，已做完善牙髓或根管治疗者；后牙颊尖或舌尖折裂者；后牙殆面隐裂者；因牙体缺损的邻接关系不良或食物嵌塞严重，需恢复邻接关系者；后牙釉质发育不全，影响功能者。

201. 患者，女，69岁，左上7牙体缺损已行完善根管治疗，咬合紧，拟行高嵌体修复。以下关于高嵌体的说法，不正确的是

　　A. 只能用于后牙　　　　　B. 主要靠钉洞固位　　　　　C. 可用作咬合重建
　　D. 磨牙常用4个钉洞固位　 E. 殆面应预备出至少0.5～1.0mm
【答案】E
【解析】高嵌体一般由MOD嵌体演变而来，覆盖整个殆面，可以减少咬合时牙体内部有害的拉应力的产生，保护剩余的牙体。高嵌体还可以恢复或改变患牙的咬合关系，殆面预备量1mm，支持尖1.5mm，非支持尖1mm。

【破题思路】嵌体修复乳牙窝洞的优点：能很好地恢复患牙的解剖形态，能恢复理想的牙间接触点；可修复范围大，修复体不易折裂，继发龋少。缺点：牙体预备时需去除的牙体组织较多；金属嵌体颜色与牙体组织不协调；修复体与牙体的磨耗度不一；金属嵌体尚需技工和技工室的配合和配备。

202. 女，40岁。右上颌第一磨牙殆面纵向隐裂且累及牙髓，临床牙冠较短，咬合紧，根管治疗已完成。该病例的最适修复体设计是

　　A. 锤造全冠　　　　　　　B. 铸造全冠　　　　　　　　C. 邻面嵌体
　　D. 瓷全冠　　　　　　　　E. 嵌体
【答案】B
【解析】此患者是磨牙纵向隐裂累及牙髓，所以需要制作全冠保护此牙，以免隐裂造成牙体折断，所以C、E排除。锤造全冠现被铸造全冠取代，所以A不选。此患者牙冠较短，咬合紧，所以咬合压力大，瓷全冠不能耐受很大的咬合压力，所以D不选。而铸造全冠既可以保护隐裂磨牙，又可以耐受较大的咬合压力。

【破题思路】铸造全冠特点：形态恢复准确，精确度高，制得的修复体边缘密合，经过粘接后，不容易有细菌等异物侵入。相对烤瓷熔附金属冠，预备量少，适合牙冠短，咬合紧的情况。

203. 患者下颌第二磨牙邻面银汞充填，剩余颊舌壁硬组织充足，但牙冠高度仅约4mm。若全冠修复，以下增加固位的措施哪项是错误的

　　A. 龈下边缘　　　　　　　B. 适当增加龈边缘宽度　　　　C. 设计嵌体冠
　　D. 增加钉洞或箱型辅助固位形　E. 采用倒凹固位
【答案】E
【解析】当预备牙临床冠短、牙体小等固位力较小时可使用龈下边缘，增加轴面高度、增加钉洞或箱型辅助固位形增加固位面积。修复体不能采用倒凹固位。

【破题思路】全冠修复增加固位的措施。铸造全冠的颈部肩台预备0.5～0.8mm宽，呈凹形或带斜面的肩台形或刃状（非贵金属）。边缘应连续一致，无粗糙面和锐边。

204. 某患者，上前牙残根，进行完善的根管治疗后要进行桩冠修复，在根管预备完毕完成蜡型至最后粘固前，患者的根管应
   A. 放 95% 乙醇棉球，以氧化锌粘固剂暂封
   B. 放生理盐水棉球，以氧化锌粘固剂暂封
   C. 放 FC 棉球，以氧化锌粘固剂暂封
   D. 放干棉球，以氧化锌粘固剂暂封
   E. 放 75% 乙醇棉球，以氧化锌粘固剂暂封
   【答案】E
   【解析】进行桩冠修复，在根管预备完成，完成蜡型至最后粘固前，患者的根管应放 75% 乙醇棉球+氧化锌粘固剂暂封。75% 乙醇用于髓腔消毒，而干棉球、95% 乙醇、生理盐水起不到髓腔消毒的作用，排除 A、B、D；FC 棉球用于感染根管的消毒，排除 C。

【破题思路】髓腔消毒的用药：75% 乙醇、樟脑酚、麝香草酚等。

205. 某男，27 岁，右上 2 锥形牙，与邻牙间有 1mm 间隙，可选择的修复方法不包括
   A. 树脂贴面
   B. 全瓷冠
   C. 3/4 冠
   D. 瓷贴面
   E. 金属烤瓷冠
   【答案】C
   【解析】如果采用 3/4 冠恢复牙间间隙，将会因为金属的暴露而不能解决美观问题。所以，不宜采用，故选 C。而其他方法均可恢复右上侧切牙接近正常的形态。

【破题思路】切牙修复方法主要有树脂贴面、金属烤瓷冠、全瓷冠、瓷贴面。

206. 患者，男性，45 岁，右上 6 拟行烤瓷全冠修复，为防止颊舌向脱位而增加的辅助固位沟应放在牙冠的
   A. 颊面
   B. 舌面
   C. 邻面
   D. 邻颊线角
   E. 邻舌线角
   【答案】C
   【解析】为防止颊舌向脱位而增加的辅助固位沟应放在牙冠的邻面。

【破题思路】考查沟固位形在烤瓷全冠修复上的应用。沟固位形可以增加修复体与预备体的接触面积，从而增加摩擦力和粘接力，但更重要的原理是增加了预备体对修复体的约束力，减少了修复体移位的自由度。

207. 某男，45 岁，半月前行固定义齿修复，近两天刷牙出血，无其他症状。查：右下 6 缺失，右下 57 为基牙，右下 7 牙龈红肿，冠边缘位于龈缘下可探及少量冠粘接材料，易出血，邻接可，余未见异常，最可能出血的原因是
   A. 接触点松
   B. 管外形不好
   C. 患者未认真刷牙
   D. 冠边缘粘接材料刺激
   E. 有杵臼式牙尖
   【答案】D
   【解析】半月前行固定义齿修复，冠边缘位于龈缘下可探及少量冠粘接材料，易出血，故最可能出血的原因是冠边缘粘接材料刺激。

208. 某男，30 岁，左下 6 殆面隐裂累及牙髓，已完成根管治疗，冠短，咬合紧，请设计最适宜的修复体
   A. 高嵌体
   B. 3/4 冠
   C. 邻面嵌体
   D. 铸造全冠
   E. 锤造全冠
   【答案】D
   【解析】该患者牙冠短且咬合紧，由于隐裂行根管治疗，需要全冠修复体防止牙体进一步折裂，后牙无须太多考虑美观问题，故选用铸造全冠修复体。

【破题思路】铸造金属全冠的适应证有：
① 后牙牙体严重缺损，固位形、抗力形较差者。
② 后牙存在低殆、邻接不良、牙冠短小、错位牙改形、牙冠折断或半切除术后需要以修复体恢复正常的解剖外形、咬合、邻接及排列关系者。
③ 固定义齿的固位体。

④ 活动义齿的基牙缺损需要保护，改形者。
⑤ 龋坏率高或牙本质过敏严重伴牙体缺损，或汞合金充填后与对颌牙、邻牙存在异种金属微电流刺激作用引起症状者。

209. 患者，男，32岁，左下牙食物嵌塞，经检查发现左下颌第一磨牙远中颊面银汞充填，X线片显示已行根管治疗。应做哪种牙体修复

　　A. 桩冠　　　　　　　　　B. 金属全冠　　　　　　　　C. 暂时冠
　　D. 重新银汞充填　　　　　 E. 塑料冠

【答案】B

【解析】铸造金属全冠的外形及厚度可根据牙体缺损大小、咬合和邻接情况加以调整，并可根据需要灵活地增加固位沟、钉洞等辅助固位型，以获得良好的固位。因此，铸造金属全冠在后牙修复中非常适用。

210. 某患者，6│大面积银汞充填，要求修复治疗。检查：MOD大面积银汞充填体，牙冠剩余硬组织少，仅残留颊舌薄壁，无松动无叩痛，已行完善根管治疗。最佳的治疗方案是

　　A. 嵌体　　　　　　　　　B. 高嵌体　　　　　　　　　C. 桩核加全冠
　　D. 烤瓷全冠　　　　　　　E. 铸造金属全冠

【答案】C

【解析】6│大面积银汞充填，牙冠剩余硬组织少，仅残留颊舌薄壁，这种情况下嵌体、高嵌体显然是不合适的。全冠修复在牙体预备后牙冠剩余硬组织更加薄弱，必须先行桩核，然后可以全冠恢复牙冠形态。

211. 某患者，右上中切牙牙冠3/4缺损，无叩痛无松动，牙龈无红肿，X线示该牙已经过完善的根管治疗，根尖无阴影。最适合的治疗方案是

　　A. 全冠　　　　　　　　　B. 3/4冠　　　　　　　　　C. 开面冠
　　D. 桩核+全冠　　　　　　 E. 嵌体

【答案】D

【解析】由于患牙牙体大部缺失，剩余牙体不足以支持固位，因此无法直接行冠修复。患者已经过完善的根管治疗，无临床症状，为满足固位与美观的要求，采用烤瓷桩核冠修复。

【破题思路】桩冠适应证：牙冠大部缺损无法充填治疗或做全冠修复固位不良者；牙冠缺损至龈下，牙周健康，牙根有足够的长度，经龈切除术后能暴露出缺损面者；前牙横行冠折，断面在牙槽嵴以上者，或斜折到牙槽嵴以下，行牙槽突切除术，残根尚有足够的长度和牙槽骨支持者；前牙错位牙、扭转牙没有条件做正畸治疗者；牙冠短小的变色牙、畸形牙不能做全冠修复者。

212. 某患者，右下第一磨牙行铸造全冠修复后不久，𬌗面穿孔，应做以下哪项处理

　　A. 不予处理　　　　　　　B. 银汞充填　　　　　　　　C. 玻璃离子充填
　　D. 调对颌牙　　　　　　　E. 拆除重做

【答案】E

【解析】修复体穿孔或破裂等多由于厚度不足、𬌗力大或调𬌗过多所致。如不加以及时处理，就会造成继发龋，甚至发展成为牙髓炎。因此应及早发现，进行认真的检查和分析。修复体穿孔与破裂者，一般均应将修复体取下，根据具体原因可重新制备预备体。修复体穿孔多因牙体预备不足所致。

213. 患者，男性，32岁，6│有一铸造全冠，探查冠边缘悬突，邻接不良，周围龈缘红肿。如何进行治疗

　　A. 拆除重做　　　　　　　B. 药物治疗　　　　　　　　C. 牙周治疗
　　D. 边缘抛光　　　　　　　E. 局部处理

【答案】A

【解析】邻接不良会造成食物嵌塞，一般需拆除重做。

214. 消除修复体引起的食物嵌塞最好的办法是

　　A. 粘固后视情况消除食物嵌塞的原因　　　　B. 牙体预备时消除食物嵌塞的原因
　　C. 只要把邻接点恢复好　　　　　　　　　　D. 试戴时消除食物嵌塞的原因
　　E. 加大外展隙，利于食物排溢

【答案】D

【解析】食物嵌塞多由于修复体与邻牙的邻接触关系修复不当所造成，包括邻接触区过松、邻接触区的位置和形态不正确等。邻接关系不当所造成的食物嵌塞，一般都要拆除修复体重新修复。

215. 某患者，40岁，右下1缺失，余牙及口颌情况正常，欲以双端金属烤瓷全冠桥修复，其下前牙基牙切端应预备出的间隙至少为

A. 1.5mm B. 2.0mm C. 2.5mm
D. 3.0mm E. 3.5mm

【答案】A

【解析】烤瓷全冠前牙切缘应预备有1.5~2.0mm的间隙，所以本题问的是至少，所以选择A。

【破题思路】烤瓷冠修复前牙牙体预备要求

切缘	1.5~2.0mm间隙，切缘预备成与牙体长轴呈45°小斜面
唇面	均匀磨除1.2~1.5mm
邻面	去除倒凹，预备出金瓷的修复间隙 上前牙为1.8~2.0mm，下前牙1.6~2.0mm，无倒凹，聚合度2°~5°
舌侧	均匀预备0.8~1.5mm
肩台	修复体的边缘一般放在龈下0.5~0.8mm，边缘应考虑到说话可见的范围，龈缘厚度，颜色牙的部位选择：肩台型、斜面型、浅凹型、浅凹-斜面型等

216. 右上后牙于5天前结束金属烤瓷冠治疗，患者对冷热刺激敏感，最可能的原因是

A. 戴冠时机械刺激 B. 邻面接触紧密 C. 游离磷酸的刺激
D. 龋坏组织未去净 E. 有咬合高点

【答案】C

【解析】持续地对冷热刺激敏感，这个症状会因不适当的刺激造成，因此只有A、C有此可能，而A戴冠时的机械刺激一般戴冠后较快消失，不会5天后仍存在，故只有C是最可能的原因。其他的选项，B、E出现的症状不同。D产生的继发龋是修复一段时间可能出现的症状。

【破题思路】考查金属烤瓷冠治疗并发症及处理。

217. 修复体未能恢复倾斜牙和异位牙的正常外形会引发

A. 修复体脱落 B. 基牙松动 C. 龈缘炎
D. 咬合痛 E. 修复体松动

【答案】C

【解析】倾斜牙、异位牙修复体未能恢复正常排列和外形可产生牙龈炎。

【破题思路】修复体粘固后也可出现龈缘炎的原因可能是：
① 修复体轴面外形不良，如短冠修复体轴面突度不足，食物冲击牙龈；轴面突度过大，食物向龈方滑动时无法与龈组织接触，使龈组织失去生理按摩作用，也可造成局部龈缘炎。
② 冠边缘过长，边缘抛光不良，修复体边缘有悬突或台阶。
③ 试冠、戴冠时对牙龈损伤。
④ 嵌塞食物压迫。
⑤ 倾斜牙、异位牙修复体未能恢复正常排列和外形。

218. 金属全冠戴用2天后，咀嚼时修复牙出现咬合痛，检查无明显叩痛，其原因是

A. 有咬合高点 B. 牙髓炎 C. 根尖周炎
D. 接触点略紧 E. 接触点过松

【答案】A

【解析】咬合时有早接触，会使该牙承受较大的咬合力，形成𬌗创伤，因此会有咬合痛、叩痛。咬合痛是症状，即患者自己的感觉，叩痛是体征，即医师检查得到的结果，其实咬合痛和叩痛说的是一回事。

【破题思路】短期咬合痛是咬合早接触造成，长期咬合痛一般是根尖周炎、根管侧穿、外伤性或病理性根折。

219. 同一牙位中，哪一部位饱和度最大
A. 牙颈部
B. 切端
C. 中 1/3
D. 中 1/3 与切 1/3 交界处
E. 切 1/3 处
【答案】A
【解析】牙颈部饱和度最大。

220. 男性，11 岁，外伤 1| 冠折，断面位于龈上 2mm，X 线示该牙经过完善的根管治疗，根尖孔已闭合，叩（一），松（一），此时做何种处理
A. 暂时桩冠修复
B. 拔除残根，种植义齿修复
C. 塑料全冠修复
D. 直接烤瓷桩核冠修复
E. 都不对
【答案】D
【解析】患者年龄较小，但根尖发育完善，可直接永久修复。

【破题思路】永久性修复与暂时性修复：塑料全冠耐磨性差，只能做暂时性修复，而金属烤瓷全冠、烤瓷全冠、金属全冠、嵌体均是永久性修复。

221. 全冠戴用几天后出现咬合痛，如何处理
A. 保守观察
B. 进行根管治疗
C. 药物治疗
D. 拔除患牙
E. 调磨早接触和干扰点
【答案】E
【解析】修复体粘固后不久即出现咬合痛，并有明显叩痛，一般多由早接触创伤性𬌗所引起，只要经过仔细调𬌗，症状就会很快消失。

222. 患者行双端固定桥修复后基牙出现持续性疼痛，伴夜间自发性疼痛，应做的处理是
A. 口服止痛药
B. 口服消炎药
C. 拆除固定桥，行根管治疗
D. 局部上碘酚
E. 不做任何处理，观察
【答案】C
【解析】基牙出现持续性疼痛，伴夜间自发痛，说明基牙出现了牙髓炎的症状，最佳的处理就是及时拆除固定桥，然后行根管治疗。

223. 患者，男性，58 岁，16 隐裂有牙髓症状，牙冠短，咬合紧，根管治疗后，适宜的修复是
A. 铸造全冠
B. 7/8 冠
C. 烤瓷全冠
D. 高嵌体
E. 锤造全冠
【答案】A
【解析】牙隐裂的处理：牙正常，调𬌗观察；牙冠短、咬合紧，为了保持更多的𬌗龈高度、增加固位力，选择铸造全冠修复。B 7/8 冠不适合隐裂牙，𬌗面的隐裂纹仍然暴露，无法解决隐裂牙食物残渣菌斑的堆积问题；C 烤瓷全冠，本题牙冠短小，咬合紧，很难预备出烤瓷的空间；D 高嵌体不适合隐裂及根管治疗后的牙齿；E 锤造冠，密合性太差制作方式已淘汰，所以不选。

224. 某男，22 岁，牙冠缺损达 1/3，咬合关系正常，牙髓未暴露，最佳修复设计是
A. 嵌体修复
B. 根管治疗后烤瓷桩冠修复
C. 烤瓷熔附金属全冠修复
D. 金属塑料联合全冠修复
E. 3/4 冠修复
【答案】C
【解析】本题题点是 22 岁，缺损冠达 1/3，活髓牙。A 嵌体修复，牙冠缺损 1/3，缺损面积较大，剩余的牙体组织不能耐受功能状态下的力而折断，同时由于嵌体与冠修复相比较，边缘线比较长，发生龋坏的概率更大，所以排除；B 治疗原则牙髓能保就保，牙体能留就留；D 金属塑料全冠，不能作为永久修复体所以不考虑。E 得有一个面完整的才能用，排除 E。

225. 患者，男性，19 岁，因外伤造成右上颌中切牙切 1/3 折裂露髓，已行完善根管治疗 1 周，无症状，X 线片无异常。目前应首选哪种修复方式

A.烤瓷桩核冠 B.金属全冠 C.充填修复
D.烤瓷全冠 E.嵌体修复

【答案】D

【解析】本题的题点：19岁，外伤，缺损切1/3，露髓后根管治疗，因缺损不多，所以全冠修复即可，不用桩核冠。因前牙一般不选择金属材料，影响美观，所以排除B。根管治疗后牙齿脆性增大，不建议直接做嵌体和充填治疗，而是全冠修复，防止应力集中折裂，排除C、E。

226.患者，男性，65岁，2⎿牙体缺损已行完善根管治疗，选择烤瓷全冠修复，唇侧边缘位置的最佳选择是

A.龈上 B.平齐龈缘 C.龈沟底
D.龈下2mm E.龈下0.5mm

【答案】E

【解析】前牙PFM全冠唇面颈部肩台的外形要求：一般龈下0.5mm。

【破题思路】烤瓷冠唇侧边缘位置分为：龈上（1mm）、龈下（0.5mm）、平龈。
下列情况设计龈下边缘：
①龋坏、楔状缺损达到龈下。
②临界区到达龈嵴处。
③修复体需要增加固位力。
④要求不显露修复体金属边缘。
⑤牙根过敏不能用其他保守方法消除；及时设计龈下边缘也应该尽可能离开龈沟底的结合上皮，减少对牙龈的刺激。

修复体边缘选择应从三方面考虑：
①边缘形态是否容易预备。
②边缘形态是否能清晰地反应在印模和代型上，并能准确地做出相应的反应。
③边缘应有一定的厚度，以保证取出蜡型时不扭曲。

227.患者，女性，28岁，11为一残冠，根面位于龈上，X线显示已行完善的根管治疗，如何处理残冠

A.平龈缘去除 B.颊舌斜面
C.拔除残冠 D.保留残冠所有的牙体组织
E.尽量保留冠部健康的牙体组织

【答案】E

【解析】本题的题点是桩冠预备面的要求：去除薄壁弱尖、无机釉，尽量保留健康的牙体组织，选E。而非保留所有的牙体组织，排除D。切忌多磨、平龈磨，及拔除能够保留的牙根。排除A、B、C。

【破题思路】桩核冠冠部余留牙体预备要求：
①按照全冠的要求预备。
②去除原有的充填物及龋坏组织。
③磨除薄壁弱尖的牙体组织。

228.患者，未能恢复倾斜牙做根管治疗。检查：右下6残根，叩诊（-），无松动。X线片显示根充完善。该牙如要桩冠修复，牙体预备时哪项是错误的

A.在不引起根管侧穿及影响根尖封闭的前提下，尽可能争取较长的冠桩长度
B.如髓腔完整，将髓室预备成一定洞形
C.去除病变组织，尽可能保存牙体组织
D.颈缘不需做肩台预备
E.如近远中根管方向一致，可预备成平行根管

【答案】D

【解析】为了固位、美观，保证修复体边缘强度、牙周组织健康、冠边缘的封闭，所以要预备肩台（D）。桩冠预备时应尽可能在保留健康的牙体组织的基础上（C），在不引起根管侧穿及影响根尖封闭的前提下，尽可能预备加大桩冠的长度，增强固位（A）；也可将髓腔预备成一定洞形，加强固位（B）；本题考点是桩冠预备时根管预备的原则。

【破题思路】桩核冠冠部余留牙体预备要求：
① 按照全冠的要求预备。
② 去除原有的充填物及龋坏组织，去净所有放入旧充填体及龋坏组织，暴露牙体组织。
③ 磨除薄壁弱尖的牙体组织，将无支持的薄壁弱尖去除，将预留的根面修磨平整确定最终边缘线。

229. 以下关于比色透明度描述正确的是
A. 透明度属于孟塞尔系统
B. 最高的透明度是不透明体
C. 最低的透明度是透明体
D. 明度与透明度成正比
E. 明度与透明度成反比

【答案】E
【解析】孟塞尔系统包括，明度、色调和饱和度，所以 A 错，最高的透明度是透明体，最低的透明度是不透明体，B、C 错，明度与透明度成反比。

230. 同一牙位中，哪一部位饱和度最小
A. 牙颈部
B. 切端
C. 中 1/3
D. 中 1/3 与切 1/3 交界处
E. 颈 1/3 处

【答案】A
【解析】牙颈部饱和度最小。

231. 某男，38 岁，右下 6 远中舌大面积缺损，检查发现右下 6 无叩痛无松动，咬合关系正常，临床冠高度正常，以下哪种修复方法不能用
A. 塑料全冠
B. 嵌体
C. 高嵌体
D. 烤瓷冠
E. 铸造冠

【答案】A
【解析】针对后牙大面积缺损的修复方式：全冠、嵌体、高嵌体等。A 塑料全冠临床多作为暂时冠，起保护活髓，维持和稳定的作用，可暂时恢复功能，由于材料性能欠佳，不作为永久修复。B、C、D、E 都可以做永久性修复。本题考点为临时修复和永久性修复的适应证。

A3 型题

（1～4 题共用题干）

患者，男性，45 岁，诉牙齿缺损，进食时牙齿酸痛，有夜磨牙史。检查：咬合时面下 1/3 距离短，息止颌间隙大，全口牙齿重度磨损，𬌗龈距短，6| 舌侧及咬合面探诊（+），冷热（++）。

1. 选择正确的治疗设计
A. 酌情对患牙进行根管治疗
B. 切龈，增加临床牙冠的长度
C. 后牙直接行铸造全冠的牙体预备
D. 前牙直接行烤瓷全冠的牙体预备
E. 后牙行高嵌体的牙体预备

【答案】A
【解析】由题干 6| 舌侧及咬合面探诊（+），冷热（++），6| 已经出现了牙髓炎症状，故应先进行根管治疗。而 B 没有起到任何治疗。C、D、E 不能直接做牙冠，因为牙髓症状没有治疗。

【破题思路】重度磨耗，𬌗龈距离短的牙齿制作牙冠的注意事项：
① 采用牙体损伤小的金属牙冠。
② 做成龈下边缘，增加牙冠的相对长度增强固位。
③ 如患牙预备过程牙本质牙髓反应严重可根管治疗后进行。
④ 还可以做全口咬合重建。

2. 患者疼痛消失后应采取
A. 立刻进行烤瓷全冠修复
B. 调整咬合
C. 先观察 3 个月
D. 先戴用 1～3 个月的暂时性修复体
E. 充填缺损

【答案】D

【解析】由于患者全口牙齿重度磨损，为了改善咀嚼功能，应选择咬合重建，最终咬合重建之前要进行1～3个月暂时修复，循序渐进地适应新的咬合高度。

【破题思路】咬合重建的内容：对于重度磨耗患者恢复原有的咬合高度和垂直向距离。但是要在永久性恢复咬合高度之前做过渡性的修复体，让颞颌关节逐渐适应现有的咬合高度。
咬合重建方法：
① 牙体预备。
② 颌位关系记录及转移。
③ 暂时性修复，至少需要戴用1～3个月。
④ 修复体制作。

3. 修复体的咬合面尽量采用
   A. 烤瓷修复　　　　　　B. 树脂修复　　　　　　C. 全瓷修复
   D. 金属修复　　　　　　E. 银汞修复
   【答案】D
   【解析】全口牙齿重度磨损，𬌗龈距短，金属𬌗面牙体预备去除牙体组织较少，耐磨性强。而其余选项需要磨除的牙体组织多，并且材质不耐磨。本题的考点是重度磨耗选用修复材料。

4. 如果 6̲|̲ 近中邻接缺损，已行根管治疗，如何选择修复体
   A. 烤瓷全冠　　　　　　B. 铸造全冠　　　　　　C. 桩核冠
   D. 铸造核冠　　　　　　E. 高嵌体
   【答案】B
   【解析】铸造金属全冠适应证：后牙存在低𬌗，邻接不良，牙冠短小，位置异常，后牙牙体严重缺损，固位形、抗力形较差者。故应选铸造全冠，排除A、C、D、E。本题考点是铸造全冠的适应证。

(5～7题共用题干)

某女，44岁，右上前牙有一残根求治。查：右上2残根不松，叩（-），残端位于龈上2mm，根管口可见根充材料，余牙未见异常。

5. 除上述检查外，最需要做的检查是
   A. 血常规　　　　　　　B. X线片检查　　　　　C. 探针
   D. 冷热诊　　　　　　　E. 取模型研究
   【答案】B
   【解析】首先应进行X线片检查确认根管治疗是否完善。排除A、C、D、E，选项C探针检查𬌗面和邻面龋坏及深度，探查牙本质是否过敏症状等。选项D是检查牙髓活力是否正常。选项E是用于种植及修复前的数据搜集、测量用的。本题考点：检查根充是否完善首选X线牙片。

【破题思路】	
X线片	确定牙根及牙周支持组织的状况，包括有无根折、根充情况，检查邻面、牙颈部、牙根部隐蔽点龋坏
探诊	检查𬌗面和邻面龋坏及深度、质地，探查牙本质是否过敏症状等
冷热诊	检查牙髓活力情况
模型研究	弥补口内检查点不足，便于仔细观察牙的位置、形态、牙体组织磨耗缺损印迹及咬合关系等，必要时可将模型上𬌗架研究，制定治疗计划
血常规	看是否有感染或其他疾病

6. 如果右上2能够保留，以下可实施的修复方法最好的是
   A. 直接烤瓷冠修复　　　B. 桩核冠修复　　　　　C. 甲冠修复
   D. 成品桩＋树脂修复　　E. 观察不做处理
   【答案】B
   【解析】右上2残根，龈上2mm，根充，根据信息首选治疗方案桩核冠修复。排除A、C、E。此题信息需要永久性修复，排除D。

7. 若患者要求修复治疗，应推荐生物相容性最好的修复材料是

A. 树脂
B. 钴铬合金
C. 镍铬合金
D. 钛合金
E. 金合金

【答案】E

（8～10题共用题干）

患者，男性，36岁，3个月前因外伤一上前牙脱落，今要求烤瓷修复。口腔检查：12缺失，间隙正常，牙槽嵴无明显吸收。11牙冠1/2缺损，已露髓，探稍敏感，叩诊阴性，无松动。22牙冠良好，叩诊阴性，无松动。GI：0～2。OHI-S：0～3。余牙未见异常。

8. 下列哪项不是修复前需进行的必要的检查和治疗工作

A. 前牙区根尖片
B. 11根管治疗
C. 22根管治疗
D. 牙周洁治
E. 取研究模型

【答案】C

【解析】本题题点：12缺失，11残冠露髓，首先通过X线片排除11根折的可能，随后进行11根管治疗，全口牙周洁治保持口腔卫生，取研究模型用来观察、测量问题所在。只有C根管治疗是没有必要的，对于一个题干没有提到的牙位应正常预备。

9. 最适合的治疗方案是

A. 覆盖义齿
B. 全瓷固定桥
C. 桩核与双端固定桥
D. 根内固位体固定桥
E. 嵌体固位体固位桥

【答案】C

【解析】本题题点：12缺失，11大面积缺损，牙冠大部分缺损而无法直接全冠修复者为桩核冠适应证。排除A、B、D、E。本题的考点是桩核冠修复适应证及双端固定桥的优点。

【破题思路】

固定局部义齿分类	作用
双端固定桥	能承受的𬌗力最大、患者感觉舒适，预后最佳，所以被广泛应用
半固定桥	用于牙间隔缺失作复合桥时中间基牙的远中部分，若采用双端固定桥，难以取得共同就位道，可将两牙分别设计，一端设计活动连接体
单端固定桥	一般不能单独使用，对于间隙小慎用，或用于复合固定桥的个别间隙小的区域
复合固定桥	将两种及两种以上的简单固定桥组合在一起

10. 下列哪项对桩核中桩的描述是正确的

A. 桩可增强根管封闭
B. 桩末端距根尖孔1mm
C. 桩末端距根尖孔5mm
D. 桩直径一般为根横径的1/2
E. 桩的固位力主要取决于粘接力

【答案】C

【解析】一般根尖部保留3～5mm的充填材料。本题考点：桩冠修复根尖预留的充填材料量。考点延伸：为确保牙髓治疗效果和预防根折，一般要求根尖部保留3～5mm的充填材料，理想的桩直径应为根径的1/3，最好不要超过1/2。

【破题思路】确保牙髓治疗效果和预防根折

桩的长度	一般要求根尖部保留3～5mm的充填材料 一般桩的长度为根长的2/3～3/4 对于根比较短的情况，应保证让桩的长度大于等于临床冠的长度 桩处于牙槽骨内的长度大于根在牙槽骨内的总长度1/2
桩的直径	理想的桩直径应为根径的1/3

(11～14题共用题干)

某男，22岁，左上前牙外伤后近中切角缺失，缺损小，无牙髓症状，X线显示牙周膜牙槽骨无异常，现拟定全冠修复。

11. 经全冠预备后，最理想的印模材料是
A. 琼脂
B. 藻酸盐
C. 红膏
D. 硅橡胶
E. 石膏
【答案】D
【解析】硅橡胶具有良好的流动性、弹性和可塑性。良好的形状稳定性和机械强度，并且能保持一定的时间，体积收缩小，印模精确度高。其余较差。

12. 最合适的模型材料是
A. 生石膏
B. 熟石膏
C. 硬石膏
D. 无水石膏
E. 超硬石膏
【答案】E
【解析】超硬石膏强度、硬度大。作为冠桥修复的代型材料，精度要求高。

13. 用来粘接甲冠的材料是
A. 玻璃离子水门汀
B. 聚羧酸锌水门汀
C. 氧化锌丁香油水门汀
D. 氢氧化钙水门汀
E. 流动性树脂
【答案】C
【解析】暂时粘接水门汀一般为氧化锌丁香油水门汀，它具有良好的安抚、镇痛、封闭作用。玻璃离子水门汀、聚羧酸锌水门汀用于永久充填及垫底；流动树脂用于纤维桩、全冠的粘接；氢氧化钙水门汀用于直接盖髓术，促进修复性牙本质形成。本题的题点扩展：修复及粘接材料的用途。

14. 金属烤瓷全冠制作完成后，最理想的粘接材料是
A. 磷酸锌水门汀
B. 玻璃离子水门汀
C. 氧化锌丁香油水门汀
D. 聚羧酸锌水门汀
E. 流动性树脂粘固剂
【答案】D
【解析】应考虑到是活髓牙预备，所以粘固剂是活髓烤瓷冠成功的关键因素。最好使用聚羧酸锌水溶性水门汀，因其有良好的粘接性能，尤对牙本质及金属粘接力较强，含有氟磷酸钠成分，调拌后没有游离酸存在，并可帮助继发性牙本质生成。临时粘固剂选择氧化锌丁香油；永久粘接死髓牙考虑玻璃离子、聚羧酸锌、流动树脂均可以的。本题是想考活髓牙预备后永久粘固剂的选择。

(15～17题共用题干)

男，45岁，上颌后牙食物嵌塞，要求行冠修复。查：|6 MOD大面积银汞合金充填，死髓牙，牙根稳固，叩（-），近中与|5接触较差。

15. 该病例的最佳修复设计方案是
A. 行金属全冠修复
B. 行PFM全冠修复
C. 根管治疗后嵌体修复
D. 根管治疗后铸造桩核＋全冠修复
E. 根管治疗后银汞合金充填＋全冠修复
【答案】D
【解析】本题题点：上后牙死髓牙、大面积银汞充填、邻接食物嵌塞，考虑根管治疗＋桩核冠修复。排除不进行根管治疗的单纯冠修复A、B。排除无桩核的冠修复，排除C、E。本题考点是桩核冠修复的适应证。

16. 在临床上，造成食物嵌塞现象的常见原因是
A. 对牙有充填式牙尖
B. 𬌗面解剖外形不良
C. 𬌗面与邻牙不一致
D. 牙间龈乳突萎缩
E. 以上均是
【答案】E

17. 若采用预制桩核，与铸造桩核比较，其最大优点是
A. 固位好
B. 抗力好
C. 操作简便
D. 强度合适
E. 生物相容性佳
【答案】C
【解析】预成桩与铸造桩相比较：固位差、抗力差、强度差、生物相容性差，但操作简单。

（18～21题共用题干）

男，30岁。两年前右上后牙疼痛，经治疗痊愈，但充填物反复脱落，要求做相对永久的治疗。查：右上6叩（－），稳固，远中邻大面积龋，银汞充填，欠完整。

18. 除上述检查外。最需要做的检查是
   A. 血常规　　　　　　　　B. 取研究模型　　　　　　　C. X线牙片检查
   D. X线全景片　　　　　　E. 牙冠高度

【答案】C

【解析】该题的题点：牙充填治疗，反复脱落，要求永久充填。在做永久充填之前首先通过X线片观察治疗是否彻底及根尖及牙周是否有异常，还要观察充填物周围是否有继发龋发生，选C；全景片是观察整个牙列，如果只是个别牙首选X线片，排除D；血常规是查血象，无相关性，排除A；研究模型是为了方便口外测量、对照、参考、标记用的；牙冠高度需要检查但并非最需要，排除E。

【破题思路】

X线片检查	确定牙根及牙周支持组织的状况，包括有无根折、根充情况，检查邻面、牙颈部、牙根部隐蔽点龋坏
X线全景片	全面了解颌骨、牙列、牙周情况
模型检查	弥补口内检查点不足，便于仔细观察牙的位置、形态、牙体组织磨耗缺损印迹及咬合关系等，必要时可将模型上𬌗架研究，制定治疗计划

19. 若经检查证实根尖有感染。首先应进行的最佳治疗是
   A. 牙髓干尸治疗　　　　　B. 塑化治疗　　　　　　　　C. 根管治疗
   D. 口服抗生素　　　　　　E. 调降低咬合

【答案】C

【解析】发现根尖感染，首选根管治疗。塑化、干髓在临床上应用很少，排除A、B。口服抗生素对牙齿的抗感染作用不大，不是最佳方案，排除D。根管治疗是解决根尖周的最佳治疗方案，首选C。调𬌗是有𬌗创伤牙的应急处理之一。

20. 为长期保存该患牙，最佳修复方法是
   A. 全冠　　　　　　　　　B. 嵌体　　　　　　　　　　C. 成品桩+银汞充填
   D. 成品桩+树脂充填　　　E. 铸造桩+树脂充填

【答案】A

【解析】题点是疼痛治疗痊愈，大面积银汞充填，反复脱落，永久保存首选桩核冠修复而非充填。题干中提到邻面大面积缺损龋，剩余牙体组织少，充填材料容易脱落，所以不推荐直接充填和嵌体，所以排除B、C、D、E。本题的考点是大面积牙体缺损最佳保留方案。

21. 若患者要求做全冠修复，应推荐最佳的修复材料是
   A. 树脂　　　　　　　　　B. 镍铬合金　　　　　　　　C. 钴铬合金
   D. 镍钛合金　　　　　　　E. 金合金

【答案】E

【解析】金合金是最好的金属，它拥有钛合金的优点，且强度更高，无刺激，而且金与瓷的结合很牢固，与组织的相容性更好，在瓷牙与牙龈接触的地方不会发青。另外，瓷粉能在黄金的表面反映自身的颜色，使烤瓷牙更美观，完全能满足美容修复的要求。所以排除A、B、C、D。

【破题思路】口腔用的合金材料生物性能：
从贵金属合金中释放的元素与合金的元素组成不成正比，而与合金中相的数量、类型、微结构与成分有关。
① 一般认为贵金属合金的生物相容性良好，基本对人体无明显的毒性和刺激性。合金对生物体产生毒性、过敏性和其他的不良生物学反应与释放到口腔中的金属元素密切相关。
② 有些元素如铜、锌、银、钙、镍比一些贵金属元素更易从合金中释放。
③ 含有贵金属元素的合金其元素的释放少于没有或含量少的合金。
④ 在某种情况下，单一金属的毒性可能大于合金化后的元素毒性，比如银是一种细胞毒性很强的元素，但组合后毒性明显降低。
⑤ 口腔中合金元素的不同组合可能会改变合金的腐蚀性能和生物性能。

(22～24题共用题干)

男，28岁，3周前因外伤致上前牙折断，在当地医院做过"根管治疗"，治疗后无不适。口腔检查见：右上切牙牙冠横折，断面位于龈上2mm，根管口暂封，叩（－），松（－），牙龈及咬合正常。X线片显示：根尖无暗影，根管治疗完善。

22. 牙外伤伴牙周膜挤压伤者，根管治疗后进行桩冠修复的最短时间为
A. 3天　　　　　　　　　　B. 1周　　　　　　　　　　C. 2周
D. 3周　　　　　　　　　　E. 1个月
【答案】B
【解析】一般完善的根管治疗后，观察1～2周，无临床症状后可以开始修复。而本题题点是外伤后的根管治疗，需1周。而X线片示：根尖无暗影。

【破题思路】本题的考点是选择桩冠修复距根管治疗后的时间。
① 一般完善的根管治疗后，观察1～2周，无临床症状后可以开始修复。
② 原牙牙髓正常或牙髓炎未累及根尖者，观察时间可短，根管治疗一周后无症状，可开始修复。
③ 有瘘管的患牙需在治疗愈合后进行修复。
④ 外伤、根尖周炎的患牙，一般需在根管治疗后观察1周以上，没有临床症状，进行修复。
⑤ 如果根尖病变较广泛者，需在治疗后观察较长时间，待根尖病变明显缩小形成骨硬板后才能修复。

23. 理想的冠桩直径为根径的
A. 1/4　　　　　　　　　　B. 1/3　　　　　　　　　　C. 1/2
D. 2/3　　　　　　　　　　E. 3/4
【答案】B
【解析】数字题，记忆题。理想的冠桩的直径应为根径的1/3。

【破题思路】理想的冠桩的直径应为根径的1/3。冠桩的长度约为根长的2/3～3/4，冠桩在牙槽骨内的深度大于牙根在骨内深度的1/2，根尖预留充填材料3～5mm。

24. 桩核预备时，唇侧肩台应为烤瓷冠留出的空间是
A. 0.5mm　　　　　　　　　B. 1mm　　　　　　　　　　C. 1.5mm
D. 2mm　　　　　　　　　　E. 2.5mm
【答案】B
【解析】烤瓷冠唇侧肩台预留的空间是1mm。

【破题思路】烤瓷冠唇侧肩台预留的空间是1mm。全瓷冠的肩台为1mm。金属肩台呈刃状或羽状或浅凹型；烤瓷冠肩台形态90°或深凹槽形肩台；全瓷肩台90°肩台。

(25～27题共用题干)

女，20岁，1年前因外伤致上前牙缺损。口腔检查：远中切角缺损，牙冠变色，叩（－），松（－），咬合正常。

25. 不宜选择的修复形式有
A. 光固化树脂修复　　　　　B. 全冠　　　　　　　　　　C. 瓷贴面
D. 烤瓷全冠　　　　　　　　E. 嵌体
【答案】E
【解析】前牙切角缺损、牙冠变色说明死髓牙，可以通过直接树脂充填恢复缺损及外形，也可以通过舌侧暴露的3/4冠或全冠修复；嵌体不能够解决牙齿变色的问题，排除A、B、C、D。

【破题思路】前牙缺损应选用的修复方法。根据缺损范围由小到大选择顺序：充树脂填-嵌体-部分冠、全冠-桩核冠等。

26. 若采用桩冠修复，应进一步做必要的检查
A. X线片检查了解根周状况　　B. 松动度　　　　　　　　　C. 牙龈状况

D. 牙齿的颜色变化　　　　　　　　　E. X线片检查了解根管充填的状况

【答案】A

【解析】桩冠修复需要做进一步的检查：拍X片，检查根周情况；如果根充X片检查根充情况；而牙龈状况、牙齿颜色变化则放在后面。松动度是检查牙齿动度的。

27. 最合适该患者修复的类型是

A. 成品桩 + 树脂牙冠　　　　　B. 成品桩 + 树脂核 + 树脂牙冠　　　　　C. 铸造桩核 + 树脂牙冠

D. 成品桩 + 树脂核 + 烤瓷冠　　　　　E. 铸造桩核 + 烤瓷冠

【答案】D

【解析】远中切角缺损，相对较小，成品桩加强固位即可，因为牙冠变色，所以桩完成后需要全冠改善外形。又因患者20岁，大于18岁可以永久修复而不是暂时修复，排除A、B、C、E。考点是根据缺损牙位、大小选择合适的桩冠修复方式。

28. 以下与防止龈染色的措施不相关的是

A. 采用全瓷颈缘　　　　　　　　　B. 牙体预备保证龈缘肩台有合理的厚度和外形

C. 尽量采用贵金属材料　　　　　　D. 边缘尽量置于龈下

E. 清除冠内氧化物

【答案】D

【解析】龈染色是因为金属材料游离龈缘引起染色，边缘置于龈下易导致龈染色。而其他选项是防止龈染色的。本题考点：龈染色的原因。

【破题思路】	
龈染色原因	金属基底的氧化物渗透到龈组织当中或氧化物未清理干净
预防办法	保证龈缘边缘有个合理的厚度与形态
	保证金属基底外形和金属本体的制作质量
	粘固前清除前冠内氧化物
	选用高质量和确保粘接质量
	及时应用控制龈缘炎的药物，保证口腔清理干净
	使用贵金属烤瓷
	使用全瓷颈缘

29. 患者戴用烤瓷牙后，为了防止瓷崩裂，采取的措施有以下几种，其中无关的是

A. 采用树脂粘固剂粘接　　　　　B. 精密的内冠制作　　　　　C. 合理的金属处理及烤瓷

D. 减轻咬合力　　　　　　　　　E. 足够的牙体预备

【答案】A

【解析】A是加强粘接性能的方法。而其他都和崩裂有关。本题考点是防止崩瓷的措施。

【破题思路】	
崩瓷的原因	内冠或冠桥支架设计、制作不合理
	金属处理及烤瓷不当：油污污染；预氧化处理不当；反复烧结等
	咬合问题：早接触点；𬌗干扰点
	临床因素：牙体预备磨除过少；厚度不均匀；倒凹未除尽；试戴用力过大
崩瓷的修理方法	将碎裂的瓷片重新粘接到固定修复体上：如碎片完整，并无潜在裂纹，折断处复位能完全吻合
	制作瓷饰片粘接到崩瓷的瓷质上
	使用符合树脂修复崩瓷的瓷质

30. 如果患者的 1│折断部位于龈下平牙槽骨，1│1的龈缘对称，在行桩冠修复前最好采取

A. 正畸牵引术　　　　　　　　　B. 纤维桩加树脂核以增加密合性

C. 牙龈环切术以增加临床牙冠的长度　　　　D. 铸造桩冠以增加抗折性
E. 去除牙槽骨以增加临床牙冠的长度
【答案】A
【解析】该患者牙齿断端位于龈下较深位置，最理想的方法是正畸牵引残根至合适位置行桩核冠修复。本体考点是平龈牙根保留方法。

【破题思路】因为该患者牙齿断端位于龈下较深位置，如行外科手术法进行牙冠延长术，则美学效果较差且远期效果不理想。理想的方法是正畸牵引残根至合适位置行桩核冠修复。本题考点是平龈牙根保留方法。

(31～34题共用题干)
患者 |1 扭转近90°，且伴有唇侧倾斜，牙髓正常，牙根长大，牙槽骨轻度吸收，牙龈红肿，探易出血。

31. 最佳的治疗方案是
A. 拔除后可摘局部义齿修复　　　　　　　B. 拔除后固定桥修复
C. 牙髓失活并根管治疗后桩冠修复　　　　D. 牙髓失活并根管治疗后覆盖义齿修复
E. 拔除后种植义齿修复
【答案】C
【解析】对于扭转牙90°最好的治疗方法是：根管治疗＋桩核冠修复。

32. 如果选择桩冠修复，则此牙根充后桩冠开始的最早时间可能是
A. 根充后第2天　　　　　　　　　　　　B. 根充3天后
C. 根充1周后　　　　　　　　　　　　　D. 根充2周后
E. 根充1个月后
【答案】C

33. 在以下修复开始前所做的准备工作中，不必要的是
A. 牙周洁治　　　　　　　　　　　　　　B. X线牙片
C. 根管治疗　　　　　　　　　　　　　　D. 曲面断层像
E. 与患者讲明治疗方案
【答案】D
【解析】在修复之前准备工作中包括跟患者讲明治疗方案。①患者牙槽骨轻度吸收，牙龈红肿，探诊出血，可见口腔卫生状况欠佳，应采取牙周洁治治疗。②需要了解 |1 牙根及牙周支持组织的健康状况，了解牙根的数目、形态及长度，有无根折，根管充填情况。所以选X线片。③ |1 扭转近90°，且伴有唇侧倾斜，如果没有做过根管治疗的话，需要在修复之前行根管治疗。而只有曲面断层片是没有必要的。

【破题思路】

X线片	用来了解牙根及牙周支持组织的健康状况，了解牙根的数目、形态及长度，有无根折，根管充填情况。检查出邻面、牙颈部、牙根部隐蔽部位的龋坏。另外牙片也是法律设计治疗依据的重要凭证
曲面体层片	全面了解颌骨及牙列、牙周情况，对确定牙槽骨内是否有残根残留，有无第三磨牙埋伏牙很有帮助
牙周洁治	指龈上洁治也就是超声波洁牙，用来清除龈缘区的软垢及牙石、部分龈下牙石等
根管治疗	针对感染的牙髓或感染的根，根管治疗尖周疾病的一种彻底的治疗方法

34. 如果选择桩核和金瓷修复，对此牙牙冠的错误处理是
A. 按照金瓷冠牙体预备的要求磨除牙冠硬组织　　　B. 去除薄壁
C. 去除无基釉　　　　　　　　　　　　　　　　　D. 齐龈磨除牙冠
E. 去除倒凹
【答案】D
【解析】桩核冠修复要求：按照要求尽可能少地去磨牙体预备；去除无基釉；去除薄壁弱尖；去除倒凹，但不可以齐龈磨除牙冠。所以选D。本题的考点是桩冠根面预备的要求。

【破题思路】桩核冠冠部预备的要求：
① 按照全冠的预备要求与方法，但不必做出龈沟内边缘，也不需精修。
② 去除原有充填物及龋坏组织。
③ 磨除薄弱牙体组织。

(35～37题共用题干)

女，45岁。左上后牙充填体反复脱落。查：6│远中邻𬌗大面积树脂充填体，不松动，叩痛（-）。X线片示根管治疗完善，牙周情况良好。拟金属烤瓷全冠修复。

35. 正确的牙体预备方法是
A. 尽可能保存牙体组织，维持牙冠原有高度
B. 将最大周径降至中下1/3
C. 可将髓室制备成箱状固位形
D. 可尽量磨除牙体组织
E. 保护牙髓不受刺激

【答案】A

【解析】全冠修复的牙体预备时尽量保存牙体组织符合修复原则。尽可能保留健康牙体组织，尽可能保留活髓，将牙冠原有的高度按照烤瓷的要求预留修复体空间，为了使全冠顺利就位，边缘密合，最大周径必须降至颈缘。因患牙为无髓牙，不需要保护牙髓。可将髓腔作为箱状固位；达到具有一定固位形和抗力型的恢复解剖形态和生理功能的要求。

36. 如要减小冠修复后所受的𬌗力，可以采用的方法不包括
A. 减小颊舌径
B. 加深排溢沟
C. 加大邻间隙
D. 加大舌侧外展隙
E. 减小牙尖斜度

【答案】C

【解析】减小修复体的𬌗力的方法：降低牙尖的斜度；减小颊舌径；加深食物排溢沟；加大外展隙等，所以答案A、B、D、E都可以。邻间隙不能随意加大，会导致食物嵌塞。

37. 如果6│冠修复7个月后牙龈萎缩明显，其最可能的原因是
A. 冠边缘在龈沟内0.5mm
B. 牙尖高度过于低平
C. 轴面突度恢复过小
D. 冠边缘在龈上
E. 冠边缘与龈缘平齐

【答案】C

【解析】无论冠边缘位于龈下0.5mm、齐龈、龈上，只要边缘密合，都不会刺激牙龈导致牙龈萎缩，𬌗面形态的恢复会影响患牙的受力和咀嚼功能，但不会导致牙龈萎缩。当全冠轴面突度过小时，咀嚼时食物对龈缘的冲击会造成损伤。

(38～39题共用题干)

患者，女性，28岁。现5│发生冠折，颊侧断缘位于龈上1mm，舌侧断缘位于龈上3mm。X线示已行良好根管治疗，无其他异常。

38. 请为该患者选择合适的修复治疗方案
A. 嵌体
B. 高嵌体
C. 部分冠
D. 全冠
E. 桩核冠

【答案】E

【解析】断根在龈上，根管治疗后，首选桩核冠修复。

39. │4需行全冠修复，牙髓活力正常。行牙体预备后，需戴用暂时冠的最主要的理由是
A. 美观
B. 功能
C. 护髓
D. 治疗程序的需要
E. 防止邻牙倾斜

【答案】C

【解析】暂时冠，起保护活髓，维持和稳定的作用。排除A、B、D、E。

(40～41题共用题干)

某男性，30岁，近2周前牙咀嚼疼痛，且牙龈肿胀有脓液流出，两年前该牙曾因龋坏而疼痛，未曾治疗。检查：残冠，近中邻面探及深龋洞，牙变色，叩诊有不适感，唇侧牙龈见一瘘管，有脓液溢出；X线片显示根尖有阴影。

40. 如用桩冠修复该牙，冠桩的长度和宽度分别为
A. 长度为根长的2/3～3/4，宽度应为直径的1/3
B. 长度为根长的1/2，宽度应为直径的1/3

C. 长度为根长的 1/3，宽度应为直径的 2/3～3/4　　D. 长度为根长的 2/3～3/4，宽度应为直径的 1/2
E. 以上均不是

【答案】A

【解析】为确保牙髓治疗效果和预防根折，桩的长度为根长的 2/3～3/4。对于根比较短的情况，应保证桩的长度大于等于临床冠的长度，并且保证桩处于牙槽骨内的长度大于根在牙槽骨内的总长度的 1/2。理想的桩直径应为根径的 1/3。

41. 以下均是增强桩冠固位的方法。除了
    A. 尽可能利用牙冠长度　　　　　　　　　　B. 尽可能多保留残留牙冠组织
    C. 根管口预备成一个小肩台　　　　　　　　D. 用铸造桩增加冠桩与根管壁的密合度
    E. 根管预备成喇叭口状

【答案】E

【解析】桩的长度越长，摩擦力与粘接力面积越大，直径越大，与根管内壁的接触面积越大，桩冠的固位力越强。桩可以利用根管口及髓腔来增强固位；而根管预备呈喇叭口状会减小固位力。所以 A、B、C、D 都能增强，唯有 E 不可以。

42. 男性，30 岁，6｜金属全冠粘固 1 周后脱落，咬合时常有瞬间性疼痛。口腔检查见患者咬合紧，牙冠短，对颌牙𬌗面有银汞合金充填物，脱落的全冠完整。全冠脱落最不可能的原因是
    A. 牙体预备聚合度过大　　　　B. 修复体不密合　　　　C. 𬌗力过大
    D. 粘固面积过小　　　　　　　E. 修复体粘接面未清洁干净

【答案】D

【解析】修复体松动的主要原因是固位力不足，𬌗力过大，有𬌗创伤、边缘不密合或牙体预备聚合度过大，修复体粘接面未清洗干净等。而粘接面积小不会造成脱落，因为在粘接过程中，粘固剂会均匀挤压到组织面的各个部分。所以不可能选 D。

(43～47 题共用题干)

患者，男性，62 岁，6｜严重牙体缺损，颊侧及近中壁存在，远中壁位于龈上，舌侧壁位于龈下 0.5mm。X 线显示已行完善的根管治疗。

43. 选择正确的治疗设计
    A. 直接行铸造全冠的牙体预备　　　　　　B. 核成型再做牙预备
    C. 切龈，桩核成型再做全冠的牙体预备　　D. 直接行烤瓷全冠的牙体预备
    E. 直接行嵌体的牙体预备

【答案】C

【解析】牙齿严重缺损，根管治疗后，首先考虑桩核冠修复，又考虑到舌壁位于龈下，所以需要桩核之前切龈术。所以选择切龈＋桩核＋单冠修复。排除了其他几个不全面的选项。

44. 如果该患者临床冠根比例为 3：2，那么冠边缘设计应在
    A. 平齐龈缘　　　　　　B. 龈缘以下 0.5mm　　　　　　C. 龈缘以上
    D. 龈缘以下 2mm　　　　E. 龈缘以下 1mm

【答案】C

【解析】如果患者临床冠根比例 3：2，肩台可以放在龈上，减少临床牙冠的长度，同时增强牙根的长度以增强抗力和固位。

45. 如果 6｜存在水平性食物嵌塞，在设计时应
    A. 选择合适的修复方式　　B. 考虑食物流向的控制　　C. 选择合适的边缘位置
    D. 选择合适的修复材料　　E. 选择合适的就位方向

【答案】B

【解析】食物嵌入方向分为：
① 垂直型。咀嚼时咬合力量或充填式牙尖作用使食物从垂直方向嵌入两牙邻面，该型食物嵌塞对牙龈组织损害较严重，可引起牙龈炎、牙龈脓肿、牙周炎等。
② 水平型。咀嚼时食物碎块由于舌及颊部运动的力量而自颊侧或舌侧横向压入牙间隙内，多见于牙龈萎缩、牙尖乳头破坏或消失、牙间隙暴露的患者，较易清除，很难根治。

46. 如果向舌侧倾斜，如何选择就位道
    A. 根据患牙的方向确定就位道　　　　　　B. 根据桩核的方向确定就位道
    C. 根据对颌牙的方向确定就位道　　　　　D. 根据牙体预备的方向确定就位道

E. 根据患牙的方向及邻牙的情况确定就位道

【答案】E

【解析】就位道选择根据患牙及邻牙的牙体情况来确定。选择E，排除A、B、C、D。

47. 按照牙体缺损的程度，修复方式的选择顺序应是

A. 高嵌体—全冠—部分冠—嵌体—桩核冠　　B. 全冠—桩冠—部分冠—嵌体—高嵌体

C. 部分冠—全冠—桩冠—嵌体—高嵌体　　　D. 嵌体—高嵌体—部分冠—全冠—桩核冠

E. 高嵌体—全冠—桩冠—部分冠—嵌体

【答案】D

【解析】牙体缺损由小到多可以选用的修复方式：缺损不大，剩余牙体组织多能够承担缺损力量选嵌体，当损伤到牙尖，嵌体无法恢复选用高嵌体，损伤伤及整个面，选用部分冠，当剩余牙体组织少，抗力差，选用全冠，直至最后整个牙冠都缺损，只能选用桩核冠。

(48～50题共用题干)

患者，女，20岁。一年前因外伤致前牙缺损，有治疗史。口腔检查左上中切牙切缘及近中切角缺损，牙冠变色，叩痛（-），松动（-），咬合正常。X线片显示根管内有充填物。

48. 下列哪种情况可进行桩冠修复

A. 未经完善根管治疗的患牙　　B. 牙槽骨吸收超过根长的1/3　　C. 牙根有足够长度者

D. 根管弯曲细小　　　　　　　E. 根管壁有侧穿

【答案】C

【解析】适应证：牙冠大部缺损无法充填治疗或做全冠修复固位不良者；牙冠缺损至龈下，牙周健康，牙根有足够的长度，经龈切除术后能暴露出缺损面者等。禁忌证：18岁以下的青少年；有明显根尖周感染和临床症状；严重根尖吸收，牙槽骨吸收超过根长的1/3；根管弯曲细小；根管壁侧穿，且伴有根骨吸收和根管内感染者；牙槽骨以下的斜行根折，伴断牙根松动者等。

49. 一般要求根桩长度应达到

A. 根长的1/3　　　　　　　B. 根长的2/3～3/4　　　　　C. 根长的4/5

D. 与牙冠长度相等　　　　　E. 与根长度相等

【答案】B

【解析】根据工作长度确定桩道的长度，根桩应同时满足以下条件：长度为根长的2/3～3/4，直径为牙根直径的1/3，方向同根管方向一致，尽量模拟原根管的形态。

50. X线片显示的情况与桩冠修复无关的是

A. 患牙牙根长度　　　　　　B. 患牙牙根直径　　　　　　C. 患牙牙根弯曲程度

D. 患牙根管治疗情况　　　　E. 邻牙的冠根比例

【答案】E

【解析】行桩冠修复前需先拍牙X线片，了解患牙的情况，包括牙根长度、牙根直径、牙根弯曲程度，以及患牙根管治疗情况，确认一切情况符合操作的条件方可进行修复。

【破题思路】X线片用来确定牙根及牙周支持组织的健康状况，了解牙根的数目、形态及长度，有无根折，根管充填情况。检查出邻面、牙颈部、牙根部隐蔽部位的龋坏。另外牙片也是法律设计治疗依据的重要凭证。

(51～52题共用题干)

一患者进行金属烤瓷冠修复，冠就位后发现冠十分密合，经调𬌗无早接触后选择聚羧酸粘固剂粘固，调拌粘固剂时严格按照粉液比例，按就位道方向就位，𬌗面垫一棉卷，让患者紧咬5min，粘固完成后再次检查发现咬合过高。

51. 最可能导致咬合过高的原因是

A. 患者咬合过分用力　　　　B. 粘固剂排溢困难　　　　　C. 粘固剂选择不当

D. 粘固剂调拌不当　　　　　E. 棉卷垫置过少

【答案】B

【解析】该患者在粘固全冠前，咬合无早接触，粘固后出现咬合过高，其主要原因是金属烤瓷冠与牙体组织十分密合，使冠粘固过程中，多余的粘固剂不能从冠中排出，因而抬高了冠的高度，造成咬合过高，所以B正确，应选B。其余几个选项也会造成咬合高，但不是最可能的。

52. 在粘固前可采取何种预防措施
A. 将冠组织面均匀磨去一小层　　　　　　B. 将牙体组织面均匀磨去一小层
C. 将粘固剂调稀一些　　　　　　　　　　D. 在牙体轴壁上预备一纵向小沟
E. 在粘固前将冠调至低𬌗
【答案】D
【解析】由于在冠粘固过程中，多余的粘固剂不能从冠中排出，因而抬高了冠的高度，造成咬合过高，因此，预防此类情况发生的方法是在粘固前将粘固面预备出一纵向小沟，以利多余的粘固剂排溢，故选D。其余均匀磨牙或冠组织面难操作，不予采纳。

【破题思路】粘固前尽量不调全冠的组织面，除非有小瘤子等情况。如果粘固了，很容易高，在这里一个小窍门：牙体轴壁上预备一纵向小沟。

（53～55题共用题干）
男，12岁，因外伤引起 |1 冠部折断，髓室暴露，叩诊疼痛，前牙区咬合关系正常，X线牙片显示根尖未完全形成。

53. 该患者应立即采用的最佳处理方法是
A. 根管充填后，作永久性桩冠修复　　　　B. 根管充填后，作暂时性桩冠修复
C. 拔除患牙后，作固定桥修复　　　　　　D. 拔除患牙后，作可摘义齿修复
E. 拔除患牙作种植义齿修复
【答案】A
【解析】患者12岁，根尖已形成，选择充填后永久修复。排除拔牙的可能。所以选A。

54. 如果患者需作桩冠修复，在根管充填后，选择桩冠修复的时间是
A. 立即　　　　　　　　B. 3天　　　　　　　　C. 1周
D. 3周　　　　　　　　E. 4周以上
【答案】C
【解析】经过成功的根管治疗后，应观察1周，确定无临床症状时，才可以开始做桩冠修复。原牙髓正常或牙髓炎未累及根尖者，观察时间可短，根管治疗一周后无症状，可开始修复。如患者有瘘管，需等到瘘管完全闭合后，而且无临床根尖周症状时才开始做桩冠修复，而该题题干中未提及有瘘管，故不必采用D、E，而该牙已有叩疼，不能采用A、B，故只选择C。

55. 如果患者作桩核冠修复，选择最佳桩核的类型为
A. 成品不锈钢冠桩，加树脂桩核　　　　　B. 成品不锈钢冠桩，加银汞桩核
C. 个别铸造冠桩，加树脂桩核　　　　　　D. 不锈钢丝冠桩，加树脂桩核
E. 个别铸造桩核
【答案】E
【解析】桩冠的固位力主要取决于冠桩与根管壁之间的摩擦力和粘固剂产生的粘接力。理想的冠桩外形应是与牙根外形一致的一个近似圆锥体，各部横径都不超过根径的1/3，而且与根管壁密合，所以只有个别铸造桩核可达到桩与根管壁密合。最佳桩核类型只能从C和E中选择。且由于树脂核与金属核相比，其耐磨损性、抗折裂性能等均不如金属，所以最佳桩核应选个别铸造桩核。

（56～58题共用题干）
男，30岁。前牙咬合疼痛近两周，且牙龈肿胀有脓液流出，两年前该牙曾疼痛，未曾治疗。检查：|1 残冠，近中邻面探及深龋洞，牙变色，无松动，叩诊（±），唇侧牙龈见一瘘管，有脓液溢出，X线片显示 |1 根尖有阴影。

56. 根据上述检查结果，该患者首先需做的治疗是
A. 牙周洁治　　　　　　B. 牙周手术　　　　　　C. 根管治疗
D. 服用抗生素　　　　　E. 调𬌗
【答案】C
【解析】|1 深龋、瘘管、变色，叩痛（±），X线片根尖有阴影是根尖周炎的临床表现，应做根管治疗。

57. 最佳的修复类型
A. 树脂桩冠　　　　　　B. 金属桩冠　　　　　　C. 烤瓷桩冠
D. 金属桩核树脂冠　　　E. 烤瓷桩核冠

【答案】E

【解析】近中邻面大面积龋坏,根管治疗后,首选修复方式:桩核冠修复。

58. 正确的修复原则是
   A. 去除残留的牙冠组织　　　　B. 增加冠桩的直径　　　　C. 尽量利用残留的牙冠组织
   D. 根管预备成两个斜面　　　　E. 根管口预备成肩台型

【答案】C

【解析】烤瓷桩核冠可以尽量保留剩余牙体组织,而且美观效果好,是最佳修复类型。桩核预备时,要尽量保留剩余牙体组织,制备牙本质肩领,只要去除薄弱的牙体组织即可。桩的直径为根径的1/3,根管壁要求至少有1mm厚度,不必过度预备。根管口预备要形成牙本质肩领,不必形成斜面或者肩台。

(59～60题共用题干)

女,54岁。烤瓷冠修复1年,经常刷牙出血,牙龈红肿,无其他不适。检查:右上1烤瓷冠修复体,颊侧牙龈红肿,冠边缘位于龈下3mm,欠密合,Ⅰ度松动。X线片示根充物影像距根尖1mm,根尖周未见异常,牙槽骨高度降低1/2。

59. 对于该烤瓷冠修复体,最应注意检查的是
   A. 咬合接触　　　　B. 邻接关系　　　　C. 边缘密合性
   D. 继发龋　　　　E. 崩瓷

【答案】C

【解析】本题题点:颊侧牙龈红肿,刷牙出血,冠边缘在龈下3mm,欠密合。该烤瓷冠修复体最应该检查的是边缘位于龈下过深而导致的边缘刺激。

60. 对该患者的治疗,首选
   A. 调𬌗　　　　B. 牙周上药　　　　C. 牙周洁治
   D. 拆除修复体　　　　E. 拔牙

【答案】D

【解析】本题题点:颊侧牙龈红肿,冠边缘在龈下,刷牙出血,牙齿松动。该烤瓷冠修复体最应该检查的是边缘的密合性。其次需要检查邻接不至于食物嵌塞,咬合不能有早接触点,无继发龋发生等。

该题考查牙体缺损修复后的问题与处理。根据临床症状与检查结果,首先可排除咬合问题、继发龋和崩瓷的可能。因无食物嵌塞症状,也可排除邻接关系不良对患牙牙周的影响。最可能的原因应是全冠边缘问题导致的牙周炎,所以应注意检查全冠边缘的密合性。59题正确答案应为C。

对于该病例的治疗,首先应做的不是牙周治疗,而是要去除病因,所以要先拆除修复体。因不存在咬合问题,调𬌗是错误的。患牙的情况不属于拔牙适应证,应经过治疗后予以保存。

B 型题

(1～5题共用备选答案)
   A. 自凝树脂　　　　B. 热凝树脂　　　　C. 磷酸锌粘固粉
   D. 玻璃离子粘固剂　　　　E. 环氧树脂粘固粉

1. 活髓牙全冠修复应采用的粘固剂是

【答案】D

【解析】活髓牙采用的临时粘固剂为氧化锌水门汀,永久粘固剂为玻璃离子水门汀、聚羧酸锌水门汀等。

2. 调和初期酸性较强的是

【答案】C

【解析】酸性最强的是磷酸锌粘固粉,它常常游离的磷酸会刺激活髓牙。

3. 义齿基托折断修理时最常采用有

【答案】A

【解析】基托折断修理最常用的是自凝树脂。

4. 义齿基托通常采用

【答案】B

【解析】义齿基托通过热凝树脂成型的。

5. 对牙髓刺激性小的粘固剂是

【答案】D

【解析】刺激比较小的粘固剂是玻璃离子粘固剂。

【破题思路】

材料	作用
磷酸锌粘固剂	粘接性很强，pH 3.05，这种酸性对牙髓有刺激
聚羧酸锌粘固粉	粘接力很强，pH 4.8，对牙髓没有刺激，牙体预备大、有牙髓过敏者可以使用
玻璃离子粘固剂	粘接性能与聚羧酸锌一致。有抑菌作用，在唾液中溶解低，可以释放出氟化物。修复体边缘如果有继发龋的患牙应首选玻璃离子
自凝树脂	用于基托折断修理，基托折裂或脱落的修复力，全口义齿重衬，但气味刺鼻
热凝树脂	义齿基托通过热凝树脂用于基托折断修理，口内永久使用的，无气味

（6～8题共用备选答案）

A. 食物嵌塞　　　　　B. 牙龈损伤　　　　　C. 龈缘苍白
D. 龈缘变黑　　　　　E. 不易嚼碎食物

6. 全冠轴面外形恢复不良可产生

【答案】B

7. 全冠边缘过长，粘固后可出现

【答案】C

【解析】边缘过长会压迫黏膜发白。

8. 全冠邻面接触点恢复不良可产生

【答案】A

【解析】邻接恢复不良产生食物嵌塞。

（9～13题共用备选答案）

A. 功能良好的牙齿牙周膜间隙宽度　　　　　B. 烤瓷切端预备量
C. 铸造金属全冠肩台宽度　　　　　　　　　D. 烤瓷熔附金属全冠肩台宽度
E. 嵌体箱状洞形洞斜面宽

9. 0.18～0.25mm

【答案】A

10. 1.0mm

【答案】D

11. 0.5～0.8mm

【答案】C

12. 1.5～2mm

【答案】B

13. 0.5mm

【答案】E

【解析】功能良好的牙齿牙周膜间隙宽度0.18～0.25mm；烤瓷熔附金属全冠肩台宽度1.0mm；铸造金属全冠肩台宽度0.5～0.8mm；烤瓷切端预备量1.5～2mm；嵌体箱状洞形洞斜面宽0.5mm。

（14～21题共用备选答案）

A. 5°　　　　　　　　B. 30°　　　　　　　　C. 45°
D. 90°　　　　　　　E. 35°

14. 嵌体洞形洞缘斜面的角度为

【答案】C

15. 全瓷冠龈缘肩台的角度为

【答案】D

16. 金瓷冠的基底冠金瓷衔接处的角度为

【答案】D

17. 倾斜牙作固定桥基牙的最大倾斜度不应超过

【答案】B

18. 全冠预备体的轴面聚合度不宜超过
【答案】A
19. 嵌体箱状洞形轴壁向殆面外展的角度不应超过
【答案】A
20. 烤瓷全冠龈肩台的角度为
【答案】D
【解析】嵌体洞形洞缘斜面的角度为45°；全瓷冠龈缘肩台的角度为90°；金瓷冠的基底冠全瓷衔接处的角度为90°；倾斜牙作固定桥基牙的最大倾斜度不应超过30°；全冠预备体的轴面聚合度不宜超过5°；嵌体箱状洞形轴壁向殆面外展的角度不应超过5°；烤瓷全冠龈肩台的角度为90°。

(21～22题共用备选答案)
A. 外展2°～5° B. 外展6°～7° C. 聚合2°～5°
D. 聚合6°～7° E. 聚合8°
21. 嵌体箱状洞形的所有轴壁应向殆方
【答案】A
22. 全冠基牙的各轴面向殆方
【答案】C
【解析】嵌体箱状洞形的所有轴壁应向殆方外展2°～5°，嵌体是为了消除倒凹，是一种内连接；全冠基牙的各轴面向殆方聚合2°～5°，全冠是为了消除倒凹，顺利就位。

(23～24题共用备选答案)
A. 平齐龈缘的直角肩台 B. 龈下0.5mm的90°肩台 C. 金属颈环设计
D. 龈上1.0mm的凹型肩台 E. 龈下刃状肩台
23. 磨牙行铸造全冠修复，基牙的边缘形态一般选用
【答案】D
24. 前牙行烤瓷全冠修复，基牙的边缘形态一般选用
【答案】B
【解析】各种不同修复体的肩台的形态。主要是区分铸造全冠、烤瓷全冠等。对于磨牙铸造全冠边缘一般龈上1mm凹型肩台；对于前牙烤瓷采用龈下0.5mm，90°肩台。

(25～26题共用备选答案)
A. 0.3mm B. 0.4mm C. 0.5mm
D. 0.9mm E. 1.0mm
25. 铸造金属全冠颈部肩台宽度通常为
【答案】C
26. 金属烤瓷全冠唇（颊）侧颈部肩台宽通常为
【答案】E
【解析】铸造金属冠的肩台是浅凹形宽0.5mm；金属烤瓷全冠肩台为直角或深凹槽，宽度唇颊侧1.0mm，舌侧金属边缘0.5mm。

(27～29题共用备选答案)
A. 松动脱落 B. 变色 C. 穿孔破裂
D. 磨损 E. 折断
27. 全冠修复体太薄，殆力过于集中可能导致
【答案】C
28. 全冠修复与牙体不密合，侧向力过大可导致
【答案】A
29. 殆力大，固定桥连接体薄弱可导致
【答案】E

(30～32共用备选答案)
A. 1/4 B. 1/3 C. 2/3
D. 1/5 E. 1/2
30. 桩在牙槽骨内的长应大于根在牙槽骨内的长度的
31. 鸠尾峡的宽度应为前磨牙不超过颊舌尖宽度的
32. 桩的直径一般为根直径的

【答案】E、E、B

(33～35 共用备选答案)
A. 1 周 B. 1 个月 C. 3 个月
D. 2 个月 E. 6 个月
33. 固定修复的最佳时机是拔牙后
34. 前牙外伤牙折，根管治疗后至开始桩冠修复至少需要
35. 活动义齿修复应在拔牙后多长时间进行
【答案】C、A、C
【解析】数字题，需要记住的记忆题。

【破题思路】固定修复的最佳时机是拔牙后3个月。活动义齿也应在拔牙后3个月后进行修复治疗。经过成功的根管治疗后，应观察1～2周，确定无临床症状时，才可以开始做桩冠修复。原牙髓正常或牙髓炎未累及根尖者，观察时间可短，根管治疗3天后无症状，可开始修复。如患者有瘘管，需等到瘘管完全闭合后，而且无临床根尖周症状时才开始做桩冠修复。

(36～38题共用备选答案)
A. 冠粘固后，出现食物嵌塞 B. 冠粘固后，出现牙龈炎症 C. 冠粘固后，出现食物不易嚼碎
D. 冠粘固后，出现龈缘变黑 E. 冠粘固后，出现龈缘苍白
36. 边缘过长可产生
37. 接触点恢复不良可产生
38. 轴面外形恢复不良可产生
【答案】E、A、B
【解析】①接触点恢复不良可导致食物由邻面嵌塞进入邻间隙；食物滞留可能是由于窝沟过深导致的；食物不易嚼碎一般由于咬合接触不良导致；龈缘变黑是普通金属修复体常出现的现象，是由于牙龈着色导致的。
②边缘过长一般是由于冠边缘过长深入龈沟，压迫牙龈导致龈缘发白。
③全冠的轴面形态可以维持牙颈部牙龈组织的张力和正常接触关系。保证食物排溢及食物流对牙龈的生理刺激作用，突度过大时，缺少食物刺激，牙龈萎缩；突度过小时，食物直接充压在龈隙沟内滞留，引起牙龈附着破坏；另外，正常的突度还有利于修复体自洁。

(39～40题共用备选答案)
A. 鸠尾固位形 B. 沟固位形 C. 针道固位形
D. 箱状固位形 E. 片切洞形
39. 邻面缺损范围大而浅的患牙采用嵌体修复时常用的邻面预备形式是
40. 做嵌体修复时应采用的固位形是
【答案】E、D
【解析】邻面缺损范围大而浅的患牙采用嵌体修复时常用的邻面预备形式是片切洞形；做嵌体修复时应采用的固位形是箱状固位。本题考的是嵌体分别在邻面和𬌗面的固位形，对于邻面浅表面积较大采用片状固位，而𬌗面采用箱状固位形。

(41～42题共用备选答案)
A. 刃状 B. 凹面 C. 肩台
D. 凹面+小斜面 E. 肩台+小斜面
41. 铸造全冠边缘密合性最差的预备体边缘形式是
42. 铸造全冠边缘强度最差的预备体边缘形式是标准
【答案】C、A
【解析】本题考查考生对铸造全冠颈部边缘预备形式的了解。铸造金属全冠颈部边缘与患牙预备体的密合程度及其强度是保证修复成功的关键因素。与其他几种全冠的边缘相比，刃状边缘最薄、强度最差。金属全冠边缘密合性与边缘预备形式的关系是，全冠边缘与预备体颈部成平面对接的肩台形式密合性最差。颈部边缘预备成凹面的密合性较好。而最理想的方式是在肩台或凹面的边缘预备小斜面。

第三单元　牙列缺损

一、固定义齿

1.设计固定义齿时,增加基牙主要目的是
A.分担Ⅱ度以上松动基牙的负担
B.分担Ⅲ度以上松动基牙的负担
C.减轻弱侧基牙的负荷
D.对称美观
E.尽量分散𬌗力,把基牙负担降到最小限度
【答案】C
【解析】固定义齿的基牙支持作用不足时,可以增加基牙的数目,以分散𬌗力,减轻某个基牙的负担。增加的基牙应放在比较弱的桥基牙侧,才能够起到保护弱基牙的作用。

2.选择固定桥基牙时不必考虑的因素是
A.牙周膜
B.牙槽骨
C.牙根数目
D.对侧牙的情况
E.基牙位置方向
【答案】D
【解析】固定桥以缺牙的邻牙作基牙,应考虑的条件有牙冠外形、牙髓、牙龈及牙周膜、骨吸收程度、位置是否倾斜、咬合关系、剩余牙槽嵴情况等。与对侧牙无关。

3.固定桥的倾斜基牙取得共同就位道的方法中错误的是
A.改变固位体设计
B.正畸后再做固定修复
C.备牙
D.制作桩核改形后再修复
E.拔除倾斜基牙
【答案】E
【解析】固位体之间的共同就位道。
① 固定桥一般均有两个或多个固位体与桥体相连接,成为一个整体。如各固位体之间的就位道不一致,固定桥不可能就位。因此,在设计和预备基牙牙体前,必须对各个基牙的近远中和颊舌向方向进行分析,预备基牙时,要求所有基牙的轴壁应相互平行,与固定桥的就位道方向一致,以取得各固定体的共同就位道。
② 基牙倾斜明显,无条件先用正畸治疗调整者,可改变固位体的设计,以获得足够固位力前提下少磨牙体组织为原则寻求共同就位道。

【破题思路】固定桥作为一个整体,基牙倾斜不超过30°,否则不易获得共同就位道。对倾斜基可以采用桩核冠修复、套筒冠修复、半固定桥设计,稍微多磨除一部分牙体组织等方法进行修复。

4.以下哪项不是固定义齿的优点
A.固位作用好
B.咀嚼效能高
C.磨切牙体组织少
D.近似真牙
E.异物感小
【答案】C
【解析】固定义齿与可摘局部义齿相比,有固位作用好、咀嚼效能高、近似真牙、异物感小等优点,但是其磨牙量较可摘局部义齿多。

【破题思路】

项目	固定义齿	可摘义齿
固位力	强	弱
功能	理想,接近天然牙	差(发音、咀嚼)
感受	良好	异物感,舒适度差
对黏膜的刺激	小	有过敏现象、念珠菌性口炎

续表

项目	固定义齿	可摘义齿
对基牙要求	严格	不严格
切割牙体组织	多	少
制作工艺	复杂，严格	简单
年龄	局限	无限制
适应证	局限	广泛
使用	方便	需要摘戴
修理	不易修理	易修理

5. 属于固定桥冠内固位体的是
A. 金属全冠　　　　　　B. 烤瓷全冠　　　　　　C. 3/4 冠
D. 针型固位高嵌体　　　E. 桩冠

【答案】D

【解析】固位体一般分为三种类型，即冠外固位体、冠内固位体与根内固位体。冠内固位体包括邻𬌗嵌体和高嵌体。冠外固位体包括部分冠与全冠，传统的部分冠包括金属铸造 3/4 冠及锤造开面冠，全冠固位体包括铸造金属全冠、锤造金属全冠、金属-塑料全冠、金属-烤瓷全冠、全瓷冠。桩冠属于根内固位体。

【破题思路】

分类	举例
冠内固位体	两面嵌体、三面嵌体、多面嵌体及针型固位高嵌体
冠外固位体	部分冠、全冠
根内固位体	桩核冠

6. 固定桥受力时，固位体的受力反应，最确切的说法是
A. 负重反应　　　　B. 屈矩反应　　　　C. 内压力
D. 屈张力　　　　　E. 外张力

【答案】B

【解析】当双端固定桥受压力时，会在压缩区和伸张区形成两种完全相反的压应力和张应力，即产生屈应力和屈应力反应。当压力不足以破坏屈应力平衡之前，两桥基表现为单纯的负重反应。当压力继续增大时，由于固定桥的两端固定于基牙内，不能向上翘起变形，基牙不但有负重反应，还有抵抗或防止两端向上的力矩反应。这种桥基内由屈应力所产生的力矩反应称为屈矩。

7. 固定义齿采用冠外固体位时，与义齿固位最直接相关的组织结构是
A. 基牙临床牙冠　　　B. 基牙临床牙根　　　C. 缺牙间隙
D. 缺牙区牙槽嵴　　　E. 缺失牙对颌牙

【答案】A

【解析】固定义齿临床牙冠形态大小决定了固定义齿的固位力大小。

【破题思路】牙根的数量、形态以及粗细程度决定了基牙的支持能力。

8. 固定桥粘固后不久，患者感到邻牙胀痛不适，主要见于
A. 咬合过高　　　　B. 基牙负担过重　　　C. 桥体龈端接触过紧
D. 接触点过紧　　　E. 粘固剂溢出

【答案】D

【解析】咬合过高及基牙负担过重引起创伤性牙周膜炎或出现创伤性牙周炎或根尖周炎，患者表现为咬合痛，故不选 A、B。桥体龈端接触过紧、粘固剂溢出常引起龈缘炎、牙槽嵴黏膜炎。接触点过紧，常见于固定桥粘固后不久，患者感到胀痛不适。

【破题思路】

固定桥粘固后	基牙牙周膜胀痛——就位道稍不一致
	邻牙牙周膜胀痛——邻接恢复得过紧

9. 牙列缺损后形成𬌗干扰的最主要原因是
A. 缺牙间隙变小　　　　B. 邻牙的倾斜　　　　C. 对颌牙的松动
D. 间隙增宽　　　　　　E. 牙列缩短
【答案】B
【解析】牙列缺损后，若长久未修复，个别牙缺失的缺牙间隙两侧邻牙可能会向缺隙侧倾斜移动，缺牙间隙减小，对颌牙伸长，导致局部咬合关系紊乱，功能接触面减小，咀嚼功能降低。若移位进一步发展，将引起干扰，甚至造成颞下颌关节的病变。

10. 固定义齿修复的最佳时间一般是
A. 拔牙后3周　　　　　B. 拔牙后4周　　　　C. 拔牙后6周
D. 拔牙后2个月　　　　E. 拔牙后3个月
【答案】E
【解析】缺牙区的牙槽嵴在拔牙或手术后3个月完全愈合，牙槽嵴的吸收趋于稳定，可以制作固定桥。缺牙区的牙槽嵴的愈合情况与拔牙时间、手术创伤范围、患者的愈合能力有关。不同患者牙槽嵴的吸收程度不同，不同的部位牙槽嵴的吸收程度也不同，对适应证和设计有影响。

11. 固定修复选择基牙支持力大小最重要的指标是
A. 牙周潜力　　　　　　B. 牙槽骨的密度　　　　C. 牙髓状况
D. 牙龈健康状况　　　　E. 牙根数目
【答案】A
【解析】在正常咀嚼运动过程中，咀嚼食物的𬌗力大约只为牙周组织所能支持的力量的一半，而在牙周组织中尚储存有另一半的支持能力，即牙周潜力。固定桥修复中正是动用了基牙的部分甚至全部牙周潜力，以承担桥体额外负担来补偿缺失牙的功能，故牙周潜力是固定桥修复的生理基础。

12. 全冠修复体和固定桥的全冠固位体有何差异
A. 恢复解剖外形　　　　B. 恢复生理功能　　　　C. 保护牙体组织
D. 边缘密合　　　　　　E. 共同就位道
【答案】E
【解析】全冠修复体是口腔修复科最常见的一种修复体，覆盖整个牙冠表面，可以用来修复缺损牙齿的形态功能和美观。而固定桥的全冠固位体通过连接体与桥体相连，使固定桥和基牙形成一个功能整体，可分为双端固定桥、单端固定桥、半固定桥和复合固定桥。因固定桥的各固位体与桥体连接成为一个整体，固定桥在桥基牙上就位时只能循一个方向带入，所以各桥基牙要求有共同的就位道。

13. 固定桥的固位作用主要是靠
A. 粘固剂的粘接力　　　B. 固位体固位形的正确设计　　　C. 材料的质量
D. 咬合的平衡　　　　　E. 基牙的稳固
【答案】B
【解析】固位体粘固于预备的基牙上，与基牙连接成一个整体，固位力与基牙冠部形态和结构有关。固位体固位力的大小，取决于桥基牙的条件、固位体的类型及牙体预备和固位体制作的质量。

【破题思路】固定桥的固位依靠摩擦力、粘接力和约束力的协同作用，其中摩擦力是主要固位力。

	密合度	接触面积	角度	辅助固位形	点线角
摩擦力	正比	正比	2°~5°	正比	正比

	面积	厚度		黏稠	异物、水、油
粘接力	正比	反比		适当	受影响

14. 下列哪一项不是固定桥挠曲的不良后果
    A. 金属殆面与塑料分离　　B. 桥体与固位体之间出现裂缝　　C. 对颌牙疼痛
    D. 基牙固位体松动　　　　E. 食物嵌塞
【答案】C
【解析】挠曲是弯曲折裂的意思，挠曲性是指某材料（如钢板柔性板等）的弯曲性能。固定桥挠曲的不良后果包括金属殆面与塑料分离、桥体与固位体之间出现裂缝、基牙固位体松动、食物嵌塞，与对颌牙无关。

15. 选择固定桥基牙时，下列哪一项不必过多考虑
    A. 基牙的固位能力　　　　B. 基牙必须是活髓牙　　　　C. 基牙的松动度
    D. 基牙的共同就位道　　　E. 基牙的支持能力
【答案】B
【解析】牙髓最好是活髓。

【破题思路】基牙的条件如下。

牙冠	牙冠殆龈高度应适当，形态正常，牙体组织健康
牙根	牙根应长、粗、多
牙髓	最好是健康的活髓牙，如有牙髓病变的牙经完善根管治疗亦可选作基牙
牙周组织	牙根周围牙槽骨吸收最多不超过根长的1/3
基牙位置	位置基本正常，若有倾斜，应＜30°

16. 单面嵌体的铸道应安插在
    A. 蜡型的边缘嵴处　　　　B. 蜡型的中央　　　　C. 蜡型对称的边缘
    D. 与蜡型整个殆面接触　　E. 蜡型的任何地方
【答案】B
【解析】铸道是在铸造时让滚烫的金属流进设计好的模型的一个小的通道。安插铸道，用直径1.2～1.5mm的钢丝或蜡线插入或固定在蜡型适当部位。单面嵌体铸道安置在蜡型中央。双面嵌体安置在边缘嵴处，三面嵌体安置在对称的边缘处。

17. 哪项不是固定义齿的组成部分
    A. 基牙　　　　　　　　　B. 桥体　　　　　　　　　C. 固位体
    D. 连接体　　　　　　　　E. B+C+D
【答案】A
【解析】固定义齿由固位体、桥体和连接体三部分组成。固定桥通过固位体与基牙的粘固形成功能整体，桥体则可恢复缺失牙的形态和功能。

【破题思路】活动义齿组成包括人工牙、基托、固位体和连接体。

18. 悬空式桥体与黏膜的关系是
    A. 与黏膜面状接触　　　　B. 离开黏膜1mm　　　　C. 离开黏膜2mm
    D. 离开黏膜3mm　　　　　E. 离开黏膜3mm以上
【答案】E
【解析】悬空式桥体的龈面与牙槽嵴顶的黏膜不接触，而是留出3mm以上的间隙，便于食物通过而不聚集，自洁作用良好，又称为卫生桥。

【破题思路】

	特点	适应证
盖嵴式	线性接触，舌侧三角形开放	上前牙槽嵴吸收较多者
改良盖嵴式	由线性接触向舌侧延伸	前牙较多用
鞍式	接触面积大，自洁差	临床少用

	特点	适应证
改良鞍式（球形）	舌侧缩窄 美观舒适，近似天然牙，自洁	后牙较多用
船底式	接触面积最小，容易清洁	下颌牙槽嵴，狭窄
悬空式	又称卫生桥 离开黏膜3mm以上	后牙，牙槽嵴吸收明显

19. 影响固定修复粘接力大小的主要因素是，除了
A. 粘接材料的性质　　　B. 粘接面积的大小　　　C. 调拌粘接材料的速度
D. 粘接材料的调和比例　E. 被粘接面的表面状况
【答案】C
【解析】影响粘接力的因素：粘接面积（B正确）；粘接力与粘固剂的厚度成反比；粘接面适当粗糙可增强粘接力（A正确）；粘接面应保持清洁（E正确）；粘固剂调拌的稠度应适当（D正确）。而调拌粘接材料的速度与其固化时间有关，与粘接力大小无关。

【破题思路】

	面积	厚度	黏稠	异物水、油
粘接力	正比	反比	适当	受影响

20. 铸造3/4冠与铸造全冠比较，其优点是
A. 牙冠的边缘显露金属　　B. 边缘线长　　　　　　C. 磨除的牙体组织较少
D. 必须作邻轴沟　　　　　E. 固位力强
【答案】C
【解析】3/4冠属于部分冠，覆盖于部分牙冠表面的固定修复体。与全冠相比，具有美观、磨牙少、就位容易、龈缘刺激小等优点，但其固位力不如全冠好。

21. 当一侧基牙明显倾斜时应当选择
A. 双端固定桥　　　　　　B. 半固定桥　　　　　　C. 单端固定桥
D. 复合固定桥　　　　　　E. 特殊固定桥
【答案】B
【解析】半固定桥一般适用于一侧基牙倾斜度大，或者两侧基牙倾斜方向差异较大，设计双端固定桥很难取得共同就位道时。

【破题思路】

双端固定桥	不仅可以承受较大的𬌗力，而且两端基牙所担的𬌗力也比较均匀，是一种最理想的结构方式
半固定桥	一端为固定连接体，另一端为活动连接体。一般适用于一侧基牙倾斜度大，或者两侧基牙倾斜方向差异较大，设计双端固定桥很难取得共同就位道时
单端固定桥	适用于缺牙间隙小患者的𬌗力不大，基牙牙根粗大，牙周健康且有足够的支持牙冠形态正常，可为固位体提供良好的固位力
复合固定桥	包含上述三种基本类型中的两种或三种 特殊固定桥包括种植固定桥、固定-可摘联合桥、粘接固定桥等

22. 若双端固定桥的一端设计为3/4冠固位体，另一端为全冠固位体，制作固定桥蜡型时，最宜采用下列哪一种方法
A. 在口内直接制作　　　　　　　　　　B. 在模型上制作
C. 先在模型上制作，后在口内完成　　　D. 先在口内制作，后在模型上完成
E. 在模型上或在口内都可以制作
【答案】B

【解析】制作固定桥蜡型时,应在模型上制作,而不能在口内直接制作,因为口内制作精度不够,另外,如果是活髓牙,会损伤基牙。

23. 属于特殊结构的固定桥是
A. 单端固定桥　　　　　　　B. 双端固定桥　　　　　　　C. 半固定桥
D. 复合固定桥　　　　　　　E. 粘接固定桥
【答案】E

【破题思路】	
常用固定桥	双端固定桥
	半固定桥
	单端固定桥
	复合固定桥
特殊固定桥	种植固定桥
	固定-可摘联合桥
	粘接固定桥

24. 需要考虑增加固定桥基牙数目的情况是
A. 基牙为单根牙　　　　　　B. 基牙轻度倾斜　　　　　　C. 基牙牙周膜增宽
D. 基牙牙槽骨吸收 1/3　　　 E. 无对颌功能的基牙
【答案】D
【解析】基牙条件是牙根粗长,稳固,以多根牙的支持最好,不应存在病理性松动。牙根周围牙槽骨吸收,最多不超过根长 1/3。必要时需增加基牙数目以支持固定桥,牙槽骨吸收 1/3 以上会导致抗力不足,需要增加基牙数目,所以 D 正确。其他条件,如单根牙、倾斜、牙周膜增宽、无对颌牙,对基牙的抗力影响不大。

25. 当双端固定桥两端固位力不相等时首先会引起
A. 一端基牙松动　　　　　　B. 一端基牙下沉　　　　　　C. 一端固位体磨耗
D. 一端固位体松动　　　　　E. 整个固定桥变形
【答案】D
【解析】固定桥的固位力主要来自基牙固位体的固位。基牙两端的固位体固位力应基本相等,若相差悬殊,固位力较弱的一端固位体易松动,所以 D 正确。其他不稳固的情况与固位力不相等无关,排除 A、B、C、E。

【破题思路】当双端固定桥两端支持力不相等时会引起一端基牙松动。

26. 与减少桥体𬌗力相关的是
A. 颊舌向径　　　　　　　　B. 轴面形态　　　　　　　　C. 龈面形态
D. 自洁形态　　　　　　　　E. 桥体强度
【答案】A
【解析】桥体的设计满足牙𬌗面的形态要参照邻牙及对颌牙的咬合关系及磨损程度来恢复形态,恢复边缘嵴,颊舌沟,外展隙形态,便于食物排溢;牙𬌗面的大小一般要求颊舌径略窄于缺失牙,为缺失牙的 1/2～2/3,可以减小𬌗力;桥体的龈端指桥体与缺牙区牙槽嵴黏膜接触的部分,与自洁有关。所以 A 正确。其他选项与𬌗力无关。

【破题思路】	
𬌗力减小的方法	减小桥体颊舌径
	增加或加宽食物排溢沟
	增大舌侧外展隙
	降低牙尖斜度

27. 固定桥发生挠曲反应主要是由于
   A. 基牙数选择不当　　　　B. 基牙固位力不够　　　　C. 连接体设计不当
   D. 桥体刚性不够　　　　　E. 殆力过于集中
【答案】E
【解析】固定桥受力会发生弯曲，影响弯曲变形的因素主要是殆力过于集中。

28. 关于上颌牙牙周面积的大小排序，正确的是
   A. 6754321　　　　　　　B. 7645312　　　　　　　C. 6745321
   D. 6734512　　　　　　　E. 7634512
【答案】D
【解析】上颌牙牙周面积的大小排序应是6>7>3>4>5>1>2。

【破题思路】下颌牙周膜面积大小顺序6>7>3>5>4>2>1。

29. 与固定义齿桥体龈面自洁性有关的最重要因素是
   A. 牙槽嵴吸收程度　　　　B. 牙槽嵴宽窄度　　　　　C. 桥体龈面接触面积
   D. 桥体龈面接触形态　　　E. 龈面采用的材料
【答案】D
【解析】与固定义齿桥体龈面自洁性有关的最重要因素应该是桥体龈面接触形态，分类：盖嵴式、改良盖嵴式、鞍式、改良鞍式、船底式。

30. 采用固定义齿修复的主要根据是
   A. 患者的舒适度　　　　　B. 患者的美观性　　　　　C. 牙周的储备力
   D. 基牙的咬合力　　　　　E. 牙槽嵴吸收程度
【答案】C
【解析】修复后的固定义齿，在咀嚼功能中，基牙不仅要负担自身的殆力，还要负担缺牙区即桥体传导的殆力，即要承受固定桥所承受的所有的力。基牙之所以能够满足生理咀嚼功能的要求，是以基牙及其牙周组织作为生理基础的。

31. 缺失牙向近中倾斜30°时，一般不宜做固定桥的原因是
   A. 不易寻求共同就位道　　B. 受力时基牙承受非轴向力　　C. 不易选择合适的固位体
   D. 备牙时切割牙体组织过多　E. 容易引起基牙龋坏
【答案】A
【解析】通常要求基牙的位置基本正常，无过度的牙体扭转或倾斜移位，以便牙体预备时，易于获得基牙间的共同就位道和少磨除牙体组织。倾斜角度大于30°不宜做固定桥，因为很难有共同就位道，强行取得就位道会导致穿髓。

32. 固定义齿不具备的特点是
   A. 殆力传导近似天然牙　　B. 坚固稳定　　　　　　　C. 适应证广泛
   D. 感觉舒适　　　　　　　E. 功能好
【答案】C
【解析】固定义齿是牙支持式义齿，适应证较窄，需缺牙较少，适应证严格。对基牙要求也很高。适应证广泛不是固定义齿的特点。

33. 某患者，6| 缺失，行双端固定桥修复，固定桥试戴时桥体黏膜发白，最可能的原因是
   A. 就位道不一致　　　　　B. 邻面接触点过紧　　　　C. 有早接触
   D. 制作的桥体龈端过长　　E. 固位体边缘过长
【答案】D
【解析】固定桥粘接前首先进行试戴，仔细检查基牙与邻牙的接触点位置及接触的紧密程度；检查固位体颈缘是否密合；检查固定桥殆面与对颌牙是否有良好的接触，如有咬合高点，可进行必要的调磨；桥体组织面与黏膜的接触情况也应进行仔细检查，牙龈受压可表现为黏膜的明显发白，此时需要进行适当调改。

34. 某患者，男。右上5行双端固定桥修复，固定桥试戴时用力戴入，基牙出现胀痛不适。最可能的原因是
   A. 就位道不一致　　　　　B. 有早接触点　　　　　　C. 基牙牙髓炎
   D. 邻接关系过紧　　　　　E. 邻牙根尖病变
【答案】A

【解析】固定桥试戴时用力戴入，基牙出现胀痛不适，是由于就位道不一致所导致；如邻牙出现胀痛，则由于连接关系过紧；有早接触点，则为咬合痛；基牙牙髓炎，初期可为冷热酸甜刺激性疼痛，逐渐发展为自发痛；邻牙根尖周病，表现为自发痛叩痛或咬合痛。

35. 患者男，55岁，左下5缺失，近远中邻牙均向缺隙倾斜，设计固定义齿时应注意
    A. 基牙的支持力　　　　　　B. 义齿的固位力　　　　　　C. 固定义齿类型
    D. 共同就位道　　　　　　　E. 殆力的大小
    【答案】D
    【解析】因固定桥的各固位体与桥体连接成为一个整体，固定桥在桥基牙上就位时只能循一个方向戴入，各桥基牙间必须形成共同就位道。一般情况下，牙排列位置正常，顺着各桥基牙的长轴方向做牙体预备，即可获得共同就位道。对有轻度倾斜移位的牙，可适当消除倒凹，或稍微改变就位道方向，即可获得共同就位道。对于严重倾斜移位的牙，为了求得共同就位道，必须磨除过多的牙体组织，这样容易造成牙髓损伤，而且严重倾斜的牙，殆力不易沿着牙体长轴传导，牙周组织易受损伤。

36. 患者，男，29岁。因外伤致 2|3 缺失行固定义齿修复，其修复体属于
    A. 双端固定桥　　　　　　　B. 黏接固定桥　　　　　　　C. 单端固定桥
    D. 复合固定桥　　　　　　　E. 特殊固定桥
    【答案】A
    【解析】2|3 缺失属于间隔缺失，可设两个双端桥，321|1234。

37. 患者，女，52岁。因龋病而拔除 654|，余留牙情况良好。不适合固定义齿修复的主要理由是
    A. 基牙数目不够　　　　　　B. 基牙固位力不够　　　　　C. 牙周储备力不够
    D. 桥体的强度不够　　　　　E. 连接体的强度不够
    【答案】C
    【解析】固定桥所承受的殆力，几乎全部由基牙的牙周组织承受，基牙及牙周组织的健康对于固定桥的支持作用非常重要，基牙的支持能力的大小与基牙的牙周潜力有关。承受力量较大的区域，所用基牙数目过多，跨度较大，修复效果不佳，故不适合固定义齿修复。

【破题思路】固定义齿适应证是缺牙少，基牙条件好。

38. 当固位体两端基牙的支持力相差过大时会引起
    A. 一端基牙的松动　　　　　B. 一端基牙的下沉　　　　　C. 一端固位体的磨耗
    D. 一端固位体的破损　　　　E. 整个固定桥的变形
    【答案】A
    【解析】固定桥的支持力主要来自基牙，若两端基牙的支持力相差悬殊，支持力较弱的一端基牙易松动，应增加基牙数。

【破题思路】当固位体两端基牙的固位力相差过大时会引起端固位体的松动。

39. 与固定义齿固位无关的因素是
    A. 基牙的数目　　　　　　　B. 固位体的种类　　　　　　C. 桥体龈端外形
    D. 上下颌牙的排列　　　　　E. 牙体预备质量
    【答案】C
    【解析】桥体龈端外形与固定义齿的美观、自洁性和牙槽嵴黏膜的健康有关，而不影响固位力。上下颌牙的排列由于影响固定义齿的受力方向，可能对固位产生影响。

40. 固定桥承受殆力时，桥体会发生弯曲变形，以下正确的是
    A. 桥体的弯曲变形量与桥体宽度的立方成反比　　B. 桥体的弯曲变形量与桥体的长度成正比
    C. 桥体的弯曲变形量与桥体厚度的立方成反比　　D. 桥体的弯曲变形与桥体材料的机械强度无关
    E. 桥体的抗弯强度与桥体的结构形态无关
    【答案】C
    【解析】固定桥桥体会发生弯曲变形与材料性能、受力有关系，表现为挠曲变形量与桥体长度的立方成正比，与桥体厚度的立方成反比。

41. 关于固定桥稳定性的影响因素的叙述，不恰当的是
A. 固定桥受力时产生的杠杆作用
B. 牙尖斜度程度
C. 固位体固位差，固定桥稳定性也差
D. 固定桥的桥体位于基牙固位体的支点线上时，固定桥的稳定性较好
E. 固定桥的桥体位于基牙固位体的支点线以外时，固定桥的稳定性较差
【答案】C
【解析】固定桥的稳定性与固位有密切的关系，固定桥一旦出现翘动，很容易破坏粘固剂的封闭作用和锁结作用，从而破坏固位体的固位，然而固位体的固位并不是影响固定桥稳定性的因素。

42. 以下哪种情况不适用固定桥修复
A. 老年患者，牙槽骨吸收不超过根长 1/3
B. 老年患者，余留牙动度不超过 I 度
C. 拔牙后 3 个月，拔牙创未完全愈合，牙槽嵴吸收未稳定
D. 缺牙区毗邻牙牙髓病变已行完善的根管治疗
E. 对颌牙伸长导致缺牙间隙龈高度过小，但能够采取措施调磨短对颌伸长牙
【答案】C
【解析】一般情况下，缺牙区的牙槽嵴在拔牙后 3 个月完全愈合，牙槽嵴的吸收趋于稳定，然而愈合情况与拔牙时间、手术创伤范围、患者愈合能力有关。如果拔牙后 3 个月拔牙创未完全愈合，牙槽嵴吸收未稳定，则不宜做固定桥修复，需待牙槽嵴吸收稳定后方可做固定桥修复。

43. 固定义齿修复增加基牙时，应遵循的原则是
A. 应选择在支持固位力强的一侧增加基牙
B. 应选择在支持固位力差的一侧增加基牙
C. 应选择在缺失牙的远中侧增加基牙
D. 应选择在缺失牙的近中侧增加基牙
E. 必须在缺失牙两侧同时增加基牙
【答案】B
【解析】在条件较差的一侧增加基牙才能够有效分散𬌗力，使两端基牙承受的𬌗力较为接近。

44. 不宜选作固定义齿基牙的是
A. 中深龋坏牙
B. 扭转错位牙
C. 髓角高尖的年轻恒牙
D. 向缺牙间隙倾斜的牙齿
E. 牙体大面积缺损的患牙
【答案】C
【解析】年轻恒牙进行牙体预备易导致牙髓损伤，不适于选作固定义齿基牙。其他情况均可通过治疗或适当的牙体预备来解决。

45. 关于固定义齿固位体正确的描述是
A. 与全冠固位体相比，部分冠固位体需磨除的基牙牙体组织少，能够提高基牙抗力
B. 嵌体固位体能有效预防基牙继发龋的发生
C. 双端固定桥两端固位体固位力应接近
D. 多基牙的固定义齿宜采用嵌体固位体
E. 死髓基牙均应采用根内固位体设计
【答案】C
【解析】双端固定桥两端基牙如固位力相差太大，固位力较弱的一侧固位体易松动，导致固定桥失败，因此两端固位体固位力应接近。全冠固位体对基牙的保护好，能够提高基牙抗力；嵌体边缘线长，易导致继发龋；多基牙固定义齿应选择固位力好的全冠固位体；死髓基牙如牙体缺损量不大时可采用根内固位体。

46. 关于固定义齿接触式桥体的龈面，正确的描述是
A. 最理想的材料是高度抛光的金属
B. 金瓷结合线应设置于牙槽嵴顶位置
C. 与缺牙区牙槽嵴舌侧的接触面积应尽量减小
D. 与缺牙区牙槽嵴接触面积应尽量增大
E. 与缺牙区牙槽嵴应形成紧压接触
【答案】C
【解析】桥体龈面与缺牙区牙槽嵴舌侧接触面积应尽量减小，利于桥体自洁；桥体龈面最理想的材料是上釉后的烤瓷材料；金瓷结合线应离开牙槽嵴顶 1mm 以上；与缺牙区牙槽嵴的接触应密合无压力。

47. 增加基牙数目的主要作用是
A. 分散𬌗力
B. 使两端基牙承受的𬌗力相同

C. 可将单端固定桥改为双端固定桥 D. 使两端基牙数目相同
E. 增加桥体跨度
【答案】A
【解析】增加基牙数目后，来自桥体的殆力得以分散，相对减轻了各个基牙的负担。增加基牙的位置应在支持和固位力弱的一侧，尽量使两端基牙承受的殆力较为接近，并最好将单端固定桥改为双端固定桥。

48. 固定义齿修复中，基牙倾斜角度较大时，可采用以下设计获得共同就位道，除了
A. 改良 3/4 冠固位体 B. 桩核冠固位体 C. 套筒冠固位体
D. 半固定桥 E. 增加基牙
【答案】E
【解析】固定桥基牙倾斜最大限度不能超过30°，倾斜的基牙为获得共同就位道可采用套筒冠设计、半固定桥活动连接体设计、改良冠设计和桩核冠改变桩的方向等方法获得共同就位道。增加基牙可以分散殆力，但对于获得倾斜基牙的共同就位道无意义。

49. 关于固定桥的说法，错误的是
A. 稳定固位支持作用好 B. 能充分恢复因缺牙而丧失牙的部分咀嚼功能
C. 缺失牙的殆力主要通过基牙承担 D. 适用范围大
E. 可通过粘接固位
【答案】D
【解析】固定桥对基牙要求高，适用范围较窄。缺失牙的殆力和基牙的殆力由基牙传递至牙周支持组织。要求基牙牙根有足够的支持力，牙周健康。适用于牙列中少数牙缺失或数个牙间隔缺失，邻牙有足够支持和固位，适应范围不大。

50. 固定桥的基牙牙槽骨吸收不能超过根长的
A. 1/5 B. 1/4 C. 1/3
D. 1/2 E. 2/3
【答案】C
【解析】固定桥牙槽骨吸收超过根长 1/3，或松动Ⅰ度，均不宜作基牙。

【破题思路】活动义齿基牙松动度不应超过Ⅱ度，牙槽骨吸收不能超过根长的1/2。

51. 固定修复最适合的年龄在
A. 20～60 岁之间 B. 20～55 岁之间 C. 20～40 岁之间
D. 30～60 岁之间 E. 25～60 岁之间
【答案】A
【解析】固定修复最适合的年龄在应在 20～60 岁之间，此时的牙周支持组织支持力较好，宜做固定修复。

52. 下列哪项不是理想的桥基牙应具备的条件
A. 牙冠牙根均应长而粗大，形态结构正常 B. 牙周组织正常
C. 失活的死髓牙 D. 关系正常
E. 牙位置正常
【答案】C
【解析】失活的死髓牙承担自身的殆力分担桥体的额外殆力、对抗扭力均较差，不应选作理想的桥基牙。

53. 下颌牙列中牙周膜面积最大的是
A. 第三磨牙 B. 第二磨牙 C. 第一磨牙
D. 第二前磨牙 E. 尖牙
【答案】C
【解析】下颌牙列中牙周膜面积最大的是第一磨牙，然后是第二磨牙。

【破题思路】上颌牙牙周面积的大小排序应是 6>7>3>4>5>1>2。
下颌牙牙周面积的大小排序应是 6>7>3>5>4>2>1。

54. 固定桥粘固后短时间内会出现咬合疼痛，最可能的原因是
A. 根尖病变 B. 牙周炎 C. 对颌牙伸长

D. 早接触　　　　　　　　　　　E. 固位体边缘刺激

【答案】D

【解析】固定桥粘固后短时间内出现的咬合疼痛多为早接触点引起的创伤性牙周膜炎引起。修复后咬合疼痛应关注疼痛出现的时间，短期内出现的多为创伤性炎症，经过调𬌗可以解决。修复后较长时间出现的多为根尖炎、根折等，应做进一步检查与治疗。

55. Ante 主张决定基牙数量应
A. 以𬌗力比值决定　　　　　　B. 以缺牙数量决定　　　　　　C. 以牙周膜面积决定
D. 以缺牙部位决定　　　　　　E. 以年龄决定

【答案】C

【解析】临床上最常使用的方法是用牙周膜面积大小评价基牙的支持力，选择基牙。Ante 主张以牙周膜面积衡量基牙的支持能力。

【破题思路】Nelson 主张以𬌗力比值衡量基牙的支持力。

56. 单端固定桥最大的特点是
A. 基牙受扭力易损伤　　　　　B. 制作复杂　　　　　　　　　C. 修复后与邻牙接触不良
D. 外观不对称　　　　　　　　E. 容易就位

【答案】A

【解析】单端固定桥由于桥体的一端游离无支持，当桥体承受𬌗力时，最容易产生杠杆作用力而破坏固定桥的稳定性，甚至导致基牙的损伤。

57. 下列哪项不是固定义齿修复后产生食物嵌塞的原因
A. 咬合不平衡，前伸𬌗早接触　　　　　　　　B. 邻面无接触或接触不良
C. 𬌗平面与邻牙不一致，形成斜向邻面的斜面　　D. 对颌牙有充填式牙尖
E. 修复体有悬突或龈边缘不密合

【答案】A

【解析】邻接关系不良外形不良、龈外展隙过宽、𬌗面形态不良、无排溢沟、𬌗平面与邻牙不一致、修复体悬突或不密合、对颌有充填式牙尖是固定义齿修复后产生食物嵌塞的原因。而早接触是咬合痛产生的原因。

58. 双端固定桥受力时，基牙产生
A. 负重反应
B. 屈矩反应
C. 同时存在负重反应与屈矩反应　　　　　　　D. 内压力
E. 外张力

【答案】C

【解析】双端固定桥受力时，基牙不但有负重反应，还有抵抗或防止两端向上的力矩反应。这种由桥基内由屈应力所产生的力矩反应称为屈矩。

59. 固定桥基牙临床冠根比的最低限度为
A. 1∶1　　　　　　　　　　　B. 1∶2　　　　　　　　　　　C. 1∶3
D. 2∶3　　　　　　　　　　　E. 3∶2

【答案】A

【解析】固定义齿修复的生理学基础是牙周储备力，理想的冠根比例是 1∶2 或 2∶3，最低限度是 1∶1。

60. 对于选作固定义齿基牙的死髓牙必须进行的处理是
A. 完善的根管治疗　　　　　　　　　　　　　B. 采用桩核冠固位体
C. 增加基牙，分散𬌗力　　　　　　　　　　　D. 减小牙体预备量以增加基牙抗力
E. 采用可动连接体以缓冲力

【答案】A

【解析】有牙髓疾病的牙在选作基牙时必须经过完善的根管治疗，治疗牙髓和根尖周疾病之后再进行修复治疗。

61. 应力中断式固定桥临床上又称为
A. 单端固定桥　　　　　　　　B. 半固定桥　　　　　　　　　C. 两侧固定桥
D. 复合固定桥　　　　　　　　E. 种植固定桥

【答案】B

【解析】简单固定桥有三种基本类型。双端固定桥又称完全固定桥，是最理想的固定桥。单端固定桥又称悬臂固定桥，基牙容易受扭力造成损伤。半固定桥又称应力中断式固定桥，用于较难确定共同就位道的义齿修复。

62. 关于固定桥固位体类型的描述，错误的是
    A. 固位体包括冠外固位体、冠内固位体和根内固位体三种
    B. 全冠固位体对无牙髓活力的基牙具有保护作用
    C. 冠内固位体自洁性好，不易发生继发龋
    D. 冠内固位体固位力最弱，临床上应用较少
    E. 冠内固位体基牙预备时，容易伤及活髓牙的髓角或冠髓

【答案】C

【解析】固位体分为冠内固位体、冠外固位体和根内固位体。常见冠内固位体如嵌体，边缘线长，易产生继发龋。最常见冠外固位体是全冠固位体，也是固位力最好的固位体。根内固位体常见为桩核冠。

63. 固定义齿中恢复缺牙间隙的结构称作
    A. 冠内固位体   B. 冠外固位体   C. 固定连接体
    D. 活动连接体   E. 桥体

【答案】E

【解析】固定义齿由固位体、桥体和连接体组成。用来恢复缺失牙部分的是桥体，放置于基牙上的起固位作用的是固位体，将固位体与桥体连在一起的是连接体。

64. 支持固定义齿主要依靠
    A. 固位体   B. 连接体   C. 基牙
    D. 桥体   E. 龈面

【答案】C

【解析】固定义齿的支持力主要来自基牙的牙根及牙周支持组织。

65. 关于复合固定桥，下列哪一点是错误的
    A. 含有4个或4个以上的牙单位   B. 含有2个以上基牙
    C. 由2种或2种以上基本类型的固定桥组合而成   D. 基牙数目多且分散，不易获得共同就位道
    E. 以上都不是

【答案】E

【解析】复合固定桥用于间隔缺失的固定义齿修复，通常由2种或2种以上基本类型的固定桥组合而成，含有4个或4个以上的牙单位，由于牙齿缺失数量较多，跨度较大，所以基牙数目多且分散，不易获得共同就位道。以上都是复合固定桥的特点。

66. 完全固定桥是指
    A. 单端固定桥   B. 复合固定桥   C. 双端固定桥
    D. 粘接固定桥   E. 固定-可摘联合桥

【答案】C

【解析】简单固定桥有三种基本类型。双端固定桥又称完全固定桥，是最理想的固定桥。单端固定桥又称悬臂固定桥，基牙容易受扭力造成损伤。半固定桥又称应力中断式固定桥，用于较难确定共同就位道的义齿修复。

67. 半固定桥设计中，固定桥设计活动连接体主要是
    A. 一端基牙数目少   B. 一端基牙固位力差   C. 减少一端基牙的𬌗力
    D. 减少一端基牙的扭力   E. 加强两端的连接作用

【答案】D

【解析】半固定桥的两端有不同的连接体，桥体的一端为固定连接体，与固位体固定连接；另一端为活动连接体，多为栓体栓道式结构，通常栓体位于桥体一侧，栓道位于固位体一侧。当半固定桥就位后，位于桥体上的栓体嵌合于固位体上的栓道内，形成有一定动度的活动连接。半固定桥一般适用于一侧基牙倾斜度大，或者两侧基牙倾斜方向差异较大，设计双端固定桥很难取得共同就位道时，用于减少一端基牙的扭力。

68. 固定桥若有中间基牙，此基牙的固位体不应选择
    A. 烤瓷熔附金属全冠修复   B. 嵌体   C. 铸造全冠
    D. 开面冠   E. 3/4冠

【答案】B

【解析】固定桥的固位力来自基牙固位体。固位力大小依次为全冠＞部分冠＞嵌体。中间基牙受力比较大，嵌体是固位力最差的。

69. 需采用复合固定桥的情况是
A. 两侧侧切牙缺失 B. 两中切牙缺失 C. 一侧单个后牙缺失
D. 第一前磨牙和第一磨牙缺失 E. 全部磨牙游离缺失
【答案】D
【解析】复合固定桥用于间隔缺失的固定义齿修复，通常由2种或2种以上基本类型的固定桥组合而成，含有4个或4个以上的牙单位。

70. 关于单端固定桥的描述正确的是
A. 又称半固定桥
B. 适用于游离端缺失的修复
C. 适用于一侧基牙倾斜度大，或两侧基牙倾斜方向差异较大
D. 两基牙单端固定桥接受垂直载荷时，旋转运动量较单基牙单端固定桥小
E. 当缺失牙的牙周膜面积小于基牙牙周膜面积时，可采用单端固定桥设计
【答案】D
【解析】单端固定桥又称悬臂固定桥，基牙容易受不平衡扭力造成损伤，临床慎重选择单端固定桥修复。为减小基牙受力可增加基牙数量对抗不平衡扭力。半固定桥又称应力中断式固定桥，可用于基牙倾斜方向不一致不易取得共同就位道的义齿修复。E选项的反例：6缺失，7比6牙周膜面积大，但不能做单端。

71. 关于固定桥特点的描述，错误的是
A. 基牙的数量由缺牙间隙大小决定 B. 𬌗力主要由基牙承担
C. 基牙牙根必须有足够的支持力 D. 基牙牙冠固位形必须有良好的固位力
E. 可以正确恢复缺失牙𬌗面的解剖形态
【答案】A
【解析】固定桥基牙的数量由基牙牙周膜面积或𬌗力比值来决定，不由缺牙间隙大小决定。

72. 关于倾斜基牙固定桥的描述，错误的是
A. 倾斜基牙固定桥难以获得共同就位道
B. 基牙倾斜度较大时，有可能产生向近中的推力，必要时应该增加远中基牙数
C. 倾斜基牙的倾斜度一般应控制在30°以内
D. 轻度倾斜的基牙可通过加大牙体预备量获得共同就位道
E. 严重倾斜的基牙可通过正畸治疗改变固位体设计，根管治疗后改变基牙轴向等方法取得共同就位道
【答案】B
【解析】固定桥基牙倾斜角度应小于30°，过度倾斜的基牙难以获得共同就位道。轻度倾斜的基牙可通过加大牙体预备量获得共同就位道，严重倾斜的基牙可通过正畸治疗改变固位体设计，根管治疗后改变基牙轴向等方法取得共同就位道。基牙倾斜度较大时，若产生向近中的推力，应该增加薄弱侧基牙数量。

73. 对于牙周条件较差的固定义齿基牙，不正确的处理方法是
A. 进行完善的牙周治疗 B. 适当增加基牙
C. 后牙固位体尽量设计龈上边缘 D. 减轻桥体所受𬌗力
E. 戴用自凝树脂暂时桥观察，待牙周条件改善之后换永久性修复体
【答案】E
【解析】牙周条件较差的固定义齿基牙应该首先进行牙周疾病的治疗。修复体设计时减小𬌗力，增加基牙数量。为减小冠根比例应设计龈上边缘。

74. 下列措施中不能减小固定桥桥体所受𬌗力的是
A. 减小桥体颊舌径 B. 增加桥体牙尖斜度 C. 加深桥体𬌗面窝沟
D. 扩大桥体与固位体间的外展隙 E. 消除桥体早接触及𬌗干扰
【答案】B
【解析】增大牙尖斜度会增大𬌗力。

75. 以下关于金属烤瓷固定桥连接体的描述，正确的是
A. 连接体的截面积应不低于3mm²
B. 连接体龈方的邻间隙应留足空间，且连接体下部呈V形
C. 在不影响美观的前提下，可增加连接体的𬌗龈向厚度
D. 前牙连接体断面形态呈圆长方形，有利于抗力
E. 后牙固定桥的连接体位于中1/3偏龈方

【答案】C

【解析】面积不小于 4mm²,前牙连接体断面形态呈三角形,后牙连接体断面形态呈圆长方形,有利于抗力。后牙固定桥的连接体位于中 1/3 偏殆方。

76. 为减小基牙负担,桥体设计时应考虑
   A. 降低桥体牙尖斜度　　　　B. 降低桥体面高度　　　　C. 采用金属与树脂材料
   D. 设计成卫生桥　　　　　　E. 尽量扩大邻间隙

【答案】A

【解析】减小殆力的方法:减径减数、降低尖斜度、加外展隙、加排道沟。

77. 固定义齿的固位形式不包括
   A. 牙槽嵴的固位　　　　　　B. 牙根的固位　　　　　　C. 冠内的固位
   D. 冠外的固位　　　　　　　E. 种植基桩的固位

【答案】A

【解析】固位体分为冠内固位体、冠外固位体、根内固位体以及种植基桩固位体。

78. 固定义齿修复的缺点为
   A. 自洁性很差　　　　　　　B. 口腔异物感小　　　　　C. 承受咬合力大
   D. 不能自行摘戴义齿　　　　E. 需要切割牙体组织多

【答案】E

【解析】固定义齿修复相对于活动义齿修复的特点表现为自洁和清洁好、异物感小、咀嚼效能高、不能自己摘戴,磨牙量多。

79. 基牙牙根数目与固定义齿功能直接有关的是
   A. 连接强度　　　　　　　　B. 固位力　　　　　　　　C. 支持力
   D. 美观性　　　　　　　　　E. 舒适度

【答案】C

【解析】固定义齿修复中与固位相关的是基牙牙冠,与支持力相关的是基牙牙根。

80. 在同等条件下,若固定桥桥体的厚度减半,其挠曲变形量可增加至原来的
   A. 2 倍　　　　　　　　　　B. 4 倍　　　　　　　　　C. 6 倍
   D. 8 倍　　　　　　　　　　E. 10 倍

【答案】D

【解析】桥体挠曲变形量与桥体厚度的立方成反比。厚度减半,挠曲变形量增加至原来的 8 倍。

【破题思路】桥体挠曲变形量与桥体长度的立方成正比。

81. 修复体的固位力与下列哪种因素无关
   A. 修复体与制备牙的密合度　B. 粘接面的粗糙度　　　　C. 粘固剂的厚度
   D. 制备牙轴面聚合度　　　　E. 制备牙的松动度

【答案】E

【解析】修复体的固位依靠摩擦力、粘接力和约束力的协同作用。摩擦力是主要固位力,摩擦力的大小与牙体制备的密合程度、聚合角度有关。粘接力的大小与粘固剂的厚度成反比,与粘接面积成正比。固位力的大小与制备牙的松动度无关。

A2 型题

1. 患者,男,25 岁,3 个月前因外伤一上前牙脱落。口腔检查:1| 缺失,间隙正常,牙槽嵴无明显吸收。|1 牙冠 1/3 缺损,已露髓,探稍敏感,叩诊阴性,无松动。右上前牙牙龈轻度红肿,易出血,可见菌斑及牙石。余牙未见异常。下列哪项不是修复前进行的必要的检查和治疗工作
   A. 前牙区根尖片　　　　　　B. 牙周洁治　　　　　　　C. |1 根管治疗
   D. 2| 根管治疗　　　　　　　E. 取研究模型

【答案】D

【解析】本题考查修复前准备和处理相关知识。①急性症状的处理;②保持口腔良好卫生;③拆除不良修复体;④治疗牙体疾病和牙周病。患者 1| 缺失,间隙正常,|1 牙冠 1/3 缺损,已露髓应先进性牙髓根管治疗,2| 的根管治疗不是必要治疗内容。

2. 上题患者最适合的治疗方案是
   A. 覆盖义齿　　　　　　　　B. 全瓷固定桥　　　　　　　　C. 桩核与双端固定桥
   D. 根内固位体固定桥　　　　E. 嵌体固位体固位桥
   【答案】B
   【解析】由于缺损范围在冠1/3，可以设计全冠固定桥修复。

3. 患者，|6 缺失，设计双端固定桥时，对于固定连接体的要求正确的是
   A. 位于基牙的非接触区　　　B. 面积不能小于 4mm²　　　　C. 面积不能大于 4mm²
   D. 不必形成正常的唇颊舌外展隙　　E. 应当占据整个邻间隙
   【答案】B
   【解析】固定桥连接体应位于两牙的邻面接触区，形成正常颊舌外展隙。面积不小于 4mm²。

4. 患者，|6 缺失，为判断 |7 是否有条件做基牙设计双端固定桥，最重要的一项检查是
   A. 牙髓电活力测试　　　　　B. 牙髓温度测试　　　　　　　C. X 线片检查
   D. 叩诊　　　　　　　　　　E. 牙周探诊
   【答案】C
   【解析】判断是否有条件做基牙应根据牙周支持能力。X 线片检查可判断牙根情况和牙槽骨的情况，为基牙选择提供参考。

5. 某患者 2|1 缺失。余牙正常。其固定义齿设计应采用
   A. 半固定桥　　　　　　　　B. 单端固定桥　　　　　　　　C. 双端固定桥
   D. 特殊固定桥　　　　　　　E. 复合固定桥
   【答案】E
   【解析】2|1 缺失属于间隔缺失，桥体设计时包含 4 个以上牙单位。由于 2| 殆力较小，可在此端设计单端固定桥，基牙选择 1|23 设计为复合固定桥。

6. 男性，45 岁，87|78 缺失，余留牙无松动和疼痛，错误的选择是
   A. 最好用腭杆或基托将两侧连成一个整体　　　B. 常规选择两个基牙，分别做单侧可摘局部义齿修复
   C. 邻缺隙基牙上设计近中殆支托　　　　　　　D. 使用 RPI 卡环
   E. 以 65|56 为基牙设计单端固定桥
   【答案】E
   【解析】双侧后牙游离缺失慎重选择单端固定桥修复，需要有严格的适应证。最好设计大联结体双侧连接，若缺失牙数量少，殆力较小也可分别单侧设计，为减轻基牙受力设计近中殆支托，首选 RPI 卡环组修复游离缺失。

7. 女，55 岁。因 76| 缺失。行 7654| 固定义齿修复，一年后基牙有咬合痛松动。其主要原因为
   A. 设计不合理　　　　　　　B. 固位力不够　　　　　　　　C. 基牙数目少
   D. 末端侧下沉　　　　　　　E. 咬合早接触
   【答案】A
   【解析】76| 缺失首选种植修复。行 7654| 固定义齿修复，单端固定桥设计不合理，对基牙造成损伤出现咬合痛。

8. 某女，32 岁，左上 2 缺失，不宜以左上 3 为基牙做单端固定桥的情况是
   A. 缺牙间隙大　　　　　　　B. 缺牙隙小　　　　　　　　　C. 前牙浅覆殆
   D. 前牙开殆　　　　　　　　E. 右上 3 有邻面浅龋
   【答案】A
   【解析】设计单端固定桥时需满足基牙支持力强，缺牙间隙小，咬合力量小的条件。若基牙支持力强但有牙体疾病可在治疗牙体疾病后进行修复。

9. 某男，52 岁，|1 缺失，|2 稳固，1| 冠根比为 1.5 比 1，根短，当设计固定桥时应
   A. 降低桥体咬合面　　　　　B. 桥体与 1| 用活动连接　　　C. 增加 2| 为基牙
   D. 设计 1| 为半固定桥一部分　　E. 给 1| 上加冠内固位体
   【答案】C
   【解析】|2、1| 做基牙支持力较差，应增加基牙数量。设计全冠固位体固定连接，减小缺失牙殆力。

10. 某患者 6| 缺失，1 年前行双端固定桥修复。5| 出现咬合不适，X 线片显示根尖暗影，查 5| 叩（±），牙周检查无明显异常。最可能的原因是
    A. 慢性牙髓炎　　　　　　　B. 牙本质过敏　　　　　　　　C. 慢性牙周炎

D. 慢性根尖周炎　　　　　　　E. 基牙负担过大

【答案】D

【解析】6|缺失双端固定桥修复，题目信息未见不合理设计，出现5|叩（±）根尖周症状只能诊断为慢性根尖周炎。

11. 患者，|6 缺失，|5 深龋已穿髓，设计双端固定桥修复。首先最重要的处理是
A. |57 牙体预备　　　　　B. |5 根管治疗　　　　　C. 取临时冠模型
D. 取研究模型　　　　　　E. 不需做任何处理

【答案】B

【解析】|6缺失，|5深龋已穿髓设计固定桥时应先治疗|5的牙髓疾病。然后进行修复治疗。

12. 患者，|6 缺失半年余，要求固定修复。决定其能否固定桥修复的因素不包括
A. 邻牙牙冠大小形态　　　B. 缺牙区黏膜厚度　　　　C. 咬合关系
D. 邻牙牙周支持功能　　　E. 邻牙的位置

【答案】B

【解析】决定能否进行固定修复的因素包括牙齿缺失的时间，缺失数量，邻牙、对颌牙的咬合情况。基牙的牙冠、牙根、牙周支持组织情况。

13. 某男，26岁，两上颌侧切牙缺失，缺牙间隙略小，两中切牙之间有2mm间隙。最佳的修复方案为
A. 只固定桥修复缺牙　　　　　　　　B. 先正畸关闭两中切牙之间间隙，再修复
C. 先光敏树脂关闭两中切牙之间间隙，再修复　　D. 可摘局部义齿修复缺牙以及牙间隙
E. 两中切牙烤瓷冠修复，然后可摘局部义齿修复缺牙

【答案】B

【解析】本题考点为口腔检查与修复前准备。对需要修复治疗的缺失牙周围有间隙存在的，最佳治疗方案为正畸关闭间隙再进行修复治疗。

14. 某女，55岁，左右上1缺失，左右上2有Ⅰ度松动，咬合关系好，余牙正常，哪种修复方法好
A. 局部义齿　　　　　　B. 左上12右上12固定桥　　　　C. 左上123右上12固定桥
D. 左上123右上123固定桥　　E. 左上12右上123固定桥

【答案】D

【解析】题中2颗缺失牙，2颗基牙支持力差需增加基牙，患者年龄55岁，对比活动和固定义齿修复优先选择固定义齿修复。故选D，增加双侧尖牙做基牙，双端固定桥修复。

15. 患者，6缺失，7近中倾斜移位，决定7是否能用做基牙，其倾斜的最大限度是
A. 10°　　　　　　　　B. 20°　　　　　　　　C. 30°
D. 40°　　　　　　　　E. 60°

【答案】C

16. 女，29岁。|3 缺失，余留牙健康，牙齿排列正常，合理的固定义齿设计方案是
A. 以 |24 为基牙的双端固定桥　　　　B. 以 |4 为基牙，|2 侧为可动连接体的半固定桥
C. 以 |124 为基牙的双端固定桥　　　　D. 以 |1245 为基牙的双端固定桥
E. 以 |4 为基牙的单端固定桥

【答案】C

【解析】|3缺失的双端固定桥，需在|2侧增加基牙数量，以|124为基牙的双端固定桥。

17. 男，56岁。5缺失，6松动Ⅰ度，无牙体疾患，无倾斜扭转，X线显示牙槽骨水平吸收，根分叉区未破坏。牙龈健康。行双端固定桥修复，正确的处理是
A. 增加7作为基牙　　　　　　　　B. 严格按照天然牙形态制作桥体
C. 降低桥体𬌗面，脱离咬合接触　　　D. 适当减小桥体颊舌径
E. 6杀髓，行根管治疗后设计桩核冠固位体

【答案】D

【解析】5缺失，6松动Ⅰ度，无牙体疾患。基牙条件差，应采用减小修复体𬌗力的设计，减小桥体体积，适当减小桥体颊舌径。无牙体疾患，无倾斜扭转，X线显示牙槽骨水平吸收，根分叉区未破坏所以无须做去髓治疗，可暂时不考虑增加基牙数量。

18. 一年轻女性患者，因为反𬌗及釉质发育不全导致的多数牙龋坏，拔除全口牙，要求全口义齿修复。在询问病史时了解到，因为牙齿问题影响患者婚姻，使患者焦虑不安。在为该患者进行义齿修复设计时，要特别注意什么

A. 前牙要排列美观 B. 义齿固位要好 C. 要有平衡𬌗
D. 要考虑心理因素 E. 要选用无尖牙

【答案】D

【解析】病史中提到的牙齿问题影响患者婚姻，使患者焦虑不安是困扰患者的主要因素。修复设计时应考虑心理因素。

19. 男。32岁。3个月前外伤致 1|23 缺失。要求固定义齿修复。查：缺失区牙槽骨及余留牙正常。该患者的固定义齿属于

A. 双端固定桥 B. 半固定桥 C. 单端固定桥
D. 复合固定桥 E. 特殊固定桥

【答案】D

【解析】1|23缺失属于间隔缺失，与复合固定桥修复的适应证吻合，桥体包含4个及以上牙单位。

20. 某女，33岁，右上2缺失，右上1冠缺损达1/2以上，不松，已行根管治疗，要以右上13为基牙行烤瓷桥修复，右上1作为固位体应有的最好准备是

A. 金-塑联合全冠 B. 简单桩冠 C. 金瓷联合冠
D. 金属舌背桩冠 E. 甲冠

【答案】D

【解析】右上2缺失，右上1冠缺损达1/2以上，缺损范围较大需做桩核冠修复，同时右上1作为右上2缺失的修复基牙需提供更多支持力，使用金属舌背桩冠可提供固位力又可减少舌侧牙体预备切割量，在本题中的选项最为合适。

21. 某女，44岁，右下7缺失，右下6正常，右下8已行完善根管治疗树脂充填，牙冠𬌗龈距离短，为4mm，咬合紧，为行固定桥修复，针对右下8下列可实施的措施有

A. 增加箱状或钉洞等辅助固位形 B. 适当增加龈边缘的宽度 C. 设计龈下边缘
D. 设计嵌体冠 E. 以上全对

【答案】E

【解析】本题考查知识点：增加全冠固位力的方法。固定桥修复基牙8牙冠短，咬合紧需要设计增加固位力，可使用箱状或钉洞等辅助固位形、增加龈边缘的宽度、龈下冠边缘设计，以及利用髓腔和全冠固位的嵌体冠修复。

22. 不属于固定桥冠内固位体的是

A. 两面嵌体 B. 三面嵌体 C. 多面嵌体
D. 针形固位高嵌体 E. 桩冠

【答案】E

【解析】桩冠属于根内固位体。故本题答案是E（该项"不属于"），而A、B、C、D项为"属于"的范围。

【破题思路】

分类	举例
冠内固位体	两面嵌体、三面嵌体、多面嵌体及针型固位高嵌体
冠外固位体	部分冠、全冠
根内固位体	桩核冠

23. 固定桥采用活动连接体的主要作用是

A. 增加固定桥的连接强度 B. 均匀分布𬌗力 C. 使基牙为整体运动
D. 分散和缓冲𬌗力 E. 另一端基牙不承受𬌗力

【答案】D

【解析】固定桥采用活动连接体的主要作用是分散和缓冲𬌗力。有活动连接体的固定桥称半固定桥又叫应力中断式固定桥。

24. 固定义齿的支持主要依靠

A. 固位体 B. 桥体 C. 连接体
D. 基牙 E. 牙槽嵴

【答案】D

【解析】基牙是固定义齿的支持部分，桥体是恢复缺失牙的部分，固位体是固定义齿固位的部分，连接体的作用是连接固位体和桥体。牙槽嵴为活动义齿提供支持。

25. 固定义齿基牙为以下情况时，应当考虑增加基牙数目的是
   A. 单根牙　　　　　　　　B. 轻度倾斜　　　　　　　　C. 临床牙冠较短
   D. 牙根较短　　　　　　　E. 无对颌功能
【答案】D
【解析】固定义齿应当考虑增加基牙数目的情况是：冠根比不良；根的外形和结构不良；牙有倾斜；牙槽骨高度降低。增加基牙的牙周膜面积要大于原基牙的牙周膜面积，并有良好的冠根比。C项临床牙冠较短会影响固位力，可以考虑增加固位力的措施，与支持力无关，无须增加基牙。

26. 固位力最大的固定桥固位体是
   A. 嵌体　　　　　　　　　B. 全冠　　　　　　　　　　C. 根内固位体
   D. 部分冠　　　　　　　　E. 桩核冠
【答案】B
【解析】全冠是固位力最大的固位体。固位力大小：嵌体＜部分冠＜全冠。

27. 后牙区双端固定桥的主要整体运动方式是
   A. 近中向运动　　　　　　B. 远中向运动　　　　　　　C. 唇舌向运动
   D. 颊舌向运动　　　　　　E. 垂直向运动
【答案】D
【解析】冠类修复体受到的脱位力主要是颊舌向，而桥类除了颊舌向还受到近远中向脱位力的影响，但是由于近远中邻牙的作用，主要的整体运动方式是颊舌向运动。故本题答案是D。

28. 为取得固定义齿良好的稳固性应选择
   A. 冠内固位体　　　　　　B. 冠外固位体　　　　　　　C. 固定连接体
   D. 活动连接体　　　　　　E. 坚实的桥体
【答案】C
【解析】为取得固定义齿良好的稳固性应选择固定连接体。固定连接体将桥体和固位体连成一个不活动的整体，可以增加固定义齿的稳固性。

29. 影响固定义齿桥体所受𬌗力大小的是桥体的
   A. 颊舌向径　　　　　　　B. 轴面形态　　　　　　　　C. 龈面形态
   D. 自洁形态　　　　　　　E. 结构强度
【答案】A
【解析】影响固定义齿桥体所受𬌗力大小的是桥体的颊舌向径。固定义齿桥体所受𬌗力大小与桥体的𬌗面面积有关，面积越大，𬌗力越大。面积决定于桥体的近远中径和颊舌径，由于近远中径主要取决于缺隙的大小，相对固定，所以𬌗力大小的决定因素就是颊舌向径。

30. 与固定义齿桥体的龈面自洁性无关的是龈面
   A. 材料强度　　　　　　　B. 接触方式　　　　　　　　C. 接触形态
   D. 接触面积　　　　　　　E. 材料光洁度
【答案】A
【解析】与固定义齿桥体的龈面自洁性无关的是龈面材料强度。与桥体龈面自洁有关的因素包括：接触方式，球形和改良盖嵴式自洁能力好，而鞍式和盖嵴式自洁能力差；接触形态，凸形接触的桥体龈面比凹形接触的桥体龈面自洁能力好；横截面积，接触面积越大，自洁能力越差；材料光洁度，材料表面越光洁，自洁能力越好，瓷的桥体与高度抛光的金属桥体自洁能力好，树脂桥体自洁能力差。

31. 粘接固定桥的固位是依靠
   A. 摩擦力　　　　　　　　B. 卡环　　　　　　　　　　C. 酸蚀与粘接技术
   D. 吸附力　　　　　　　　E. 粘接和卡环
【答案】C
【解析】粘接固定桥属于特殊类型的固定桥。固位是依靠酸蚀与粘接技术。

32. 男，29岁。因外伤致上前牙缺失。查：1̄牙冠缺失，右上1残根，根断面平龈缘，根稍短，欲设计为 2̄1̄|1̄2̄ 烤瓷固定义齿修复，其理由是
   A. 增加基牙抗力　　　　　B. 增加前牙美观　　　　　　C. 增加义齿支持
   D. 增加义齿牢固度　　　　E. 提高义齿切割能力

【答案】C
【解析】右上1残根稍短，需要在弱的一侧增加基牙，增加义齿的支持。

> 【破题思路】增加基牙的几种情况：
> ① 基牙牙周膜面积小于缺失牙牙周膜面积。
> ② 冠根比不良。
> ③ 根的外形和结构不良。
> ④ 牙有倾斜。
> ⑤ 牙槽骨高度不足。

33. 男，35岁，右下固定义齿粘固一个月，现咬合时基牙痛。查：右下56缺失，右下47为桥基牙，稳固，右下4叩（+），桥体殆面颊舌径与原天然牙等大，咬合接触好，余未见异常。引起基牙疼痛最可能的原因是
   A. 粘固剂的刺激　　　　　B. 继发龋　　　　　　　　C. 固定桥设计不合理
   D. 殆创伤　　　　　　　　E. 与邻牙接触过紧
【答案】C
【解析】为了减小殆力，减轻基牙的负担，要求桥体的殆面面积小于原缺失牙的殆面面积，可通过适当缩小桥体殆面的颊舌径宽度和扩大舌侧外展隙来达到的目的。桥体殆面颊舌径宽度一般为缺失牙的2/3；基牙条件差，可减至缺失牙宽度的1/2。

34. 男，43岁。两年前右下4-7行固定义齿修复，现自觉义齿松动。查：右下7全冠，右下4，3/4冠已松动，桥体烤瓷固定义齿，义齿松动的主要原因可能是
   A. 桥体过长　　　　　　　B. 殆力过大　　　　　　　C. 殆力不平衡
   D. 固位力不等　　　　　　E. 边缘不密合
【答案】D
【解析】设计固位体时应注意双端固定桥两端固位体的固位力应基本相等，可以均选冠内固位体，也可以均选冠外固位体，但不要一端选冠内固位体，另一端选冠外固位体，同为冠外固位体也不要一端全冠、一端部分冠。固位力差的一侧在反复殆力作用下易先松动。

> 【破题思路】基牙两端的固位体固位力应基本相等。
> 若两端固位体的固位力相差悬殊时会发生以下变化：
> 固位力弱的一端松动——基牙与固位体之间出现间隙——粘接材料被唾液溶解——松动端基牙发生继发龋坏，甚至影响牙髓，固位力强的一端受较大殆力——牙周组织损害。

35. 男，54岁。左上6缺失，近远中邻牙均向缺隙侧倾斜，设计固定义齿时应注意
   A. 基牙的支持力　　　　　B. 基牙的固位力　　　　　C. 固定义齿类型
   D. 殆力的大小　　　　　　E. 共同就位道
【答案】E
【解析】近远中邻牙经常容易向缺隙倾斜，这带来两个问题：共同就位道和殆力的传导方向不能沿着牙长轴。牙倾斜不能超过30°，否则很难获得共同就位道。

> 【破题思路】基牙倾斜难以取得共同就位道必须经过处理：
> 基牙的位置、方向和咬合（不大于30°）
> ① 轻度倾斜牙。年龄小——最好正畸，或者加大预备量。
> 　　　　　　　　年龄大——加大预备量。
> ② 严重倾斜的多根基牙最好正畸。
> 牙髓摘除后桩核冠修复，但是要增加基牙分散殆力。
> 活动连接体。

36. 女，30岁。固定义齿粘固后半个月，近两天刷牙时有少量出血。无其他症状，查：右下6缺失，57为桥基牙，冠边缘平齐龈缘，与牙体组织贴合良好。右上45之间牙线可顺利通过，乳突处有少量食物滞留，牙龈红肿。引起牙龈出血的原因是

A. 冠边缘刺激牙龈   B. 接触点松   C. 冠外形不好
D. 患者未认真刷牙   E. 对颌有楔入式牙尖

【答案】B

【解析】牙线勉强通过为邻接正常，牙线可以顺利通过，说明接触点松，食物嵌塞刺激牙龈导致牙龈出血。

【破题思路】

邻接过紧	与邻牙接触过紧可导致牙周膜损伤，引起疼痛	细牙线不能通过
邻接过松	可引起食物嵌塞	细牙线无阻力通过
邻接正常	无不适	细牙线勉强通过

还可以用邻面接触片进行邻接检查：邻接接触的松紧度应在 50μm 以上和 110μm 以下，即 50μm 的检查片可以顺利通过邻面接触区，但 110μm 检查片不能通过。如 50μm 的检查片不能通过邻面接触区，则表明邻接过紧；如 110μm 检查片可以轻松通过邻面接触区则表明邻接过松。

37. 女，47 岁。左上 34 缺失，需固定修复，如果设计左上 25 为基牙的固定桥义齿时会产生
A. 近中移动   B. 远中移动   C. 唇向移动
D. 颊向移动   E. 唇颊向移动

【答案】E

【解析】25 的牙周膜面积之和小于 34，支持力不足，2-5 固定桥经过口角转弯，桥体在基牙连线之外，会因杠杆作用对基牙造成扭力，所以修复体会产生唇颊向移动。

【破题思路】多数人的后牙段基本都在一条直线上，牙弓弧度可以忽略不计。当前牙缺失的时候，有些情况下桥体位于基牙连线之外较远，牙弓弧度对基牙的影响不可忽略不计。比如上颌 2-2 缺失，上颌两个 3 做基牙，桥体位于两基牙之外，会因为杠杆对基牙产生倾斜扭力。上颌牙齿的力量是向唇颊侧龈方，因此，上颌桥体会受到向唇颊和龈方的力量，桥体的力量会转移到基牙上，因此上颌前牙缺失基牙除了受到龈方的力量还会受到唇颊侧的力量。

38. 女，52 岁。因 7̄6̄| 缺失，行固定义齿修复 7̄6̄5̄4̄| 一年，目前自觉基牙咬合痛。其主要原因为
A. 咬合早接触   B. 固位力不够   C. 基牙数目少
D. 连接体强度不够   E. 适应证选择不当

【答案】E

【解析】适应证选择不当，7̄6̄| 缺失属于游离缺失，不能采用常规固定修复，因为 5̄4̄| 的牙周膜面积远小于 7̄6̄|，基牙承受𬌗力过大，会导致牙周膜的损伤导致基牙的咬合痛。

【破题思路】单端固定桥主要适应证：

缺牙间隙小，𬌗力小，基牙稳固为前提下的常见四大单端：

2 缺失 3X，2 间隙小（最理想单端）。

5 缺失 6X，5 间隙小。

7 缺失 56X，对𬌗黏膜是支持式义齿。

3 缺失 54 为基牙（少）。

39. 修复 6̄4̄| 缺失的固定义齿属于
A. 半固定桥   B. 单端固定桥   C. 双端固定桥
D. 复合固定桥   E. 特殊固定桥

【答案】D

【解析】复合固定桥是由 2 种或 2 种以上的简单固定桥组合在一起构成。6̄4̄| 缺失应采用 7̄5̄3̄| 做基牙进行固定修复，其中中间基牙为避免产生支点作用应用应力中断式连接体（活动连接体），这样就包含了两种简单固定桥因此属于复合固定桥。

【破题思路】复合固定桥包括：①4个或者4个以上的牙单位。②2个或2个以上基牙。③每个基牙受力反应不一样。④共同就位道难取得。

40. 在设计双端固定桥时，若一端基牙的牙周条件较差，应考虑
A. 在牙周条件较差的一端用固位力较强的固位体
B. 在牙周条件较差的一侧多增加一个基牙
C. 在牙周条件较差的一端适当减少固位体的固位力
D. 选用机械强度略低的材料制作固定桥
E. 增加桥体咬合面积

【答案】B

【解析】固定桥修复的原则是基牙的牙周储备力必须或等于大于缺失牙的船力。因此，当基牙的牙周条件较差，即牙周储备力不足时，必须考虑增加基牙的数目。原则上，应在较弱基牙一侧增加基牙，起到保护较弱基牙的目的。选项A固位体只能增加固位力不能增加支持力。选项C与增加支持力无关。选项D机械强度差的固定桥挠曲变形量会增加进而会增加基牙的支持负担。选项E减小桥体船面的牙尖高度，只能在一定程度上减小基牙所受的船力，不能从根本解决固位力不足的问题。

41. 最适宜作桥体龈面的材料是
A. 金合金 B. 镍铬合金 C. 瓷
D. 复合树脂 E. 自凝树脂

【答案】C

【解析】为了避免刺激牙槽嵴黏膜，对于固定桥桥体龈面材料的要求是应尽量光洁，不易附着菌斑和软垢。此题选项所列的5种材料中，瓷最光洁，是制作桥体龈面最适合的材料，其次是金属材料（金合金、镍铬合金），树脂的光洁度稍差。

42. 多根牙的牙周膜附着面积最大的部位是
A. 牙颈部 B. 根颈1/3 C. 根分叉处
D. 根中1/3 E. 根尖1/3

【答案】B

【解析】牙周膜附着在牙根表面，而不是在牙颈部。单根牙牙周膜面积最大处在牙颈处。而多根牙在根颈1/3部位表面积最大，因此牙周膜面积最大。

43. 磨除基牙牙体组织最少的固定桥是
A. 金属烤瓷冠固定桥 B. 铸造金属冠固定桥 C. 全瓷冠固定桥
D. 桩核冠固定桥 E. 粘接固定桥

【答案】E

【解析】选项A、B、C、D均为常规固定桥，以全冠或桩核冠为固位体，为获得修复间隙和固位型，必须进行大量基牙预备。而粘接固定桥的主要靠粘接固位，基牙预备量少，甚至不磨牙。

【破题思路】粘接固定桥的三个常考点：
① 磨除基牙最少的固定桥。
② 主要靠粘接力固位的固定桥。
③ 粘接固定桥在釉质大面积缺损时不宜做。

44. 为使固定桥充分发挥咀嚼功能，首要的是
A. 恢复良好的桥体 B. 丰满的缺牙区牙槽嵴 C. 活髓基牙
D. 良好的固位与支持 E. 良好的船面形态标准

【答案】D

【解析】固定桥必须保持固位，不脱落或松动，同时基牙能够承受咀嚼压力。这是固定桥发挥咀嚼功能的基础和必要条件，否则将无法正常使用。桥体和船面形态虽与咀嚼能有关，但不是首要因素。而牙槽嵴丰满度和基牙是否为活髓与咀嚼功能无直接关系。

45. 可导致双端固定桥固位不良的是
A. 基牙轴面聚合度小 B. 桥体强度不足 C. 两端基牙数目不等
D. 一端基牙过短 E. 两端固位体的固位力相似

【答案】D

【解析】固定桥的固位主要取决于固位体的固位力大小、桥基牙的条件、固位体的类型及牙体预备和固位体制作的质量。A基牙轴面聚合度越小，固位力越大。B桥体的强度与固位力大小无关。C固定桥两端基牙数目不等不说明两端固位力不均衡。D当一端基牙过短时，会造成此基牙固位力过小，增加基牙可使两侧固位力平衡。E两端固位体固位力相似是固定桥的基本要求，不会导致固位力不足。

46. 双端固定桥的一端基牙受到垂直向外力时，固定桥将会产生旋转移动，其旋转中心位于
A. 基牙根上1/3和根中1/3交界处　　　　B. 基牙根中1/3和根尖1/3交界处
C. 基牙根上1/3　　　　　　　　　　　　D. 基牙根尖1/3
E. 另一侧基牙的根尖1/3与根中1/3的交界处

【答案】E

【解析】固定连接的双端固定桥与基牙形成整体的咀嚼单位，基牙失去各自原有的生理运动，当固定桥受到垂直向不均衡的𬌗力时，固定桥受力端基牙会下沉，另一端基牙受到扭力，形成了以受力端基牙到另一端基牙为半径，以非受力端基牙根尖1/3与根中1/3的交界处为支点的旋转，其旋转的支点在非受力基牙的根尖1/3与根中1/3的交界处。

47. 当余留牙倾斜超过30°时不宜选作固定桥的基牙，主要是因为
A. 受力后基牙的倾斜度加大　　B. 桥体易弯曲变形　　　　C. 不能承担𬌗力
D. 𬌗力不能沿基牙长轴传导　　E. 磨除牙体组织过多

【答案】D

【解析】基牙倾斜度大会存在两个主要问题，一个是难以取得共同就位道，另一个是𬌗力传导方向偏离牙长轴，不利于基牙健康。A受力后基牙的倾斜度加大是不良后果，不是原因。B桥体的弯曲变形只与桥体的强度、长度和𬌗力大小有关。E倾斜牙可做半固定桥并不一定需要大量地磨除牙体。

48. 为减轻桥体所承受的𬌗力而采取的措施中无效的是
A. 减小桥体颊舌径宽度　　　　　　　　B. 𬌗面添加副沟、加深颊舌沟
C. 加厚桥体金属层　　　　　　　　　　D. 扩大桥体与固位体之间舌外展隙
E. 降低非功能尖斜度

【答案】C

【解析】A选项减小桥体颊舌径宽度，可减小𬌗面接触面积，从而减小桥体的𬌗力。B、D选项添加副沟、加深舌沟、扩大外展隙等有利于食物排溢，可减小桥体受力。E选项降低非功能尖斜度可减小桥体所受𬌗力的侧向力。因此选项A、B、D、E均可有效减小桥体受到的𬌗力。而选项C只能增加桥体的强度，但不能减小桥体受力。

【破题思路】

𬌗力减小的方法	减小桥体颊舌径
	增加或加宽食物排溢沟
	增大舌侧外展隙
	降低牙尖斜度

49. 减小桥体弯曲变形的措施不包括
A. 选用机械强度高的桥体材料　　B. 加厚桥体金属层　　　　C. 延长桥体长度
D. 桥体结构设计为"工"形　　　　E. 减轻桥体所受𬌗力

【答案】C

【解析】要减小桥体的弯曲变形，需要增加桥体强度和减小桥体受力。选项A、B、D均可增加桥体强度。选项E𬌗力是导致挠曲变形的主要原因，减小𬌗力可减小桥体的弯曲变形。而选项C桥体的挠曲变形和桥体的长度的立方成反比因此延长长度是增加弯曲变形量。

【破题思路】固定桥与挠曲变形有关的因素：
（1）材料的机械强度　金属桥体强度较高。
（2）桥体金属层的厚度与长度　在相同条件下，与桥体长度的立方成正比。桥体挠曲变形量与桥体厚度的立方成反比。缺牙区近远中间隙大时，应适当加厚桥体金属层，抵抗桥体挠曲。

(3) 桥体的结构形态 对挠曲变形的影响较大。其中工形抗挠曲变形量最强，工＞口＞O。
(4) 殆力的大小 导致挠曲的主要原因是殆力。

50. 正常咀嚼运动中，咀嚼食物的殆力约为牙周组织所能支持力量的
A. 1/5　　　　　　　　B. 1/3　　　　　　　　C. 1/2
D. 2/3　　　　　　　　E. 3/4
【答案】C
【解析】牙周组织的支持能力大于日常咀嚼食物的殆力，多出的支持能力称为牙周储备力，或称牙周潜力，是固定桥修复的生理基础。正常的牙齿，咀嚼食物的殆力约为牙周组织所能支持的力量的一半。

51. 固定桥的固位受上下颌牙排列关系影响最大的是
A. 下前牙固定桥　　　　B. 上前牙固定桥　　　　C. 上后牙固定桥
D. 下后牙固定桥　　　　E. 前后牙复合桥
【答案】B
【解析】上颌牙列承受着较大的唇、颊向的非轴向力，有可能使上颌牙，特别是单根的上前牙向唇侧移位而失去牙间紧密的邻面接触关系，这对固定桥的固位是不利的。前牙固定桥弧度大，桥体前突，桥体的受力点偏离固位体支点。桥体与固位支点线的偏离程度和桥体的受力，对固定桥的固位和基牙的受力有很大的影响。上前牙固定桥受到的唇向侧向作用力较大，桥体受力点偏离固位体支点的特点更加明显，牙弓的突度和覆殆、覆盖关系等的影响更大。

52. 关于固定桥接触式桥体龈端的设计，正确的是
A. 桥体唇颊侧龈端与黏膜接触，颈缘线与邻牙一致　　B. 尽量增大与黏膜接触面积
C. 保持与黏膜之间一定的间隙，利于清洁　　　　　　D. 与黏膜紧密接触，保持一定压力
E. 唇颊侧龈端尽量减少接触面积
【答案】A
【解析】B 桥体与黏膜的接触面积越大就越难以自洁，不利于黏膜的健康。C 接触式桥体其桥体龈端均与黏膜接触。D 正确的桥体与黏膜接触关系是桥体龈端与黏膜密合，但不要压迫。E 唇颊面与邻牙形态协调，保证美观，舌、腭侧龈端减小接触面积，以利于清洁特别是前牙。因此，只有 A 符合固定桥接触式桥体龈端设计要求。

53. 固定桥的设计是否合理，其中最重要的是
A. 缺失牙数目的多少　　　　　　　　B. 固位体固位形式与种类选择得当
C. 基牙牙周组织健康　　　　　　　　D. 是否符合机械力学原则
E. 基牙的负重不超过其牙周组织的储备
【答案】E
【解析】固定桥的设计要保证有良好的固位和稳定，恢复生理功能，但最重要的是要有良好的生理基础，这是固定桥修复的前提条件。也就是说固定桥基牙的负荷不能超过其牙周组织的生理储备。否则会导致基牙及支持组织的损害和修复失败。

54. 男，48岁。右下45缺失，右下6近中倾斜约20°，余留牙健康。以右下63为基牙固定义齿修复时，应考虑
A. 采用复合固定桥　　　　B. 设计活动连接体　　　　C. 设计单端固定桥
D. 增加基牙数目　　　　　E. 加强固位力
【答案】B
【解析】本病例为单个缺隙，不能设计复合固定桥。由于右下6近中倾斜度较大，固定桥修复的难点是难以取得右下63的共同就位道。正确的方法是固定桥的一端设计活动连接体来解决共同就位道的问题，制作半固定桥。

【破题思路】半固定桥适用：于基牙倾斜度大，难于求得共同就位道的病例。

55. 男，47岁。右上后牙固定义齿修复半年后松动。查：6┘缺失，余牙正常，7̲5̲┘全冠固定桥，5┘固位体松动。拆除固定桥后发现，5┘预备体聚合度过大，轴面浅龋。重新修复时应
A. 增加 4┘做基牙　　　　　　　　　　B. 增加 8┘做基牙
C. 5┘牙髓失活、根管治疗后改桩核冠固位体　　D. 5┘重新预备，增加基牙，增加固位力
E. 改 6┘单端固定桥

【答案】C

56. 男，50岁。上前牙固定义齿4个月后修复体与邻牙间出现间隙。查：1|1 缺失，2|2 烤瓷固定桥修复，32|23 之间间隙0.5mm，2|2 叩（+）；不松动。余留牙正常，出现间隙。最可能的原因是
   A. 基牙折断　　　　　　　　B. 基牙负荷过大　　　　　　　C. 基牙牙周炎
   D. 修复体制作问题　　　　　E. 固位体固位力不够

【答案】B

【解析】上颌牙列承受着较大的唇、颊向的非轴向力，有可能使上颌牙，特别是单根的上颌前牙向唇侧移位而失去牙间紧密的邻面接触关系。该病例 1|1 缺失，2|2 牙周膜面积小于缺失牙，基牙支持能力差，2|2 固定桥修复使得基牙负荷过大，结果导致基牙及修复体唇向移位，与邻牙出现间隙。

57. 男，43岁。|456 缺失，3年前行 |7-3 全冠固位体固定义齿修复，现 |3 基牙松动。导致基牙松动最可能的原因是
   A. 𬌗力过大　　　　　　　　B. 𬌗力不平衡　　　　　　　　C. 固位力不等
   D. 固位体选择不当　　　　　E. 设计不合理

【答案】E

【解析】|456 缺失，|7-3 为基牙进行固定桥修复时，基牙牙周膜面积小于缺失牙，不能做固定义齿，因此为设计不合理。

58. 男，52岁。|245 缺失，余留牙健康，排列位置及咬合关系正常。设计以 |136 为基牙，复合固定桥修复。固定桥 |3 在远中采用活动连接体的目的不包括
   A. 避免过多切割牙体组织　　B. 便于固定桥就位　　　　　　C. 减小中间基牙扭力
   D. 更有利于美观　　　　　　E. 避免铸件变形

【答案】D

【解析】牙列间隔缺失时中间基牙的支点作用，会使一端受力下沉时，在另一端产生𬌗脱位力，这种现象在咬块食物时更明显。因此需要在中间基牙上设计应力中断连接体。该病例设计 |136 复合固定桥修复，基牙多，前后牙长轴方向不一致，如果全部采用固定连接体，难以取得共同就位道，需要磨除大量牙体组织，由于固定桥长，跨度大，制作蜡型、包埋和铸造时容易发生变形，而且复合长桥的中间基牙受到的扭力较大。因此，|3 远中采用栓道式活动连接体，使长桥分段制作，分段就位。解决了共同就位道和变形的问题，采用活动连接也可减小 |3 受到的扭力，这样的设计与美观效果无关。

59. 螺纹形冠桩的缺点是
   A. 易导致根管壁侧穿　　　　B. 不能粘接　　　　　　　　　C. 易造成根折
   D. 固位力小　　　　　　　　E. 根尖封闭差

【答案】C

【解析】螺纹桩是旋转自攻固位，对根管壁会产生应力，并且螺纹桩多数为金属桩，普通金属的弹性模量较高容易造成根折。

60. 在蜡型的铸道针上做储金球的主要目的是
   A. 有利于熔金的流动　　　　B. 起助流针的作用　　　　　　C. 使熔金容易流入铸模腔内
   D. 保持铸金温度　　　　　　E. 补偿铸金冷却后体积的收缩

【答案】E

【解析】在距离蜡型约2mm的铸道上可加一扁圆形蜡球，在铸造中，当铸件收缩时补偿铸件体积的收缩，称为储金球。储金球的大小应与蜡型的体积相当。储金球应位于铸圈的热力中心处。

61. 设计单端固定桥的条件是
   A. 缺隙小、𬌗力小、基牙小条件差　　　　B. 缺隙小、𬌗力小、基牙大条件好
   C. 缺隙大、𬌗力大、基牙大条件好　　　　D. 缺隙小、𬌗力大、基牙大条件好
   E. 以上都不是

【答案】B

【解析】单端固定桥粘固在一端基牙上。这种设计，增大了扭力矩，基牙极易倾斜、扭转而引起牙周组织创伤，故不单独使用，只有在缺隙小，𬌗力小，基牙稳固时候使用。

62. 固定桥牙体制备，轴面聚合度的大小与什么关系最密切
   A. 密合度　　　　　　　　　B. 固位力　　　　　　　　　　C. 就位道
   D. 粘接力　　　　　　　　　E. 抗力

【答案】B

【解析】牙体轴面聚合角度与固位力成反比，因此聚合角度不能太大，否则会影响固位，因此要求牙体预备聚合角度一般为 2°～5°。

> 【破题思路】摩擦力是主要固位力。
> ① 接触面要密合，越密合越好。
> ② 接触面积越大，摩擦力也越大。
> ③ 轴面应近于平行，不宜超过 5°，以 2°～5°为宜。
> ④ 点、线角要清楚（不是尖锐）以增大摩擦力。
> ⑤ 设计各种固位形，如箱状、鸠尾、针道、沟固位形。

63. 下列关于半固定桥的说法中错误的是
A. 倾斜基牙为获得共同就位道
B. 保护缺隙一侧支持力较弱的基牙
C. 含中间基牙的多单位固定桥
D. 可动连接体的栓道位于固位体上
E. 可动连接体一般用栓道式附着体

【答案】C

【解析】半固定桥的桥体一端的固位体为固定连接，另一端的固位体为活动连接。活动连接体在桥体的部分制成栓体，将嵌合于基牙固位体上的栓道内。半固定桥两端基牙所承受的应力不均匀，当桥体正中受到垂直向殆力时，固定连接端的基牙所受的殆力大于活动连接端基牙，因为殆力通过活动连接体的传导，使应力得以分散和缓冲，因此能保护弱侧基牙。半固定桥一般适用于基牙倾斜度大，若用双端固定桥修复，难于获得共同就位道的病例。A、B、D、E 均为半固定桥的特点。而选项 C 含有中间基牙的固定桥不属于半固定桥，属于复合固定桥。

64. 固定桥需获得共同就位道，取决于
A. 固位体类型的设计
B. 连接体的设计
C. 两侧基牙制备后无倒凹
D. 两侧基牙制备后各轴面平行
E. 固定桥设计成先一侧就位

【答案】D

【解析】在制备基牙时，要求基牙的每个轴壁彼此平行，而且所有基牙的轴壁相互平行，与固定桥的就位道一致，以取得固定桥各固位体之间共同的就位道。

65. 对于固定桥破损后的处理，正确的是
A. 检查咬合，是否存在殆干扰等咬合不平衡
B. 对于树脂变色磨损等，可以在口内用光固化树脂直接修补
C. 对于瓷少量缺损而未暴露金属基底冠者，可在口内用专用树脂修补
D. 对于瓷裂和崩瓷者，必要时可拆除后重新制作
E. 以上都正确

【答案】E

【破题思路】固定桥出现的问题和解决方法。

固定桥松动	基牙负荷过大	桥基牙受力过大，超过所能承受的负荷，应减少压力
	固位体的固位力不够	固位体的固位力不够，咀嚼运动中垂直或侧向力作用下，引起固定桥的翘动，使粘固剂破裂，导致固定桥松动，甚至脱落。应重新设计
	牙体固位形差	轴面向内聚过大，甚至将基牙制备成锥形，一般都需拆除，重新制备
	固位体与基牙不密合	需拆除，重新制作
固定桥破损	继发龋	需拆除，充填后重新制作
	瓷层或树脂层牙面破损	连接体折断
	面破损	需重新制作
固位体、桥体牙面变色	树脂牙面的厚度不够	金属基底表面遮色剂效果不理想
	色素着色	可在口内通过更换桥体牙面，或用光固化复合树脂修补外，其他原因引起的固定桥破损，都应拆除后，重新制作或改变修复设计方案

66. 牙列缺损会引起的不良影响是
A. 咀嚼功能减退
B. 发音功能障碍
C. 美观差
D. 颞下颌关节紊乱病
E. 以上均是

【答案】E

【破题思路】牙列缺损的影响。
牙列中有一颗牙缺失，会导致三维动力平衡被破坏，邻牙的倾斜、对颌牙的伸长、牙周组织的破坏、𬌗紊乱、𬌗干扰都有可能。
① 咀嚼功能减退。
② 发音功能障碍。
③ 美观的影响。
④ 对牙周组织的影响。
⑤ 颞下颌关节病变。

67. 患者，女，37岁。固定义齿修复，取印模时最好采用
A. 藻酸盐印模材料
B. 硅橡胶印模材料
C. 琼脂印模材料
D. 印模膏
E. 印模石膏

【答案】B

【解析】藻酸盐印模材料、琼脂印模材料，精确度没有硅橡胶印模高。目前临床上固定义齿修复常用硅橡胶印模材料。

【破题思路】

印膜材料		特点
藻酸盐	弹性、不可逆	临床最常用，清晰度和稳定性较差，吸水膨胀，失水收缩
琼脂	弹性、可逆	凝胶转变成溶胶的温度为60～70℃，主要用于复制模型
硅橡胶	弹性、不可逆	缩合型：疏水，聚合时有副产物乙醇生成
		加成型：疏水（增加亲水性），聚合后释放氢气
聚醚橡胶	弹性、不可逆	聚合后硬度高，适用于种植义齿、套筒冠、精密附着体的转移印模

68. 固定桥修复时桥基牙的数目应根据
A. 固位体类型
B. 负重在生理限度以内
C. 缺失牙部位
D. 修复体材料
E. 制作工艺复杂程度

【答案】B

【解析】固定桥修复时桥基牙的数目主要考虑负重是否在生理限度内。
（1）以牙周膜面积决定基牙的数量　Ante曾提出基牙牙周膜面积的总和应等于或大于缺失牙牙周膜面积的总和，即基牙的数量应根据基牙与缺失牙牙周膜面积大小来衡量。
（2）以𬌗力的比值决定基牙的数量　Nelson根据各牙的𬌗力、牙冠及牙根形态，以及牙周组织等，以上、下第一磨牙𬌗力比值100为基准，制定出各牙𬌗力的相关比值。Nelson提出：桥基牙𬌗力比值总和的2倍，应等于或大于固定桥各基牙及缺失牙𬌗力比值的总和。

69. 女，47岁。36缺失，35、37为健康活髓牙。35、36、37金属烤瓷固位桥粘固后4天复诊，主诉咬合时疼痛。此时首先考虑
A. 基牙根尖状况
B. 基牙牙槽骨状况
C. 基牙牙龈状况
D. 修复体咬合接触
E. 固位体边缘密合度

【答案】D

【解析】粘固4天，时间较短，短期出现咬合疼痛，主要考虑咬合早接触，故选D。根尖、牙槽骨或者因边缘密合程度导致的相关问题都需要较长时间，牙龈状况未见明确说明（如红肿或出血等情况，故不优先考虑）。

【破题思路】基牙疼痛

咬合早接触	早接触，会使基牙受力过大，产生咬合痛，一般经调改去除早接触点，疼痛可消失
牙周膜轻度损伤（用力戴入导致）	邻牙牙周膜损伤——邻接过紧 基牙的牙周膜损伤——共同就位道略有偏差
牙髓炎	由于牙体制备量大，马上出现牙髓炎，需拆除固定桥，待牙髓病治疗后再重作修复
继发性龋	使用一段时间后，基牙出现牙髓炎，需拆除固定桥，待牙髓病治疗后再重作修复
电位差刺激	此时需消除电位差，消除疼痛
基牙受力过大	固定桥设计不合理，此时必须摘除固定桥，重作牙列缺损的修复设计

70. 患者，女，25岁，21|1 缺失，间隙正常，要求固定修复，则最佳设计为
A. 3|2 做基牙的双端固定桥
B. 3|23 做基牙的双端固定桥
C. 3| 做基牙单端修复右上1、2，|2 做基牙单端修复左上1
D. 3| 做基牙单端修复右上1、2，|23 做基牙单端修复左上1
E. 43|23 做基牙的双端固定桥

【答案】B
【解析】如题目所示唯有B选用基牙，基牙的牙周膜面积≥缺失牙，而且的支持力和固位力均适度，所以应选双端固定桥。

【破题思路】1. 固定桥的各自特点
（1）双端固定桥
① 固定桥所承受的殆力，通过两端基牙传递至基牙牙周组织。
② 双端固定桥的桥基牙能承受较大殆力，且两端基牙所分担的殆力也比较均匀。
③ 双端固定桥将基牙连接为一个整体，由单个基牙的生理性运动转变成固定桥基牙的整体性生理运动。此运动方式同样符合牙周组织健康要求。
（2）半固定桥
① 半固定桥两端基牙所承受的应力不均匀。当桥体正中受到垂直向殆力时，固定连接端的基牙所受的力大于活动连接端基牙。因为殆力通过活动连接体的传导，使应力得以分散和缓冲，而固定连接端基牙则承担较大殆力，容易使固定连接端基牙受到创伤。
② 半固定桥一般适用于基牙倾斜度大，若采用双端固定桥修复，难于求得共同就位道的病例。
（3）单端固定桥
① 单端固定桥受力后，桥体处形成力臂，基牙根部形成旋转中心，产生杠杆作用，使基牙产生倾斜、扭转，从而引起牙周组织的创伤性损害或固位体松脱。
② 临床上应严格选择病例，如缺牙间隙小，承受殆力不大，而基牙又有足够的支持力和固位力，桥体设计合理，仍可采用。
（4）复合固定桥
① 复合固定桥一般包括四个或四个以上的牙单位，常包括前牙和后牙，形成程度不同弧形的固定桥，整个固定桥中含有两个以上基牙。
② 当承受外力时，各个基牙的受力反应不一致，可以相互支持或相互制约，使固定桥取得固位和支持。
③ 反之，也可能影响到固定桥的固位而引起固位体和基牙之间松动。
④ 复合固定桥包括的基牙数目多而且分散，要获得共同就位道比较困难。

2. 基牙数的确定
（1）以牙周膜面积决定基牙的数量　Ante曾提出基牙牙周膜面积的总和应等于或大于缺失牙周膜面积的总和，即基牙的数量应根据基牙与缺失牙周膜面积大小来衡量。假如缺失牙的牙周膜面积大于基牙牙周膜面积的总和，将给基牙带来创伤，最终导致固定桥修复的失败。
（2）以殆力的比值决定基牙的数量　Nelson根据各牙的殆力、牙冠及牙根形态，以及牙周组织等，以上、下第一磨牙殆力比值100为基准，制定出各牙殆力的相关比值。Nelson提出：桥基牙殆力比值总和的2倍，应等于或大于固定桥各基牙及缺失牙殆力比值的总和。

选择固定桥修复牙列缺损时，不能单纯地用数字计算来确定基牙的数目，但可将牙周膜面积和殆力比值作为决定基牙的数量的参考，结合口腔内的实际情况，全面分析考虑，作出判断。

71. 下颌牙列中牙周膜面积的排列顺序从大到小是
A. 67543　　　　　　　　B. 76543　　　　　　　　C. 67354
D. 76534　　　　　　　　E. 67534
【答案】C
【解析】下颌牙周膜面积大小排序为 6>7>3>5>4>2>1。

A3 型题

（1～3题共用题干）
患者，男，45岁。在某诊所做左下后牙固定修复体3年，近来义齿松动，口臭，左下后牙自发性疼痛，夜间明显。查：6̄ 缺失，5̄7̄ 为桥基牙，金属全冠固位体颈缘下方可探及龋，未见破损

1. 口腔检查的重点是
A. 口腔卫生状况　　　　B. 牙周组织状况　　　　C. 牙槽嵴
D. 殆关系　　　　　　　E. 原修复体及基牙
【答案】E
【解析】此患者主要症状是在固定修复后发生义齿松动，后牙自发性疼痛，桥基牙缺损，金属全冠固位体颈缘下方可探及龋，这些症状都是原不良修复体所致，所以需要对原修复体及基牙进行重点的检查，对修复体的边缘封闭、固位力进行判断，以及基牙状况进行评估，以便进行进一步的修复。

2. 引起疼痛最可能的原因是
A. 咬合不平衡　　　　　B. 固位体松动　　　　　C. 继发龋引起牙髓炎
D. 牙周炎　　　　　　　E. 邻接关系不良
【答案】C
【解析】此患者在固定修复后发生义齿松动，后牙自发性疼痛，夜间加重，此为急性牙髓炎症状，检查发现金属全冠固位体颈缘下方可探及龋，可怀疑是修复后由于松动导致边缘渗漏，细菌入侵引起继发龋，导致急性牙髓炎。

【破题思路】固定修复后自发性疼痛原因：
① 短时间内：牙髓炎、牙体切割过多，粘固前未戴暂时冠做，牙髓安抚治疗——牙髓炎。
② 一段时间后牙髓炎（常见原因）。
③ 根尖周炎。
④ 食物嵌塞导致的龈乳头炎。
⑤ 根管侧壁穿未完全消除的炎症。

3. 对该患者的首要治疗是
A. 拆除固定桥后，针对情况进一步治疗　　　B. 牙周洁治
C. X 线检查基牙有无继发龋　　　　　　　　D. 服镇痛药观察
E. 在固位体殆面开窗观察
【答案】A
【解析】此患者的口腔症状是由于不良修复体引起，所以治疗的第一步是去除不良修复体，然后根据症状，牙髓炎的需要开髓根管充填等进一步治疗，所以A正确。牙周洁治针对牙龈炎和慢性牙周炎，不是引起此患者疼痛的原因，所以排除B。X线片检查基牙有无继发龋是检查，不是治疗，所以排除C。服止痛药观察，没有去除导致疼痛的根本原因牙髓炎，所以排除D，在固位体面开窗观察无法解决继发龋的问题。

（4～6题共用题干）
某男，27岁，要求固定修复6̄。检查：6̄缺失，缺隙较大，7̄不松，叩（-）；5̄松Ⅰ度，叩（-）；余牙无异常。

4. 此时临床上最常用，最有效的辅助检查是
A. 殆力检测　　　　　　B. 咀嚼效率测定
C. 肌电图检查　　　　　D. X 线片
E. 制取研究模

【答案】D

【解析】X线片主要是观察5松动的原因和牙槽骨吸收情况，并予以治疗，如5牙槽骨吸收过多超过1/3则无法作为基牙。

5. 若设计双端固定桥修复6，此时应重点考虑
   A. 5选用固位力较弱的固位体　　B. 增选4和5联合做基牙　　C. 增加桥体的机械强度
   D. 增加桥体的牙尖高度　　　　　E. 增加桥体的颊舌径

【答案】B

【解析】因为固定桥要求基牙健康稳固，而5Ⅰ度松动，支持力已不足，无法单独作为基牙，因此在制作固定桥首要考虑的是增加弱侧基牙的支持力，而增加支持力最好的方法就是增加基牙。

【破题思路】增加基牙的几种情况：
① 基牙牙周膜面积小于缺失牙牙周膜面积。
② 冠根比不良。
③ 根的外形和结构不良。
④ 牙有倾斜。
⑤ 牙槽骨高度降低。

6. 基牙预备完成后制取下颌工作模时，操作者应站在患者的
   A. 左前方　　　　　　　B. 左后方　　　　　　　C. 右前方
   D. 右后方　　　　　　　E. 任意位置

【答案】C

（7～9题共用题干）

男，34岁。牙外伤后3个月，要求固定义齿修复。检查右下42缺失，右下3残根稳固，行根管治疗两个半月，轻度叩痛。X线检查右下3根管充填2/3，未见明显根尖阴影。

7. 右下3残根的处理是
   A. 直接开髓修复　　　　B. 重新根管治疗　　　　C. 药物治疗
   D. 继续观察　　　　　　E. 拔除

【答案】B

【解析】修复治疗中应尽量保留牙体，因此3残根应保留，因其根充未到位有隐患，因此应保留残根并解决隐患重新进行根管治疗。

8. 确定制作固定义齿，最佳的基牙选择为
   A. 右下51　　　　　　　B. 右下53　　　　　　　C. 下颌1|13
   D. 右下531　　　　　　 E. 右下653

【答案】D

【解析】根据Ante法则，基牙牙周膜面应大于缺失牙牙周面积，因此基牙最少应选择右下35。在固定桥的制作中因单端固定桥易对基牙造成扭力因此尽量避免设计，因此还应增加基牙右下1。

9. 若3作为固定桥的基牙，对它的正确处理如下。除了
   A. 纤维桩核　　　　　　B. 铸造桩核　　　　　　C. 树脂桩核
   D. 成品螺纹钉　　　　　E. 粘固剂充填

【答案】E

【解析】右下3缺损面积较大，因此无法直接充填，必须通过桩核恢复基本牙体形态后再修复。

（10～14题共用题干）

某女，32岁，左下67单端固定桥（右下8未萌）戴用3年余，近一时期自觉基牙松动，冷热疼痛不适，查：左下6松动Ⅰ度，固位体殆面穿孔，深龋洞，冠边缘不密合，牙龈充血，红肿，余未见异常。

10. 基牙松动的原因可能是
    A. 患者使用不当　　　　B. 设计不当，基牙受力过大　　　　C. 固位体强度差
    D. 牙周病　　　　　　　E. 继发龋

【答案】B

【解析】单端固定桥易对基牙产生扭力，因此一般不单独使用。只有在基牙稳固，缺隙小，殆力小时使用。左下7缺失不能用6单独作为基牙，只有在56基牙稳固，对颌为黏膜支持式可摘局部义齿时可使用单端固定桥，

以 56 作为基牙。

11. 左下 6 牙龈发炎的原因是
A. 基牙受力过大　　　　　　B. 口腔卫生差　　　　　　C. 牙冠边缘延伸过长
D. 牙冠边缘与基牙不密合　　E. 以上都对

【答案】D
【解析】题干中患者边缘不密合，不密合容易导致食物嵌塞和菌斑的形成进而形成龈炎。

【破题思路】牙龈炎

粘固剂未去净	去净牙间隙内多余粘固剂
菌斑附着	固位体边缘不贴合或全冠固位体、桥体颊舌侧轴面外形恢复不正确，应重新制作
龈组织受压	固位体边缘或桥体龈端过长，应磨除
接触点不正确	接触点位置恢复不正确或接触点松，引起食物嵌塞，引起龈炎，应重做

12. 上述情况应如何处置
A. 牙周上药　　　　　　　　B. 服用消炎药　　　　　　C. 洁治
D. 拆除不良修复体　　　　　E. 观察

【答案】D

13. 上述固定桥设计改成下面哪个最好
A. 不修复　　　　　　　　　B. 可摘义齿修复　　　　　C. 左下 456 为基牙固定修复
D. 左下 56 为基牙固定修复　E. 左下 3456 为基牙固定修复

【答案】B

14. 如果采取固定修复方式，如何减轻基牙负担
A. 增加桥体金属层厚度　　　B. 固位体边缘高度抛光　　C. 减小桥体颊舌径及长度
D. 固位体与基牙密合　　　　E. 以上都对

【答案】C
【解析】A 增加桥体金属层的厚度会减小桥体的挠曲变形量，并不能减轻基牙的负担（桥体的弯曲变形量与厚度的立方成反比，与长度的立方成正比，与宽度成反比）。B 固位体边缘高度抛光利于牙龈的健康，无法减轻基牙的负担。C 减小桥体颊舌径，可减小𬌗面接触面积，进而减小咬合力，可减小基牙的负担。

(15～20 题共用题干)

某男，26 岁，半年前因外伤一上前牙脱落，现要求烤瓷修复。口腔检查：右上 1 缺失，间隙正常，牙槽嵴无明显吸收。左上 1 牙冠 1/2 缺损，现探稍敏感，叩诊阴性，无松动，冷热刺激痛明显，有自发性夜间性疼痛。右上 2 牙冠良好，叩诊阴性，无松动。上下前牙牙龈轻度红肿，易出血，可见菌斑及牙石。余牙未见异常。

15. 下列在修复前必需的检查和治疗是
A. 左上 1 根管治疗　　　　　B. 右上 2 根管治疗
C. 拔除左上 1　　　　　　　D. 左下 6 冠修复，7 可摘义齿修复
E. 取模型研究

【答案】A
【解析】修复治疗的牙齿必须是健康的基牙，因此应先解决牙体疾病。

16. 以上患者的治疗最好设计是
A. 隐形义齿　　　　　　　　B. 桩冠与隐形义齿　　　　C. 覆盖义齿
D. 桩核和双端固定桥　　　　E. 以上都对

【答案】D
【解析】患者最好的修复方式种植或左上 1 和右上 2 为基牙的固定义齿修复。

17. 下列对桩描述正确的是
A. 桩的长度距根尖 3～5mm，粗度为根粗的 1/3
B. 桩的长度距根尖 5～8mm，粗度为根粗的 1/3
C. 桩的长度距根尖 3～5mm，粗度为根粗的 1/2
D. 桩的长度距根尖 0.5mm，粗度为根粗的 1/3

E. 桩的长度距根尖 3～5mm，粗度为根粗的 2/3
【答案】A

【破题思路】对桩的要求：
① 桩的长度：根尖部保留 3～5mm 的充填材料，最少 5mm。
② 桩的长度为根长的 2/3～3/4。
③ 保证根桩≥临床冠的长度。
④ 桩骨内的长度≥根骨内的总长度的 1/2。
⑤ 桩的直径：根径的 1/4～1/3，1/3 最好。

18. 下列对桩核冠牙体预备的正确的描述是
A. 齐龈抹平
B. 磨至龈下 3mm 磨平
C. 磨至龈下 0.5mm 磨平
D. 按金瓷冠预备体的要求进行右上 1 的残冠磨除
E. 可不预备
【答案】D
【解析】牙体预备的基本原则要尽量保存牙体组织，因此 A、B、C 错误。并且要有足够的固位形和抗力形，因此要按金瓷冠预备体的要求进行右上 1 牙体预备。

19. 桩核冠优越性相比桩冠不包括
A. 易取得共同就位道
B. 固位体边缘更密合
C. 固定桥破损后易修改
D. 成本低
E. 基牙受力分布好
【答案】D
【解析】桩核冠因桩和冠分别制作，因此可以改变基牙的就位道方向。并且因为冠是单独制作，边缘处可形成良好的肩台密合性，并且易修改，一般出现问题只需拆除冠即可。但是桩核分别制作较为复杂并且成本较桩冠高。

20. 在烤瓷桥修复体粘接一周后患者出现上前牙冷热疼痛，最可能的原因是
A. 继发龋
B. 牙体切割过多已近髓
C. 牙周创伤
D. 设计不良
E. 粘固剂刺激
【答案】B

【破题思路】基牙过敏性疼痛的常见原因，修复体粘固后过敏性疼痛原因。
短期：① 备牙时，保护不够或预备量过大。
② 粘接时，粘固剂刺激或温度刺激。
长期：① 继发性龋，未做预防性扩展。
② 牙龈退缩。
③ 粘固剂脱落或溶解。

(21～23 题共用题干)
一患者，左下 6 缺失 3 个月，左下 5 残冠，已做根管充填。

21. 如果左下 7 近中倾斜，采用固定桥修复的难点是
A. 获得共同就位道
B. 基牙支持
C. 恢复咬合关系
D. 桥体设计
E. 固定桥的强度
【答案】A
【解析】除半固定桥外，固定桥属于一个整体，各个基牙需要在同一个方向带入，左下 7 倾斜会和左下 5 没有共同就位道。

22. 如果左下 78 均近中倾斜并接触良好，采用固定桥修复时，左下 7 的固位体最好设计成
A. 铸造金属全冠
B. 金属烤瓷全冠
C. 嵌体
D. 高嵌体
E. 保留远中邻面的改良 3/4 冠
【答案】E
【解析】78 均近中倾斜并接触良好，如果全冠修复会比正常预备更多的牙体组织，并且因 8 倾斜易造成食物嵌塞。因此最好的办法是不破坏邻接防止食物嵌塞，并尽量多地保存牙体组织。故做改良 3/4 冠是最好的选择。

23. 如果左上6𬌗向伸长，应采取的措施是
A. 增加左下4做基牙　　　　B. 设计半固定桥　　　　C. 减小桥体颊舌径
D. 减小桥体厚度　　　　　　E. 调磨左上6
【答案】E
【解析】|6 𬌗向伸长，将造成上颌𬌗曲线形状异常，最终造成修复左下6失败。所以此时修复采取的最佳措施应是调磨|6，使其长度恢复正常，即恢复上颌正常的𬌗曲线。

(24～25题共用题干)
男，25岁。|2 缺失，间隙小，|3 牙根长大，近中切角少量缺损，与对颌牙的覆𬌗、覆盖关系正常，患者要求固定修复。

24. 对该患者最好的修复设计是
A. |13 双端固定桥　　　　B. |3 单端固定桥　　　　C. |1 单端固定桥
D. 可摘局部义齿　　　　　E. 种植义齿
【答案】B
【解析】|13 双端固定桥在正常情况下是最好的选择。但题干当中说明间隙小，基牙稳固而且覆盖、覆𬌗正常，这些条件十分符合单端固定桥，本着少磨除牙体组织的原则，|3 单端固定桥是最好的选择。

25. 以下修复前诊治处理中错误的是
A. |3 X线根尖片检查　　　　B. 牙周洁治　　　　C. |3 去髓、根管治疗
D. |3 牙髓活力检查　　　　　E. 向患者交代治疗计划
【答案】C
【解析】最好的基牙是活髓牙，因此在进行修复时要尽量保护牙髓。|3 缺损少，髓腔小，没有必要提前根管治疗。

(26～27题共用题干)
男，50岁。右下5缺失，固定义齿修复后，自觉胀痛不适，伴口臭。查右下4-6固定桥完整，无松动，无叩痛。右下7近中邻面有浅龋洞，与右下6远中面呈楔状缝隙，探诊无明显酸痛，牙髓活力测正常，无叩痛，无松动。右下7近中龈乳头红肿，有触痛，可见食物嵌塞。

26. 该患者自觉胀痛的主要原因是
A. 右下7深龋　　　　　　　B. 右下7牙髓炎　　　　C. 右下67龈乳头炎
D. 右下7急性根尖周炎　　　E. 右下67牙周炎
【答案】C
【解析】由临床所见"右下7近中龈乳头红肿，有触痛，可见食物嵌塞"以及临床症状"自觉胀痛"，可以判定右下67龈乳头炎，邻接不良导致的食物嵌塞长导致龈乳头炎。

27. 最有效的治疗措施是
A. 右下67牙周治疗　　　　B. 右下7嵌体修复　　　　C. 右下7牙龈炎治疗
D. 右下7根管治疗后冠修复　E. 树脂充填右下67间楔状缝隙
【答案】E
【解析】有效的应急处理措施是右下67牙周治疗，局部清洁，上药可使症状缓解，但是根本的治疗手段应当是充填右下7龋坏，恢复接触关系，防止食物嵌塞。

(28～30题共用题干)
男，43岁。|6 缺失，|5 远中邻𬌗面及颊侧颈部银汞合金充填物，X线片示根管治疗完善。|7 锤造冠修复体，𬌗面穿孔，边缘不密合。余留牙未见异常。

28. 该病例在修复治疗前首先应做的是
A. |5 重新充填　　　　　　B. |5 截冠　　　　　　　C. |7 拆冠
D. |7 X线片　　　　　　　E. 取研究模型
【答案】D
【解析】本题考核牙列缺损的修复前检查。对于任何病例，在开始修复治疗前均首先要进行必要的检查，明确诊断，确定修复治疗方案。缺损情况复杂的病例，研究模型有助于修复设计。但对于该病例，首先应拍摄X线片，了解|7 的牙髓治疗情况和牙周健康状况。

29. 若患者要求固定义齿修复，|5 的最佳处理方法是
A. 金属全冠　　　　　　　　B. 桩核冠　　　　　　　C. 合金嵌体
D. 树脂嵌体　　　　　　　　E. 树脂充填

【答案】B

【解析】本题考核牙体缺损修复适应证的选择。由于的缺损范围过大，单纯充填或嵌体修复后容易脱落且预备体抗力差，容易折断，单纯全冠修复后也可能发生冠折。因此最佳选择是进行桩核冠修复。

30. 如 |7 X线片示根管充填完善，根尖周正常，缺失的 |6 最佳修复方法是
A. 可摘局部义齿　　　　　　　　B. 种植修复　　　　　　　　C. |7 单端固定桥
D. |5 单端固定桥　　　　　　　　E. |5-7 双端固定桥

【答案】E

【解析】本题考核牙列缺损修复适应证的选择。该病例的修复治疗可以有三种选择，即固定桥、种植、可摘局部义齿。与前两种相比，可摘义齿的修复效果最差，但费用最低。而固定桥和种植虽然均可选择，但在本病例中由于缺隙前后邻牙均需要修复，因此从修复的复杂程度、综合效果考虑，固定桥应为最佳选择。

（31～32题共用题干）

男，45岁。右下6缺失，固定义齿修复2个月多时常有咬合接触时瞬间疼痛，无自发痛，无冷热敏感。检查：右下7～54固定桥、右下54烤瓷冠、右下7金属全冠固位体，边缘密合，不松动，叩痛（-），X线右下4片示根管治疗完善，右下57牙周和根尖周均未见异常。右上76殆面银汞合金充填体完整，叩痛（-）。

31. 疼痛的原因最可能为
A. 急性牙髓炎　　　　　　　　B. 急性根尖周炎　　　　　　　　C. 咬合创伤
D. 微电流刺激　　　　　　　　E. 牙本质敏感

【答案】D

【解析】该题考核固定义齿修复后疼痛的诊断与处理。根据疼痛的特点，首先可排除急性牙髓炎、急性根尖周炎和牙本质敏感。该病例为咬合接触瞬间痛，而不是用力咬紧时痛，临床检查无叩痛，也未见咬合高点，因此可排除咬合创伤。该病例固定桥修复体的对颌牙有银汞合金充填体，咬合接触时异种金属接触会产生微电流，可能刺激牙髓引起疼痛。该病例咬合接触瞬间痛的特点符合微电流刺激痛的特点。

32. 最佳治疗方案为
A. 右下57牙髓治疗　　　　　　　　B. 更换材料，重新固定桥修复
C. 调殆　　　　　　　　　　　　　D. 右上67改为树脂充填
E. 脱敏治疗

【答案】D

【解析】根据上题的诊断，其治疗方法应可排除选项A、C、E。B和D选项两种方法比较，右上76改为树脂充填即可避免异种金属接触的微电流刺激，此方法最为简单有效，是最佳选择。

（33～35题共用题干）

男，34岁。牙外伤后3个月，要求固定义齿修复。检查 42| 缺失，3| 残冠，不松动，叩痛（+）。X线片示 3| 根尖1/3无根充物影像，未见根尖阴影。

33. 如果 2| 缺隙宽度窄，前牙覆殆覆盖正常，固定桥基牙的最佳选择是
A. 51|　　　　　　　　　　　　　B. 53|
C. 31|1　　　　　　　　　　　　D. 531|
E. 653|

34. 如果 2| 缺隙宽度窄，前牙覆殆覆盖正常，固定桥的形式应为
A. 双端固定桥　　　　　　　　　B. 单端固定桥
C. 半固定桥　　　　　　　　　　D. 复合固定桥
E. 特殊固定桥

35. 如果X线片示 3| 根中1/3有横向折裂线，正确的修复方案是
A. 拔除 3|，51|1 固定桥　　　　　　B. 拔除 3|，65～1| 固定桥
C. 拔除 3|，432| 可摘局部义齿　　　D. 3| 桩核冠 42| 可摘局部义齿
E. 3| 桩核冠，42| 种植义齿

【答案】B、D、C

【解析】因为 2| 缺隙狭窄，咬合正常，此处桥体受力小，3| 牙根粗壮，题干表明牙齿无松动，支持力强，固定桥的前部可以 3| 为基牙采取单端形式，后牙部分则必须采取双端固定方式，避免基牙扭力。整个修复体为双端桥与单端桥组合成的复合固定桥，基牙应选 53|，其他基牙分布方式均不正确。

3| 根中折断，难以保留，必须拔除，选项D、E可排除。因缺隙长，且在牙弓弧度大的部位，固定修复只能考虑种植，A、B选项固定桥设计将导致基牙负担过重，扭力大，不宜采用。

(36~38题共用备选答案)
A. 基牙牙冠形态　　　　　B. 基牙牙根形态　　　　　C. 桥体殆面形态
D. 桥体龈面形态　　　　　E. 固位体轴面形态

36. 对固定义齿基牙牙周健康有影响的是
【答案】E
37. 对固定义齿咀嚼功能有影响的是
【答案】C
38. 对固定义齿固位有影响的是
【答案】A
【解析】A 基牙牙冠形态佳，则其提供的固位力大；B 选项牙根形态佳，则其提供的支持力大；C 桥体殆面形态恢复与咀嚼效能有关；D 桥体龈面形态恢复得好，则自洁作用佳，不易积存食物，有利于保持良好的口腔卫生状况；E 固位体轴面形态恢复佳，则咀嚼时食物流溢顺畅，且对牙龈有良好的按摩作用，有利于保持良好的牙周状况。轴面突度过大或者过小都会导致龈炎。

(39~43题共用备选答案)
A. 被称为完全固定桥
B. 一端的固位体为固定连接，另一端的固位体为活动连接的固定桥
C. 仅一端有固位体，桥体与固位体之间为固定连接的固定桥
D. 以各种骨内种植体作为固定桥的支持和固位端制成的固定桥
E. 可以自行摘戴的固定桥

39. 双端固定桥
【答案】A
40. 种植体固定桥
【答案】D
41. 固定-可摘联合桥
【答案】E
42. 单端固定桥
【答案】C
43. 半固定桥
【答案】B

(44~47题共用备选答案)
A. 0.3mm　　　　　　　　B. 0.5mm　　　　　　　　C. 1.0mm
D. 1.5mm　　　　　　　　E. 2.0mm

44. 贵金属金瓷冠基底冠厚度不低于
【答案】A
45. 金瓷冠唇面肩台的厚度为
【答案】C
46. 3/4冠邻轴沟的深度为
【答案】C
47. 洞固位形的深度应大于
【答案】E

(48~52题共用备选答案)
A. 1周　　　　　　　　　B. 3~4个月　　　　　　　C. 5~6个月
D. 3个月　　　　　　　　E. 2个月

48. 固定修复的最佳时机是拔牙后
49. 前牙创伤牙折伴牙周膜撕裂伤，根管治疗后到桩冠修复时需时
50. 上颌种植修复时最佳时间是拔牙后
51. 进行可摘义齿修复至少应在拔牙后
52. 下颌种植修复的最佳时间是在拔牙后
【答案】D、A、C、D、B

(53～54题共用备选答案)
A. 双端固定桥   B. 种植体固定桥   C. 应力中断式固定桥
D. 复合固定桥   E. 粘接固定桥

53. 有中间基牙的多单位固定桥，其称为
【答案】D

54. 缺隙两端各有一基牙，且两侧均为不动连接体的固定桥称为
【答案】A

(55～59题共用备选答案)
A. 1/4   B. 1/3   C. 1/2
D. 2/3   E. 3/4

55. 需要拔除的牙，牙槽骨需要吸收超过
【答案】D

56. 磨牙支托长度是磨牙近远中长度的
【答案】A

57. 桩的直径是根径的
【答案】B

58. 桩的长度最少是根长的
【答案】D

59. 固定义齿修复基牙牙槽骨吸收不能超过
【答案】B

(60～63题共用备选答案)
A. 鞍式桥体   B. 改良鞍式桥体   C. 盖嵴式桥体
D. 船底式桥体   E. 悬空式桥体

60. 卫生桥的桥体形式是
61. 临床上最常采用的桥体形式是
62. 与牙槽嵴黏膜接触面积最大的是
63. 美观效果最差的桥体形式是
【答案】E、B、A、E

【解析】本题考查考生对固定桥桥体龈面设计的掌握。桥体龈端与牙槽嵴黏膜的接触关系可以分为两类，一类是桥体龈端与黏膜接触（接触式桥体），另一类是非接触式，即悬空式桥体。悬空式桥体为避免食物积聚，需与牙槽嵴黏膜间保留3mm以上的间隙，美观效果差，只适用于牙槽嵴过低平的后牙固定桥修复，又称为卫生桥。在接触式桥体中，鞍式桥体骑跨在牙槽嵴顶上，与黏膜接触面积最大，不利于自洁。改良鞍式桥体是为了克服鞍式桥体不易自洁的缺点，在不影响美观的前提下，减小龈端与黏膜接触面积，加大舌外展隙，是美观、舒适、自洁作用均好的一种理想的桥体类型，临床上最常采用。

【破题思路】

	特点	适应证
盖嵴式	线性接触，舌侧三角形开放	上前牙牙槽嵴吸收较多者
改良盖嵴式	由线性接触向舌侧延伸	前牙
鞍式	接触面积大，自洁差	临床少用
改良鞍式（球形）	舌侧缩窄 美观舒适，近似天然牙，自洁	后牙
船底式	接触面积最小，容易清洁	下颌牙槽嵴，狭窄
悬空式	又称卫生桥 离开黏膜3mm以上	后牙，牙槽嵴吸收明显

(64～66题共用备选答案)
A. 3/4冠   B. 金属烤瓷全冠   C. 铸造开面冠

D. 塑料全冠　　　　　　　　　E. 铸造金属全冠

64. 前牙固定桥固位体应选择
65. 后牙临时固定桥固位体可选择
66. 后牙固定桥咬合较紧，第二磨牙固位体可选择

【答案】B、D、E

【解析】固定桥固位体的选择：
① 金属烤瓷全冠适应于要求美观有永久修复的患牙，前牙对美观的要求比较高，适于选择金属烤瓷全冠。
② 塑料全冠主要用于前牙修复，它是以牙冠色的塑料恢复牙冠的形态功能和美观为主的全冠修复体。但其强度较差，故经常作为暂时冠，所以后牙临时固定桥固位体可选择塑料全冠。
③ 铸造全冠的特点是与其他冠修复体相比，它与牙体的接触面积大，与牙体组织密合，固位力强，自身强度大，对牙的保护作用好。可用于各种牙体缺损的修复，也是固定桥的主要固位体。

二、可摘局部义齿

1. 塑料义齿磨光时，不正确的操作是
A. 打磨从粗到细　　　　　　　B. 从磨光面到组织面
C. 不要破坏基托外形　　　　　D. 随时变换打磨部位
E. 间断打磨以免产热过多

【答案】B

【解析】组织面是义齿与牙槽嵴黏膜接触的部分，为了保证密合性增加固位，不需要进行磨光，否则会因为磨光不密合导致固位力下降。

【破题思路】义齿磨光的原则：
① 由粗到细，先平后光。
② 靠近支架部位的塑料粗磨，用力要轻，不能损伤金属支架。
③ 粗磨完成后，用砂布或砂纸将整个磨光面轻轻打磨一遍。
④ 组织面不能打磨；抛光过程中要不断加打磨糊剂，使布轮保持湿润，避免产热过多而焦化；不断变换义齿位置和部位，用力均匀。

2. 对大连接体的要求，以下哪项不正确
A. 扁平形或板条形　　　　　　B. 不压迫骨性突起
C. 边缘圆钝　　　　　　　　　D. 不妨碍唇颊舌活动
E. 尽量增加宽度，可保证足够强度

【答案】E

【解析】大连接体的制作要求：
① 强度好、质地坚韧、不变形、不断裂、能够传递和分散𬌗力。
② 与相应的解剖结构一致，不妨碍唇颊舌软组织的运动。
③ 根据放置位置、受力情况和组织情况，可采用不同的体积外形和厚度，边缘应圆钝。
④ 不应进入软组织倒凹，以免影响义齿就位和压伤软组织。
⑤ 应尽量小巧以减小义齿异物感和对发音的影响。

【破题思路】常用的大连接体的类型：腭杆、腭板、舌杆、舌板、唇颊杆。

3. 延伸卡环除固位外，还具有
A. 夹板固定作用　　　　　　　B. 防止食物嵌塞作用
C. 保护孤立牙作用　　　　　　D. 减轻𬌗力作用
E. 美观

【答案】A

【解析】延伸卡环又称长臂卡环，是将卡环固位臂延伸到近缺隙第二个牙齿的倒凹区，主要用于近缺隙基牙松动或外形无可用倒凹者，以获得固位和夹板固定作用，因此答案为A。

【破题思路】 各类圆环形卡环的特点和适应证。

名称	适用
三臂卡环	应用最为广泛，卡环的固位、支持和稳定作用均好
圈形卡环	用于远中孤立的近中颊倾或舌倾的磨牙
回力卡环	有应力中断作用。用于后牙游离端缺失，基牙为前磨牙或尖牙，牙冠较短或锥形，多用于上颌牙
反回力卡环	有应力中断作用。用于后牙游离端缺失，基牙为前磨牙或尖牙，牙冠较短或锥形，多用于下颌牙
对半卡环	多用于前后都有缺失牙的孤立双尖牙、磨牙上
延伸卡环	邻近缺隙的基牙松动，外形差，但不够拔除条件
倒钩卡环	(Ⅱ型观测线) 固位作用好，但稳定作用差
连续卡环	多用于牙周夹板，放置在两个以上的余留牙上
联合卡环	基牙牙冠短而稳固，或相邻两牙之间有间隙者，联合卡环可以防止食物嵌塞

4. 隙卡沟底不能预备楔形，且不能破坏相邻牙的接触点的目的是
   A. 少磨牙　　　　　　　B. 有利于隙卡弯制　　　　　　　C. 防止食物嵌塞
   D. 方便义齿摘戴　　　　E. 避免对基牙产生楔力
   【答案】E
   【解析】隙卡沟底要与卡环臂的圆形一致而不是楔形，以免使相邻两牙遭受侧向楔力而移位，颊舌外展隙的转角处应圆钝，以利卡环的弯制。应尽量利用天然牙间隙以少磨牙体组织，必要时可磨对颌牙牙尖以便获得足够的间隙。

5. 可摘局部义齿修复时，进行基牙调整的原因是
   A. 基牙牙冠大　　　　　B. 基牙𬌗面磨耗　　　　　　　　C. 基牙倾斜
   D. 增加倒凹　　　　　　E. 放置𬌗支托
   【答案】C
   【解析】临床上来看，真正的稳定对抗作用并不常见，因为只有少数牙齿具有良好的天然外形。上颌磨牙常向颊侧倾斜，下颌磨牙常向舌侧倾斜，应尽可能地设计磨改牙齿外形达到稳定对抗功能。

【破题思路】 可摘局部义齿基牙与预留牙的调磨：

调磨伸长或下垂的牙、尖锐的牙尖，使之恢复正常的𬌗平面和𬌗曲线
修整基牙的轴面外形，调改基牙的倒凹深度、倒凹坡度或磨改轴面过大的倒凹
适当调改基牙的邻颊线角或邻舌线角
前牙缺失伴深覆𬌗者，没有足够防止基托的间隙，调改下前牙切缘，以留出足够的间隙放置基托，一般塑料基托的厚度2mm，金属基托0.5mm

6. 杆形卡环的特点是
   A. 固位作用好，稳定作用也好　　　B. 固位作用差，稳定作用好　　　C. 固位作用好，稳定作用差
   D. 固位作用差，稳定作用也差　　　E. 不确定
   【答案】C
   【解析】杆型卡环由龈方向𬌗方戴入，推型固位作用较好，但是由于没有坚硬的卡环臂位于非倒凹区，因此稳定作用较差。

7. 延伸卡环适用于
   A. 孤立牙　　　　　　　B. 远中孤立的磨牙　　　　　　　C. 相邻两牙间有间隙者
   D. 倾斜基牙　　　　　　E. 松动或牙冠外形差的基牙
   【答案】E
   【解析】延伸卡环又称长臂卡环，是将卡环固位臂延伸到近缺隙基牙相邻牙的倒凹区，主要用于近缺隙基牙松动或外形无可用倒凹者，以获得固位和夹板固位作用。圆形卡环用于远中孤立的磨牙上，上颌磨牙向近中

颊侧倾斜，下颌磨牙向近中舌侧倾斜者。对半卡环用于前后有缺隙孤立的双尖牙或磨牙上。联合卡环用于相邻两牙有间隙者，或两基牙牙冠短而稳固者。

【破题思路】具有牙周夹板作用的卡环有延伸卡环、连续卡环、悬锁卡环。

8. 弯制钢丝卡臂进入基牙倒凹的深度为
A. <0.25mm
B. 0.25～0.5mm
C. 0.75mm
D. 0.75～1.0mm
E. >1.0mm

【答案】C
【解析】铸造支架材料中，钴铬合金最硬，用于0.25mm深的倒凹；钢丝弯制的卡环最有弹性，用于0.75mm深的倒凹；金合金在前二者之间，进入0.5mm深的倒凹。

9. Kennedy第一类缺失的后腭杆应
A. 与黏膜密合
B. 离开黏膜0.5～1mm
C. 离开黏膜1.5～2mm
D. 离开黏膜2～2.5mm
E. 离开黏膜3～4mm

【答案】B
【解析】Kennedy第一类缺失为缺隙在双侧基牙的远中，即双侧远中游离缺失。常设计混合支持式义齿易产生下沉。在杆和黏膜之间可留有一定间隙，以免义齿下沉时，压迫黏膜而造成创伤和疼痛。应离开黏膜0.5～1mm。

10. 回力卡环与小连接体相连接的部位是
A. 近中𬌗支托处
B. 远中𬌗支托处
C. 舌支托处
D. 舌侧卡臂尖处
E. 颊侧卡臂尖处

【答案】D
【解析】回力卡环固位臂尖端位于基牙的唇（颊）面倒凹区，绕过基牙的远中面与支托相连接，再转向舌面的非倒凹区，在基牙近中舌侧通过连接体与腭（舌）杆相连，常用于后牙游离缺失端缺失侧的基牙。基牙多为前磨牙或尖牙，牙冠较短或呈锥形牙。

11. 对活动义齿描述不正确的是
A. 设计合理的基托伸展范围
B. 上颌后牙游离端后缘伸展到翼上颌切迹
C. 边缘伸入组织倒凹区
D. 上颌后缘远中颊侧盖过上颌结节
E. 下颌后缘覆盖磨牙后垫1/2～2/3

【答案】C
【解析】在满足义齿固位和稳定，不影响唇颊舌软组织活动的前提下，尽量减小基托范围，使患者感到舒适美观；上颌后牙游离端义齿基托一般盖过上颌结节，伸展至翼上颌切迹中部，基托后缘中部则应止于硬软腭交界处稍后的软腭处；下颌义齿的后缘应覆盖磨牙后垫1/2～2/3，所以A、B、D、E均正确。基托边缘一般不进入组织倒凹区，以免影响义齿就位或在就位过程中损伤倒凹以上的软组织。

【破题思路】全口义齿基托的范围：

上颌	边缘伸展至唇颊沟，并在系带部位形成切迹，颊侧基托边缘应伸展到颊间隙 后缘应止于硬软腭交界的软腭上，增加封闭；两侧达到翼上颌切迹
下颌	边缘伸展至唇颊沟内，舌侧边缘应伸展至口底，唇颊系带位置形成切迹 基托后缘应盖过磨牙后垫的1/2或全部

12. 可摘局部义齿戴入口内后，调好的咬合标志是
A. 患者自述无高点
B. 人工牙上显示的蓝点多
C. 人工牙𬌗面无蓝点出现
D. 天然牙与人工牙𬌗面均有较多的染色蓝点
E. 患者自述咬合高

【答案】D
【解析】可摘局部义齿戴入口内后，天然牙与人工牙𬌗面均有较多的蓝点是调好的咬合标志，且蓝点分布均匀。

【破题思路】可摘局部义齿咬合调整必须在完全就位后。

13. 调整咬合的目的如下，除了
   A. 清除创伤，增加牙齿承受的咀嚼力
   B. 使损伤的牙周组织得以恢复
   C. 尽量将侧向力转为垂直向力
   D. 使𬌗力重新分配
   E. 使牙周支持力平衡
   【答案】C
   【解析】造成咬合创伤者以早接触最为常见，而且以侧向力对牙周组织的损伤最大；调整咬合时应将咬合力垂直向下传导，但不是尽量将侧向力转为垂直向力。

14. 功能性印模主要适用于
   A. 黏膜支持式义齿
   B. 混合支持式义齿
   C. 牙支持式义齿
   D. 前磨牙缺失的义齿
   E. 少数前牙缺失的义齿
   【答案】B
   【解析】功能性印模是在一定压力状态下取得的印模，也称选择性压力印模。适用于基牙和黏膜混合支持式义齿，特别是牙列缺失类型为Kennedy第一类和第二类的义齿修复，这种义齿在功能状态时，鞍基远端下沉的程度较基牙端多，这种不同程度的鞍基下沉也使基牙受到向远中牵拉的扭力。因此需要选择功能性印模以补偿鞍基下沉。

【破题思路】全口义齿制作功能性印模。

15. 与𬌗支托作用无关的是
   A. 防止义齿𬌗向脱位
   B. 防止食物嵌塞
   C. 防止义齿下沉
   D. 恢复𬌗接触
   E. 加强义齿稳定
   【答案】A
   【解析】𬌗支托可以支持并传递𬌗力，使义齿受力时不会向龈向下沉。𬌗支托可稳定义齿，阻止义齿游离端翘起或摆动。𬌗支托可防止食物嵌塞和恢复𬌗关系，若余留牙之间有间隙，则放置𬌗支托可防止食物嵌塞。

【破题思路】可摘义齿的固位是指修复体不向𬌗方或就位道的反方向脱位，支持指的是修复体不向龈方移动，稳定指的是义齿在行使功能状态下无翘起、下沉、摆动、旋转的状态。

16. Kennedy第三类牙列缺损，支点线和牙弓的关系是
   A. 支点线横切牙弓
   B. 支点线纵切牙弓
   C. 支点线斜切牙弓
   D. 支点线构成三角形
   E. 支点线构成多边形
   【答案】B
   【解析】支点线与牙弓的关系即支托连线和牙弓的关系，Kennedy第三类牙列缺损，牙弓一侧后牙缺失，且缺隙两端均有天然牙。因为没有末端游离缺失，故在近缺隙侧可设立支托，支点线纵切牙弓。

【破题思路】支点线的类型包括斜线式、横线式、纵线式、平面式。

17. 多用于远中孤立的磨牙上，上颌磨牙向近中颊侧倾斜，下颌磨牙向近中舌侧倾斜者的卡环是
   A. 回力卡环
   B. 延伸卡环
   C. 三臂卡环
   D. 圈形卡环
   E. 对半卡环
   【答案】D
   【解析】圈形卡环多用于最后孤立的磨牙上，牙向近中舌侧（多为下颌）或近中颊侧（多为上颌）倾斜；回力卡环常用于后牙游离端缺失，基牙为前磨牙或尖牙，牙冠较短或呈锥形；延伸卡环用于基牙松动或基牙外形无倒凹无法获得足够固位力者；三臂卡环多用于位置较为正常的健康基牙；对半卡环主要用于前后有缺隙孤立的前磨牙或者磨牙。

【破题思路】圈形卡环，上颌卡臂尖在近颊，下颌卡臂尖在近舌。

18. 具有支持作用的单臂卡环是
   A. 钢丝卡臂
   B. 铸造卡臂
   C. 隙卡
   D. I杆
   E. 对半卡环

【答案】C

【解析】单臂卡环只有一个弹性卡环臂，位于基牙颊侧，其舌侧则用高基托起对抗臂的作用，可铸造或弯制而成，多利用连接体作跨越𬌗外展隙的间隙卡环，由于隙卡沟可以组织义齿受力后向龈方下沉，因此具有支持作用。

19. 可摘局部义齿初戴困难的原因哪项不正确
    A. 义齿基托进入组织倒凹 B. 卡环过紧 C. 卡环进入基牙倒凹区
    D. 金属附件进入倒凹区 E. 基牙牙冠过大

【答案】E

【解析】义齿就位困难的原因有：①卡环过紧；②𬌗支托移位；③基托人工牙进入软硬组织倒凹区；④义齿变形。故 A、B、C、D 均可造成可摘局部义齿初戴困难。

【破题思路】可摘局部义齿固位不良的原因：

卡环弹跳：卡环臂末端未进入基牙倒凹区，而是抵住邻牙

义齿翘动摆动：卡环体与基牙不密合或间接固位体设计不当，𬌗支托卡环在牙面上形成支点

基托与黏膜不密合，边缘封闭不好

基牙牙冠短小呈锥形致固位型差

人工牙排列的位置不当

基托边缘伸展过长

20. 当间隙过小时，为达到审美要求，可选择以下方式除了
    A. 适当磨除基牙近缺隙侧邻面 B. 将桥体与邻牙重叠 C. 桥体的𬌗面形态
    D. 将桥体适当扭转 E. 改变颊嵴的位置

【答案】C

【解析】为了为达到审美要求，若第二前磨牙缺隙小于同名牙，可将颊面颊嵴向远中移动。若前牙缺牙间隙小于同名牙，有时可将桥体适当扭转或与邻牙重叠，使桥体牙的形态大小接近同名牙。若前牙缺牙间隙大于同名牙，可通过扩大唇面近远中邻间隙，利用视觉误差以达到改善美观的目的。桥体的𬌗面形态直接关系到固位体的咀嚼功能，与美观无关。

21. 沟固位形的深度一般为
    A. 0.5mm B. 1.0mm C. 1.5mm
    D. 2.0mm E. 3.0mm

【答案】B

【解析】沟固位形的固位力量的大小，首先取决于沟的深度，一般为1mm，过深则易损伤牙髓；长度越长固位效果越好，但应置于修复体边缘内侧0.5mm。

22. 回力卡环有应力中断作用，主要是由于
    A. 支托与基托不直接相连 B. 力通过基牙长轴传导 C. 连接体位于卡臂尖端
    D. 支托在基牙上的位置正确 E. 颊臂弹性好

【答案】A

【解析】回力卡环的颊侧固位臂位于倒凹区，绕过基牙的远中放置𬌗支托，转向基牙舌侧形成对抗臂后，通过连接体与基托相连，由于远中支托不与基牙或连接杆直接相连，𬌗力则通过人工牙和基托首先传至基托下组织上，可减轻基牙承受的𬌗力，起到应力中断的作用。

【破题思路】具有应力中断的卡环或结构包括：回力卡环、反回力卡环、活动连接体。

23. 近中基牙向缺隙侧倾斜所画出的观测线
    A. 近中倒凹大 B. 远中倒凹大 C. 颊侧倒凹大
    D. 舌侧倒凹大 E. 颊舌近远中倒凹都大

【答案】B

【解析】基牙向缺隙侧倾斜画出Ⅱ型观测线，Ⅱ型观测线为近缺隙倒凹大，因此基牙的远中倒凹大。

【破题思路】观测线的种类		
Ⅰ型观测线	基牙近缺隙侧倒凹小，远缺隙侧倒凹大	适用于圆环型卡环，固位、稳定都好
Ⅱ型观测线	基牙近缺隙侧倒凹大，远缺隙侧倒凹小	适用于杆型卡环，固位好，稳定差
Ⅲ型观测线	基牙近远缺隙侧倒凹均大，并且靠近殆平面	适用于锻丝卡环，固位、稳定不及Ⅰ型

24. 卡环的卡抱作用所产生的摩擦力与哪个因素无关
A. 卡环形态长短粗细　　　　B. 卡环材料的特性　　　　C. 就位力的大小和方向
D. 卡环进入基牙倒凹深度　　E. 基牙倒凹坡度
【答案】C
【解析】卡环的卡抱作用所产生的摩擦力影响因素：①脱位力的大小和方向；②基牙倒凹的深度和坡度，倒凹深度坡度越大，固位力越大，故D、E正确；③卡环的弹性，一般而言，卡环臂越长，则弹性越大，固位力下降；卡环臂的横截面呈圆形者比半圆形者弹性大，固位力弱，在相同的位移下，卡环臂越粗可达到的正压力越大，固位力越大，A正确；④卡环材料的刚度和弹性限度，刚度越大，弹性限度越大固位力越大。

25. 以下关于局部义齿基托的表述中正确的是
A. 磨牙后垫处应作缓冲　　　　　　　B. 黏膜支持式义齿的基托可适当缩小
C. 塑料基托的温度传导作用好于金属基托　　D. 前牙缺失的义齿均须有唇侧基托
E. 基托与天然牙轴面非倒凹区接触，可起卡环对抗臂作用
【答案】E
【解析】下颌义齿的后缘应覆盖磨牙后垫的前1/2～2/3，属于边缘封闭区，应密合而非缓冲，故A错误；黏膜支持式指义齿所承受的殆力主要由黏膜及其下的牙槽骨负担，故黏膜支持式义齿的基托不可缩小，应适当增大，故B错误；金属基托的温度传导作用好于塑料基托，故C错误；对于牙槽嵴丰满的前牙区可不放基托，前牙区牙槽骨缺损，唇裂术后致上唇塌陷者可适当加厚上颌唇侧基托，以利美观。故D错误。基托与天然牙轴面非倒凹区接触，可起卡环对抗臂作用正确。

【破题思路】全口义齿需要进行缓冲的区域有：上颌结节、颧突、切牙乳突，上颌硬区，下颌隆突、下颌舌骨嵴。

26. 预备殆支托凹的方法中错误的是
A. 在缺隙侧基牙殆面的近远中边缘嵴处预备　　B. 支托凹呈圆三角形或匙形
C. 尽量利用上下牙咬合状态的天然间隙　　　　D. 支托凹预备在基牙的牙本质上
E. 必要时可调磨对颌牙
【答案】D
【解析】殆支托凹一般预备在缺隙两侧基牙殆面的近远中边缘嵴处。铸造殆支托的支托凹呈圆三角形或匙形，故AB正确；殆支托凹的位置尽量利用上下牙咬合状态的天然间隙，或在不妨碍咬合接触处。如上下颌牙齿咬合过紧，或对颌牙伸长，或牙齿殆面磨损而牙本质过敏时，必要时也可考虑调磨对颌牙，但不应磨除过多牙体组织。

27. 黏膜支持式义齿的设计要点是
A. 减轻基牙殆力　　　　B. 减小支持组织承受的殆力　　　　C. 减小基托伸展范围
D. 增加牙尖高度　　　　E. 使用耐磨性好的瓷牙
【答案】B
【解析】黏膜支持式义齿仅由基托和人工牙及无殆支托的卡环组成。殆力通过基托直接传递到黏膜和牙槽骨上。由于黏膜组织支持力较差，因此应尽量减少支持组织的受力。适用于多数牙缺失余留牙条件差，或咬合关系差的病例。

28. 对下颌双侧游离缺失的可摘局部义齿基托的要求不正确的是
A. 有良好的封闭　　　　B. 边缘圆钝，不刺激黏膜　　　　C. 颊舌侧边缘伸展至黏膜皱褶处
D. 不妨碍颊舌的功能运动　　E. 后缘盖过磨牙后垫
【答案】E
【解析】基托应具有良好的封闭，边缘圆钝，不刺激黏膜，颊舌侧边缘伸展至黏膜皱褶处，不妨碍颊舌的功能运动。下颌基托后缘应覆盖磨牙后垫的前1/2～2/3。不应盖过磨牙后垫，下颌全口义齿后缘应盖过磨牙后

垫1/2或全部。

29. 牙列缺损在哪种情况下应采用𬌗堤记录上下颌关系
   A. 缺牙数目较多　　　　　　B. 对颌牙𬌗面严重磨耗　　　　C. 前牙缺失
   D. 个别后牙缺失　　　　　　E. 末端游离缺失
【答案】E
【解析】单侧或双侧游离端缺失，每侧缺失2个牙以上，或者上下牙列所缺失的牙无对颌牙相对者，但仍有余留牙维持上下颌的垂直距离时，可以在模型上制作暂基托和𬌗堤。

【破题思路】可摘局部义齿确定颌位关系的方法	
方法	适应证
利用预留牙确定上下颌关系	适用于缺牙不多，预留牙的上下颌关系正常者
利用蜡𬌗确定上下颌关系	口内仍有保持上下颌垂直关系的后牙，但在模型上却难以准确确定𬌗关系者，可以采用蜡𬌗记录确定
利用蜡堤记录上下颌关系	单侧或双侧游离端缺失，每侧缺失2个牙以上，或者上下牙列所缺失的牙无对𬌗牙相对者，可在模型上制作暂基托和𬌗堤，放入患者口内做正中咬合

30. 杆形卡环不具备的优点是
   A. 弹性好　　　　　　　　　B. 固位作用好　　　　　　　　C. 对基牙损伤小
   D. 不易存积食物　　　　　　E. 基牙可保持生理运动
【答案】D
【解析】卡环分为杆形卡环和圆环形卡环。杆形卡环弹性好，推型固位作用好，与基牙接触面积小，美观且患龋率低，对基牙损伤小，但稳定作用不如圆环形卡环，所以A、B、C、E是杆形卡环的优点，杆型卡环由于龈向就位，又不能完全紧贴牙面，所以与基牙倒凹区有缝隙，易积存食物。

31. 杆形卡环适用于
   A. 较健康的基牙　　　　　　B. 近中倒凹大的基牙　　　　　C. 远中倒凹大的基牙
   D. 颊舌侧倒凹大的基牙　　　E. 近义齿游离端基牙
【答案】E
【解析】杆形卡环固位作用是由下向上呈推型固位，尤其适合后牙游离端缺失的末端基牙。故本题选E。

32. 以下表述错误的是
   A. 联合卡环有防止食物嵌塞的作用
   B. 延伸卡环的卡臂在邻近缺隙的基牙上，位于倒凹区，起固位作用
   C. RPI卡环可减少基牙扭力
   D. 孤立磨牙上的圈形卡环的卡臂尖向近中
   E. 对半卡环有两个𬌗支托
【答案】B
【解析】联合卡环适用于基牙牙冠短而稳固或相邻两牙之间有间隙的；延伸卡环用于基牙松动或基牙外形圆凸无倒凹无法获得足够固位力者，卡臂尖进入到近缺隙基牙邻牙的倒凹区；圈形卡环适用于远中孤立的伴有近中颊向或近中舌向倾斜的磨牙，卡臂尖位于近中；RPI卡环由近中𬌗支托、远中邻面板和I杆组成，近中𬌗支托可以减少对基牙的扭力；对半卡环主要用于前后有缺隙孤立的前磨牙或者磨牙。

33. 一般情况下可摘局部义齿的固位力主要是
   A. 卡环与基牙间的卡抱力　　B. 吸附力　　　　　　　　　　C. 间接固位体的平衡力
   D. 大气压力　　　　　　　　E. 义齿本身的重力
【答案】A
【解析】可摘局部义齿的固位力主要是有摩擦力、吸附力、大气压力、表面张力组成，其中摩擦力是最主要的固位力。

【破题思路】摩擦力的主要影响因素是卡环的弹性卡抱力，基牙导平面与义齿导平面板、小连接体、基托之间的摩擦力。

34. Kennedy 第一类缺损常设计混合支持式义齿，为减少游离鞍基下沉对基牙或牙槽骨造成损害，下列措施中错误的是
   A. 基牙条件好而牙槽嵴条件差时，选用远中殆支托
   B. 采取非压力印模
   C. 基牙条件差而牙槽嵴条件好时，选用近中殆支托
   D. 尽量扩大基托面积
   E. 人工牙减径减数
   【答案】B
   【解析】混合支持式，为减小下沉幅度，需要取微压力印模。

35. 关于可摘局部义齿印模托盘的选择，不正确的是
   A. 大小和形状与牙弓的大小和形状一致
   B. 托盘与牙弓内外侧应有 3～4mm 间隙
   C. 翼缘应与黏膜皱襞平齐
   D. 不妨碍唇颊舌的活动
   E. 上颌托盘的远中边缘应盖过上颌结节和颤动线
   【答案】C
   【解析】可摘局部义齿印模托盘大小和形状应与牙弓的大小和形状一致；托盘要略大于牙弓，其内面与牙弓外侧约有 3～4mm 间隙以容纳印模材料，托盘的翼缘不能过长，不宜超过黏膜皱襞，一般应止于距黏膜皱襞 2mm 处，而不是与黏膜皱襞平齐。不能妨碍唇颊舌及口底软组织的功能活动；上颌托盘的远中边缘应盖过上颌结节和颤动线；下颌托盘应盖过磨牙后垫区。故 A、B、D、E 均正确。

36. 调节倒凹法其就位道是
   A. 两侧基牙长轴延长线的平分线为就位道
   B. 通过模型倾斜把倒凹集中在一方，与殆力方向一致的就位道
   C. 通过模型倾斜把倒凹集中在一方，与殆力方向不一致的就位道
   D. 就位道与基牙长轴一致
   E. 就位道与殆力方向一致
   【答案】C
   【解析】义齿确定就位道的方式有平均倒凹法和调节倒凹法，调凹法是使倒凹适当地集中在某些基牙或基牙的某个侧面上。义齿采用斜向就位，可利用制锁作用，增强义齿固位，并可缩小前牙缺牙区与邻牙间隙以利美观，其就位道与殆力方向不一致。

37. 支架式义齿的网状小连接体与缺牙区牙槽嵴的关系是
   A. 紧密压迫牙龈，在模型上要将牙槽嵴刮除 1.0mm
   B. 紧密压迫牙龈，在模型上要将牙槽嵴刮除 0.5mm
   C. 轻轻接触
   D. 离开 0.5～1.0mm
   E. 离开 1.5～2.0mm
   【答案】D
   【解析】小连接体的作用是把金属支架上的各部件与大连接相连接，它需要离开牙龈少许，距离牙槽嵴黏膜 0.5～1.0mm 并且放在非倒凹区，否则影响义齿就位。

38. 在塑料基托中，为增加基托抗折性能，金属网状物应放置在
   A. 基托最薄处
   B. 基托最厚处
   C. 基托应力集中区
   D. 基托最窄处
   E. 牙槽嵴处
   【答案】C
   【解析】金属网加强塑料基托，兼备金属塑料基托的优点，常与缺牙区低间隙的网状加强联合应用，对基托易发生折裂的应力集中区和几何薄弱区进行加强。

39. 患者，男，58 岁。上颌牙列缺失四年，下颌牙列无缺损，曾两次做以塑料为基托的上颌全口义齿修复，均使用不到一年即断裂，要求第三次修复。以下哪种为制作基托的最佳材料
   A. 甲基丙烯酸甲酯
   B. 金属丝增强基托
   C. 铜基合金
   D. 铬镍不锈钢
   E. 硬质钴铬合金
   【答案】E
   【解析】曾两次做以塑料为基托的上颌全口义齿修复，均使用不到一年即断裂，要求第三次修复。说明该患者口腔内咬合力比较大，应选用硬度高的材料作为制作基托用。

【破题思路】若采用金属加强网，应放置在应力集中区。

40. 联合卡环适用于
   A. 单个前牙缺失　　　　　　　B. 双侧后牙缺失　　　　　　　C. 前后牙缺失
   D. 单侧牙弓缺损　　　　　　　E. 单侧个别牙缺失
【答案】D
【解析】联合卡环由位于相邻两基牙上的两个卡环通过共同的卡环体相连而成两个卡环通过共同的卡环体连接而成。卡环体位于相邻两基牙的𬌗外展隙，并与伸向𬌗面的𬌗支托相连接。适用于单侧缺牙，基牙牙冠短而稳固，或相邻两牙之间有间隙者，联合卡环还可用于防止食物嵌塞。

41. 义齿基托的功能不包括
   A. 连接义齿各部件成一整体　　B. 承担传递分散𬌗力　　　　　C. 修复缺损的软硬组织
   D. 直接有效的固位作用　　　　E. 间接固位作用
【答案】D
【解析】义齿基托的功能：
① 连接功能。排列人工牙，连接义齿各部件成一整体。
② 修复缺损。修复牙槽骨颌骨和软组织的缺损。
③ 传递𬌗力。承担传递与分散人工牙的咬合力。
④ 固位及稳定作用。借助基托与黏膜间的吸附力，基托与基牙及相关牙之间的摩擦力约束反力，以增强义齿的固位及稳定，同时具有防止义齿旋转和翘动的间接固位作用。基托有间接固位作用，而没有直接固位作用。

42. 对牙槽嵴损害最小的人工牙是
   A. 解剖式瓷牙　　　　　　　　B. 非解剖式塑料牙　　　　　　C. 解剖式塑料牙
   D. 半解剖式瓷牙　　　　　　　E. 非解剖式瓷牙
【答案】B
【解析】非解剖式塑料牙，其𬌗面无牙尖或牙尖斜面。正中𬌗时，上下颌牙齿𬌗面不发生尖窝锁扣关系，咀嚼运动时，侧向力小，对牙槽骨的损害小。适用于义齿固位差，对颌天然牙已显著磨损或为人工牙者。

43. 杆形卡环的固位臂进入基牙倒凹的方向是
   A. 从近中方向　　　　　　　　B. 从远中方向　　　　　　　　C. 从牙龈方向
   D. 从𬌗面方向　　　　　　　　E. 从侧面方向
【答案】C
【解析】杆形卡环是从缺牙区唇侧义齿基托中伸出，沿牙龈缘下方3mm的位置平行向前延伸至基牙根端下方适当位置，然后以直角转向𬌗方，其卡环臂越过基牙牙龈，臂端进入基牙颊侧龈1/3区的倒凹区，进入倒凹深度0.25mm，尖端2mm与牙面接触。

44. 一患者多数下后牙缺失，口底到龈缘的距离为6mm，大连接体应用
   A. 舌杆　　　　　　　　　　　B. 舌杆加前牙连续卡环　　　　C. 舌板
   D. 与黏膜平行接触的舌杆　　　E. 位于倒凹区上缘的舌杆
【答案】C
【解析】舌板适用于：
① 前牙松动需要夹板固定者。
② 舌系带附着过高，口底深度小于7mm，不能容纳舌杆者。
③ 舌侧倒凹过大不宜用舌杆的。
患者口底到龈缘的距离为6mm，符合舌板的适应证。

【破题思路】舌杆的制作要求及与黏膜的接触关系	
位置	位于下颌舌侧龈缘与舌系带、黏膜皱襞之间，距牙龈缘3～4mm
形态	舌杆纵剖面呈半梨形，边缘薄而圆滑，上缘厚度是1mm，下缘2～3mm
数据	宽度3～4mm

下颌牙槽骨舌侧形态	舌杆与黏膜的接触形式
垂直型	舌杆与黏膜平行接触
倒凹型	舌杆在倒凹区之上或在倒凹区留出空隙
斜坡型	舌杆与黏膜离开0.3～0.4mm

45. 卡臂尖位于基牙倒凹区，可以
   A. 防止义齿龈向脱位　　　　　B. 防止义齿𬌗向脱位　　　　　C. 防止义齿前向脱位
   D. 防止义齿后向脱位　　　　　E. 防止义齿侧向脱位
【答案】B
【解析】卡臂尖位于基牙的倒凹区，是卡环产生固位作用的主要部分，即防止义齿𬌗向脱位；支托及卡环体可以防止义齿龈向脱位，起支持作用；卡环起始部分及卡环体防止义齿侧向脱位，起稳定作用。

46. 哪项不是可摘局部义齿的组成成分
   A. 固位体　　　　　　　　　　B. 基牙　　　　　　　　　　　C. 人工牙
   D. 基托　　　　　　　　　　　E. 连接体
【答案】B
【解析】可摘局部义齿一般由人工牙、基托、固位体和连接体组成。基牙不属于其组成部分。

47. 一般情况下余留牙的拔除牙槽骨吸收应达到
   A. 牙根1/4　　　　　　　　　B. 牙根1/3　　　　　　　　　C. 牙根1/2
   D. 牙根2/3　　　　　　　　　E. 牙根4/5
【答案】D
【解析】松动牙的保留与拔除应视具体情况而定，有些松动牙是由不良修复体或𬌗创伤所致，病因去除后可逐渐恢复稳定。一般来说，对于牙槽骨吸收达到根2/3以上，牙松动达Ⅲ度者予以拔除。

48. 可摘局部义齿人工后牙减径的目的是
   A. 减轻𬌗力　　　　　　　　　B. 获得咬合平衡　　　　　　　C. 提高咀嚼效率
   D. 利于发音　　　　　　　　　E. 增强固位
【答案】A
【解析】后牙减径导致咬合面变小，咬合面的大小与咀嚼效能有关，也与基牙承担的𬌗力大小有关。为了减小𬌗力，减轻基牙的负担，保持基牙健康，要求桥体的𬌗面面积小于原缺失牙的𬌗面面积，可通过适当缩小桥体𬌗面颊舌径宽度和扩大舌侧外展隙来达到此目的。

49. RPD三种支持形式中，哪一描述是错误的
   A. 主要由天然牙来承担𬌗力的称牙支持式
   B. 牙支持式多用于缺牙数目不多而基牙健康者
   C. 黏膜支持式义齿多用三臂卡增加固位，减轻黏膜负担
   D. 混合支持式义齿尤其适用于游离缺失的牙列缺损
   E. 混合支持式义齿是由天然牙和黏膜牙槽嵴共同承担𬌗力
【答案】C
【解析】RPD按义齿对所承受𬌗力的支持方式可分为三类。①牙支持式义齿，义齿所承受的𬌗力主要由天然牙承担。适用于缺牙少基牙稳固的病例。A、B正确。②黏膜支持式义齿，指义齿所承受的𬌗力主要由黏膜及其下牙槽骨负担。常用于缺牙多、余留牙条件差，或咬合关系差的病例。基牙条件差不可使用三臂卡。③混合支持式义齿，义齿承受的𬌗力由天然牙和黏膜牙槽嵴共同负担。适用于各类牙列缺损，尤其是游离端缺牙病例。D、E正确。本题选C，黏膜支持式，因余留牙松动或因咬合过紧而不设置𬌗支托。三臂卡环由颊舌两臂及𬌗支托组成。

【破题思路】可摘局部义齿按支持形式的分类和应用

名称	适应证
牙支持式	义齿受力由天然牙承担，缺隙两端均有余留牙，两端基牙均可设置𬌗支托
黏膜支持式	义齿所承受的力主要有黏膜及其下牙槽骨负担，不设置𬌗支托，用于缺牙多、余留基牙条件差，或咬合关系差的病例
混合支持式	义齿所承受的力由天然牙和黏膜共同承担，基牙上设置𬌗支托，基托适当伸展，其修复效果介于上两者之间

50. 女，25岁。左上2为过小畸形牙，烤瓷全冠修复。牙体制备后，制取印模时选用印模材料是
   A. 藻酸盐　　　　　　　　　　B. 藻酸钠　　　　　　　　　　C. 印模膏

D. 硅橡胶　　　　　　　　　　E. 琼脂

【答案】D

【解析】全冠修复制取印模时选用印膜材料，目前临床常用硅橡胶，其精度高，印模准确。

51. 基牙在牙弓上的位置，哪种情况最有利于义齿的固位
 A. 基牙位于牙弓的两侧　　　　　　B. 基牙位于牙弓的一侧
 C. 基牙位于牙弓的前面　　　　　　D. 基牙位于牙弓的后面
 E. 支点线成平面

【答案】E

【解析】当义齿有多个固位体或多个缺失牙间隙时，在行使功能中的脱位力不同，表现出相互牵制的作用，因而产生摩擦。当基牙越分散，则侧向力越大，脱位方向的力则越小。支点线成平面，说明基牙越分散，故有利于义齿的固位。

52. 以下不符合黏膜支持式可摘局部义齿设计要求的是
 A. 尽量扩大鞍基伸展范围　　　　　B. 采用耐磨的瓷牙
 C. 减小人工牙牙尖斜度　　　　　　D. 加深食物排溢沟
 E. 尽量减轻牙槽嵴负担

【答案】B

【解析】黏膜支持式可摘局部义齿受力主要由基托下黏膜承担，受力大会产生疼痛，因此要尽可能地减轻义齿和黏膜的受力。主要方式有扩大基托面积、采取功能性印模、人工牙减数减径、加深食物排溢沟。使用瓷牙会导致义齿本身重量增加，基托下黏膜受压严重，此措施不正确。

53. 可摘局部义齿人工后牙颊舌径宽度小于天然牙的目的是
 A. 提高咀嚼效率　　　　　　B. 获得平衡𬌗　　　　　　C. 防止咬颊
 D. 减小支持组织负荷　　　　E. 增强固位

【答案】D

【解析】颊舌径的大小决定了桥体𬌗面的面积，减径不能减轻集中载荷的𬌗力，但能减少分布载荷的𬌗力，从而减少基牙的负荷，但要增加咀嚼次数，延长总咀嚼时间，此外减径后，由于覆盖减小，容易出现咬颊咬舌。

【破题思路】后牙减径导致咬合面变小，咬合面的大小与咀嚼效能有关，也与基牙承担的𬌗力大小有关。为了减小𬌗力，减轻基牙的负担，保持基牙健康，要求桥体的𬌗面面积小于原缺失牙的𬌗面面积，可通过适当缩小桥体𬌗面颊舌径宽度和扩大舌侧外展隙来达到此目的。

54. 修复 Kennedy 第一类、第二类缺损的主要难点是
 A. 防止义齿对基牙损伤　　　　　　B. 防止义齿对牙槽嵴损伤
 C. 防止义齿沿支点线旋转　　　　　D. 防止义齿𬌗向移位
 E. 防止义齿龈向移位

【答案】C

55. 灌石膏模型前，在孤立牙处插入小竹签的目的是
 A. 便于灌模　　　　　　　　　　　B. 方便脱模
 C. 加强石膏牙强度　　　　　　　　D. 避免孤立牙产生气泡
 E. 有利于上下颌模型准确对颌

【答案】C

【解析】对于孤立的牙在灌注石膏后脱模时容易发生折断现象，因此在灌注时插入小竹签可以增加强度，防止折断。

56. RPI卡环采用近中𬌗支托的主要目的是
 A. 防止基托下沉　　　　　　　　　B. 减少牙槽嵴受力
 C. 减少基牙所受扭力　　　　　　　D. 增强义齿稳定
 E. 防止食物嵌塞

【答案】C

【解析】RPI卡环的组成包括近中𬌗支托、远中邻面板、Ⅰ型杆卡。近中𬌗支托的可以对抗颊侧Ⅰ杆、减少基牙所受的扭力、增加基托下黏膜受力但是较为均匀。

【破题思路】RPI 组成及优点	
组成	近中𬌗支托、远中邻面板、颊侧 I 杆 近缺隙基牙受力减少，接近牙长轴
优点	美观，患龋率低 邻面板防止食物嵌塞，转向舌侧轴面角对抗卡环臂 近中𬌗支托小连接体防止远中脱位 基托下组织受力较垂直，均匀，但承担𬌗力较大

57. 关于𬌗支托的描述，错误的是
   A. 厚度为 1.0～1.5mm　　　B. 宽度为前磨牙颊舌径的 1/2　　　C. 宽度为磨牙颊舌径的 1/3
   D. 宽度为前磨牙近远中径的 1/2　　E. 长度为磨牙近远中径的 1/4
   【答案】D
   【解析】铸造金属支托呈圆三角形或匙形，其长度约为磨牙的 1/4 或前磨牙的 1/3 近远中径，宽度应为磨牙的 1/3 或前磨牙的 1/2 颊舌径，厚度为 1～1.5mm。

58. 舌杆的厚度一般为
   A. 0.5mm　　　　　　　　　B. 1mm　　　　　　　　　　C. 2～3mm
   D. 3.5～4mm　　　　　　　E. >4mm
   【答案】C
   【解析】舌杆位于下颌舌侧龈缘与舌系带、黏膜皱襞之间，一般厚 2～3mm，宽 3～4mm，边缘较薄而圆钝，前部应较厚，后部薄而宽，以利于舒适。

59. 以下情况会加大基牙的负担，除了
   A. 缺牙数目多缺牙间隙长　　　　　　　B. 基托下黏膜松软移动度大
   C. 卡环与基牙牙冠表面接触面大，卡环刚性大　　D. 牙槽嵴丰满
   E. 义齿欠稳定，咬合不平衡
   【答案】D
   【解析】牙槽嵴丰满对义齿有支持作用，不会对基牙造成额外负担。只有 D 符合题意。

【破题思路】可摘局部义齿减小基牙负担的方法有：人工牙减数减径，增大基托面积，制取功能性印模，平衡咬合。

60. 铸造𬌗支托凹制备时，其宽度应为前磨牙𬌗面颊舌径的
   A. 1/2　　　　　　　　　　B. 1/3　　　　　　　　　　C. 1/4
   D. 3/4　　　　　　　　　　E. 2/3
   【答案】A
   【解析】𬌗支托长度为 1/4 磨牙或 1/3 前磨牙的近远中径，宽度为 1/3 磨牙或 1/2 前磨牙的颊舌径，厚度为 1～1.5mm。

61. 在可摘局部义齿就位方式的选择中，使缺隙两端基牙位于缺隙侧的倒凹相近，应采用的方法是
   A. 均凹法　　　　　　　　　B. 调凹法　　　　　　　　　C. 填凹法
   D. 减凹法　　　　　　　　　E. 增凹法
   【答案】A
   【解析】可摘局部义齿就位道的选择的一般规律是个别前牙或后牙缺失，或单间隙连续缺失牙时采用调凹式就位道以利固位，而缺牙多且间隙多时采用均凹式，使缺隙两端基牙位于缺隙侧的倒凹相近便于义齿摘戴。

【破题思路】各类缺损常用的就位道的选择方法

前牙缺失，牙槽嵴丰满，唇侧有较大的倒凹时，应将模型向后倾斜，以减少牙槽嵴唇侧倒凹。若唇侧组织倒凹小，不影响义齿就位。模型的倾斜取决于基牙及预留牙倒凹区的大小

后牙缺失，缺隙前后都有基牙，应根据基牙健康程度来决定模型前后倾斜。主要看后牙的健康情况，若前后两基牙倒凹不大，则可采用平均倒凹法

	续表
后牙游离端缺失，无论双侧单侧，均可将模型向后倾斜，增加基牙的远中倒凹，利用Ⅱ型卡环或T型卡环固位，以减轻基牙负担，防止基托翘动，义齿就位由前向后	
前后牙均有缺失，模型向后倾斜，为前牙倒凹减小，天然牙与人工牙的间隙减小，义齿就位由前向后。前牙倒凹小，模型平放，就位道方向与𬌗力方向一致	
牙列有一侧缺牙，另一侧预留牙舌侧倒凹过大，则将模型向有牙侧倾斜，以减少过大的舌侧倒凹，义齿则从缺牙侧向有牙侧倾斜	

62. 对可摘局部义齿固位体的描述**不正确**的是
   A. 有固位作用 B. 对基牙不产生矫治力
   C. 摘戴义齿时对基牙有侧方加压作用 D. 不损伤口内的软硬组织
   E. 固位体的颊舌臂有交互对抗作用
【答案】C
【解析】理想的可摘局部义齿固位体应具备的条件：有良好的固位作用；材料具有良好的强度和硬度；被动作用，对基牙不产生矫治性移位作用；遵循美观原则；不损伤口内的软硬组织；其形态结构和表面特性不易积存食物；应尽量避免在口内使用不同种类的金属，以免产生流电作用。A、B、D、E均符合以上所说，故不选。义齿固位体的固位臂和对抗臂之间应该形成一种稳定对抗的关系，在摘戴义齿时，固位臂的卡臂尖会对基牙产生水平侧向力，但是可由对抗臂来抵消，故基牙受到的𬌗力应为零。

【破题思路】固位体的功能：固位、稳定、支持。

63. 可摘局部义齿间接固位体的主要作用**不包括**
   A. 防止义齿𬌗向脱位（翘起） B. 对抗侧向力，防止义齿摆动
   C. 平衡作用，防止义齿下沉 D. 支持作用，减轻义齿下沉
   E. 分散𬌗力，减轻负荷
【答案】C
【解析】辅助直接固位体，防止义齿翘起、摆动、旋转、下沉的固位体，称为间接固位体。它的辅助固位作用主要是防止游离端义齿𬌗向脱位，故A的说法是正确的；对抗侧向力，防止义齿摆动，故B的说法是正确的；起平衡作用，以防止义齿沿支点线旋转，故C的说法是错误的；分散𬌗力，减轻基牙及支持组织的负荷，故E的说法是正确的。

64. 年轻患者，上前牙缺失，下前牙咬于腭黏膜时，哪种设计为好
   A. 磨除下前牙切端使有空隙 B. 在义齿上前牙区基托附平面导板，择期再行修复
   C. 在义齿的上磨牙区作𬌗垫 D. 拔除下前牙后，上下前牙义齿修复
   E. 在义齿上前牙区加斜面导板
【答案】B
【解析】由于患者年轻，可以在义齿上前牙区基托附平面导板，先矫正前牙深覆𬌗，择期再行修复，不可磨除下前牙切端或拔出下前牙，故本题选B，排除A、D；𬌗垫制作太高后牙区不适合，故C错误；斜面导板适用于上颌正常下颌后缩的远中错𬌗，该患者是深覆𬌗，而不是深覆盖。

65. 患者，女，56岁。876|678缺失，余留牙无松动和疼痛。下列叙述**不正确**的是
   A. 一般选择3~4个基牙，双侧相连 B. 可少排一个人工牙，适当减少人工牙的颊舌径
   C. 尽量减少游离端基托范围 D. 在前牙区设置间接固位体
   E. 邻缺隙基牙上可设计RPA卡环
【答案】C
【解析】患者下颌为Kennedy第一类牙列缺损，义齿设计要点：一般选择3~4个基牙，双侧相连，近缺隙基牙上可设计RPA、RPI卡环（基牙条件差者），在前牙区设置间接固位体，人工牙排列，可少排一个人工牙，适当减少人工牙的颊舌径，减轻基托下组织负担，尽量伸展游离端基托范围，增加与基托下组织密合度。

66. 在减小牙槽嵴𬌗力负担的措施中，**不可取**的是
   A. 采用塑料牙 B. 减小人工牙颊舌径 C. 适当降低咬合接触
   D. 减少人工牙数目 E. 扩大基托面积

【答案】C

【解析】减小𬌗力可以采用塑料牙，减小人工牙颊舌径，减少人工牙数目，扩大基托面积。但是不能降低咬合接触，这样会形成咬合关系不稳定，失去修复意义。

67. 在排列可摘局部义齿人工后牙的要求中，错误的是
A. 尽可能减小覆盖
B. 前磨牙的排列兼顾美观
C. 尽量排列在牙槽嵴顶上
D. 与对颌牙排成尖窝相对的咬合关系
E. 上下颌双侧后牙缺失，𬌗平面平分颌间距离

【答案】A

【解析】可摘局部义齿人工后牙排列尽量排成正常的覆𬌗覆盖，覆盖如果减小可能造成咬颊或咬舌。

68. 可摘局部义齿中主要起固位作用的部分为
A. 连接体
B. 卡环体
C. 卡环臂
D. 𬌗支托
E. 间接固位体

【答案】C

【解析】可摘局部义齿的结构包括固位体、连接体、基托和人工牙。其中固位体可以是卡环、套筒冠、附着体。卡环尤其以卡环臂的尖端位于倒凹区，起主要固位作用。

69. Kennedy 分类第一类正确的说法是
A. 没有亚类
B. 义齿鞍基在一侧基牙远中
C. 远中一侧为游离端，另一侧为非游离端
D. 在基牙前份的鞍基不超过中线
E. 双侧远中为游离端

【答案】E

【解析】Kennedy 分类第一类牙弓两侧后部牙缺失，远中为游离端，无天然牙存在。有亚类分型。

70. Kennedy 第一类牙列缺损设计中，不能减小牙槽嵴𬌗力负担的措施是
A. 排列瓷牙
B. 减小人工牙颊舌径
C. 扩大基托面积
D. 减少人工牙数目，通常可少排第一前磨牙
E. 加深𬌗面沟窝形态

【答案】A

【解析】Kennedy 第一类牙列缺损设计中可以减少牙槽嵴𬌗力负担的措施是人工牙减数减径，加深𬌗面排溢沟，增大舌外展隙，减少义齿本身受力，扩大义齿基托，增加基托的密合性可以减少牙槽嵴受力，并使之受力均匀。

71. 关于铸造卡环的描述，错误的是
A. 卡环臂呈内扁外圆的半圆形
B. 卡环臂尖有固位支持稳定作用
C. 卡环臂起𬌗部分宽厚，越向尖端越窄薄
D. 卡环体位于基牙非倒凹区
E. 卡环尖位于基牙倒凹区

【答案】B

【解析】铸造卡环的形态为内扁外圆的半圆形，卡环臂起𬌗部分宽厚，越向尖端越窄薄，卡环臂的起始部分较为坚硬，位于基牙的非倒凹区，具有稳定作用，卡环臂的尖端部分有弹性位于基牙的倒凹区，具有固位作用，卡环体具有稳定和支持作用。

72. 调凹式就位道是指
A. 两侧基牙长轴延长线的角平分线为就位道
B. 通过模型的倾斜把倒凹集中在一侧，与𬌗力方向相一致的就位道，义齿垂直向就位
C. 通过模型的倾斜把倒凹集中在一侧，与𬌗力方向不一致的就位道，义齿斜向就位
D. 义齿就位道与基牙长轴相一致
E. 义齿就位道与𬌗力方向相一致

【答案】C

73. 对模型观测线正确的提法是
A. 观测线即是卡环线
B. 观测线是牙冠解剖外形最突点的连线
C. 观测线不随模型的倾斜而改变
D. 同一牙上可划出不同的观测线
E. 每个牙只能划出一种观测线

【答案】D

【解析】观测线是按照共同就位道所画出来的区分软硬组织倒凹区和非倒凹区的一条分界线。它会随着模型

的倾斜（就位道）的改变而改变，可以画出无数条，但只有牙长轴垂直于观测仪水平面时，观测线又是外形高点线。观测线决定了卡环的放置位置，但并不是直接放在观测线上，因此不是卡环线，卡环线指的是支点线。

74. 充填塑料时，应注意下列各项，除了
A. 用量要合适　　　　　　　B. 塑料调和后，静置桌上　　　　　　C. 用具手和桌面应清洁
D. 修整好牙冠与基托的分界线　　　　　E. 在压盒器上加压时，逐渐加大力量
【答案】B
【解析】充填塑料时，应注意用量要合适。用具手和桌面应清洁。修整好牙冠与基托的分界线。在压盒器上加压时，逐渐加大力量。调和后要加盖放置。

75. 可摘局部义齿上颌后堤区后缘应在
A. 前颤动线以前　　　　　　B. 后颤动线以前　　　　　　C. 腭小凹之前
D. 前后颤动线以前　　　　　E. 软硬腭交界处稍后的软腭上
【答案】E
【解析】后堤区是上颌的边缘封闭区。后缘应处于软硬腭交界处稍后的软腭上，此区有大量的疏松结缔组织，可以与义齿边缘紧密贴合。

76. 患者，男，45岁。右上第一磨牙缺失，右上第二磨牙向缺隙侧轻度倾斜，右上第二前磨牙远中面无倒凹，拟行活动义齿修复，为取得就位道，最佳的办法是
A. 拔除倾斜牙　　　　　　　B. 正畸治疗
C. 少量调磨右上第二磨牙近中倒凹　　　　D. 设计 RPI 卡环
E. 组合式义齿修复
【答案】C
【解析】题干中右上第二磨牙向缺隙侧轻度倾斜，右上第二前磨牙远中面无倒凹，只要少量调磨右上第二磨牙近中倒凹取得共同就位道。拔除倾斜牙影响义齿修复，且损伤大；正畸治疗也非适应证；非游离端缺失，不需要设计RPI卡环；组合式义齿修复也不可能。

【破题思路】就位道的设计原则

便于患者摘戴
有利于义齿的固位
选择就位道不应导致义齿与邻牙间出现过大的间隙，以免影响美观
必要时应根据所设计就位道，对基牙外形进行修整

77. 患者，男，35岁。上前牙外伤脱落1天，因工作需要，要求做即刻修复。检查：上唇肿胀右上1缺失，伤口内血凝块充盈。未见其他异常。目前应首选修复方式是
A. 牙再植　　　　　　　　　B. 种植义齿　　　　　　　　C. 固定义齿
D. 覆盖义齿　　　　　　　　E. 可摘局部义齿
【答案】E
【解析】题干中提到患者上前牙外伤脱落1天，已经不符合做牙再植，先做可摘局部义齿恢复美观，等3个月后再考虑永久修复。

【破题思路】可摘局部义齿的适应证

各种牙列缺损，尤其是游离端缺失者
牙列缺失伴有牙槽骨、颌骨或软组织损伤者
拔牙创愈合过程中制作过渡性义齿者或青少年缺牙需要维持缺牙间隙者
牙周病需活动夹板固定松动牙者
𬌗面严重磨耗或多个牙缺失等原因造成咬合垂直距离过低，需恢复垂直距离者
拔牙后需要制作即刻义齿

78. 患者，男，46岁。|456缺失，余留牙健康。可摘局部义齿的支点线应设计成

A. 斜线式 B. 直线式 C. 横线式
D. 纵线式 E. 平面式

【答案】E

【解析】因为是单侧缺失，末端没有游离缺失，但由于缺牙数目较多简单设计为纵线式会导致义齿发生旋转，因此临床通常设计为跨颌把卡环固位体设计到对侧，所以为平面式。

【破题思路】可摘局部义齿按照支点线进行分类

第一类	斜线式	支点线斜割牙弓
第二类	横线式	支点线横割牙弓
第三类	纵线式	支点线位于牙弓的一侧而成前后方向者
第四类	平面式	支点线构成多边形

79. 半解剖式人工牙的牙尖斜度一般为
A. 0° B. 10° C. 15°
D. 20° E. 30°

【答案】D

80. 支托具有以下作用，除了
A. 支持作用 B. 作间接固位体 C. 防止食物嵌塞
D. 固位作用 E. 恢复咬合接触

【答案】D

81. 患者，女，45岁。可摘局部义齿初戴1周，主诉恶心，特别在行使功能时尤为厉害。查：7 6 | 5 6 7 远中游离可摘局部义齿后腭杆位于颤动线处。义齿各部与组织贴合良好。正中𬌗非正中𬌗均无早接触。引起恶心的原因是

A. 后腭杆位置偏后 B. 初戴不适应 C. 腭杆不光滑
D. 基托过大 E. 两侧基托过厚

【答案】A

【解析】后腭杆位于腭隆突之后，颤动线之前，两端微弯向第一第二磨牙之间，过后会触及软腭导致恶心，对敏感者其位置可适当向前调整。

82. 患者，女，30岁，右下义齿戴后7天，咀嚼时易脱落。查：6 | 缺失，可摘局部义齿修复，7 5 | 三臂卡环，舌侧铸造卡环臂，颊侧为弯制卡环臂，基牙牙冠较短，颊舌侧基托较厚，固位倒凹尚可，义齿固位差。对该患者的有效处理方法是

A. 调节固位卡环臂进入倒凹区的深度 B. 改变就位道，与基牙产生制锁作用
C. 磨薄基托抛光面 D. 减小牙尖斜度
E. 增加卡环

【答案】E

【解析】颊侧为弯制卡环臂，其弹性较好，固位力稍差，基牙牙冠较短，固位力不足，应增加直接固位体，直接固位体主要是卡环，能防止义齿𬌗向脱位，亦能防止义齿下沉，增加了固位力。

【破题思路】可摘局部义齿固位不良的原因及处理

卡环弹跳：卡环臂末端未进入基牙倒凹区，而是抵住邻牙	磨改卡环
义齿翘动摆动：卡环体与基牙不密合或间接固位体设计不当，𬌗支托卡环在牙面上形成支点	修改卡环与𬌗支托、需要重新制作卡环
基托与黏膜不密合，边缘封闭不好	基托重衬处理
基牙牙冠短小呈锥形致固位型差	增加基牙、改变卡环类型或基牙改形
人工牙排列的位置不当	调磨
基托边缘伸展过长	磨短

83. 戴义齿 2 周，主诉义齿翘动明显，且疼痛。查 765|567 游离端可摘局部义齿，4|4 分别设计三臂卡环，马蹄形塑基托，与黏膜贴合良好，远中牙槽嵴黏膜上可见黏膜红肿。造成义齿翘动疼痛的原因是
A. 人工牙排在牙槽嵴顶腭侧　　B. 人工牙牙尖斜度过大　　C. 未设计间接固位体
D. 卡环缺乏环抱作用　　E. 基托面积小

【答案】C

【解析】双端基牙连续缺失，并且每侧缺失 3 颗，4|4 分别设计三臂卡环，会导致义齿不稳定，容易发生翘动，因此需要设计间接固位体进行防治。故本题选 C。人工牙的排列、牙尖斜度都会导致义齿的不稳定，但是从题干上面得不到这样的信息，而基托面积过小会导致疼痛，但应该是广泛的疼痛。卡环的卡抱作用缺乏会直接导致义齿的固位不良，患者主诉为义齿不稳定。

【破题思路】可摘局部义齿修复产生软组织疼痛的原因有：基托边缘过长、过锐，基托组织面有小瘤，牙槽嵴部位有骨尖、骨嵴，形成组织倒凹，覆盖黏膜较薄等。

84. 患者，女，35 岁。戴右下活动义齿 1 周，感觉义齿松动而复诊，经医师调改卡环后固位好，使用 1 天后，感黏膜疼痛再次复诊。查：活动义齿，固位力大，颊侧基托覆盖处黏膜充血，有压痕，咬合时可见颊舌向摆动。造成软组织疼痛的原因是
A. 咬合不平衡　　B. 颊侧卡环过紧　　C. 基托组织面有小结节
D. 基托面积小，压力集中　　E. 基托不贴合，使义齿不稳定

【答案】B

【解析】本病例主要是由于卡环过紧形成支点，导致义齿基托不贴合，而产生的软组织疼痛。

85. 男，70 岁。戴下颌活动义齿半年，昨日咬物时折断。查：76542|24567 黏膜支托式可摘局部义齿，3| 处舌侧基托纵折，两断端约 1.5mm 厚，咬合接触良好。造成基托折断的原因是
A. 基托过薄　　B. 咬过硬食物　　C. 习惯单侧咀嚼
D. 取戴义齿方法不正确　　E. 牙槽嵴吸收，现基托与组织不密合

【答案】A

【解析】本患者预留牙仅有 31|13，设计黏膜支持式义齿，咬合接触良好，但是 3| 处舌侧基托纵折可能的主要原因就是基托过薄，因为可摘局部义齿塑料基托的厚度一般 2mm。

【破题思路】基托的作用及要求

基托的作用	连接作用、传递和分散殆力、修复缺损、固位与稳定
基托的伸展范围	上颌后牙游离端义齿基托后缘应伸展到翼上颌切迹，远中颊侧应盖过上颌结节，后缘中部应到硬软腭交界处稍后的软腭上，下颌基托后缘应覆盖磨牙后垫的 2/3～1/2，基托边缘不宜伸展到组织倒凹区
基托厚度	塑料基托一般厚约 2mm，铸造基托厚约 0.5mm

86. 下面关于舌杆的描述，不正确的是
A. 位于下颌舌侧龈缘与舌系带、黏膜皱褶之间
B. 下颌舌侧牙槽骨形态呈斜坡形者舌杆应离开黏膜 0.2mm
C. 下颌舌侧牙槽骨形态呈凹形者舌杆在倒凹之上
D. 下颌舌侧牙槽骨形态呈垂直形者舌杆与黏膜平行接触
E. 舌杆应距龈缘 3～4mm

【答案】B

【解析】斜坡形牙槽嵴形态，舌杆应离开黏膜 0.3～0.5mm。

87. 患者，765|56 缺失，基牙条件良好，防止义齿前后翘动最有力的措施是
A. 扩大基托面积　　B. 设计舌支托　　C. 设计间接固位体
D. 减少牙尖斜度　　E. 设计平衡卡环

【答案】C

【解析】间接固位体是用以辅助直接固位体的固位部件，起到增强义齿的稳定，防止义齿发生翘起、摆动、旋转及下沉的作用。该患者为 Kennedy 第一类缺失，利用间接固位体可增加平衡距增加平衡力。

【破题思路】可摘局部义齿稳定的设计方法
设置间接固位体：通常在缺牙区相对的旋转轴的另一侧设计𬌗支托等间接固位体
设计导平面和导平面板
设计跨颌义齿
制取功能性印模
恰当地选排人工牙

88.患者，男，22岁。21｜12缺失，唇侧牙槽嵴丰满，余无异常，在设计可摘局部义齿时，模型应做的倾斜方向是

A.向前　　　　　　　　B.向后　　　　　　　　C.向左
D.向右　　　　　　　　E.不做倾斜

【答案】B

【解析】该患者唇侧牙槽嵴丰满、唇侧倒凹大，设计可摘局部义齿时，唇侧可以不放基托，因此需要减小倒凹，模型向后倾斜可以减小唇侧倒凹，因此义齿向后就位。

89.黏膜支持式可摘局部义齿和牙支持可摘局部义齿的主要区别是

A.卡环的多少　　　　　B.有无间接固位体　　　C.有无𬌗支托
D.缺牙的多少　　　　　E.基托面积的大小

【答案】C

【解析】牙支持式义齿指缺隙两端均有余留天然牙，两端基牙上均设置𬌗支托，义齿所承受的𬌗力主要由天然牙承担。黏膜支持式指义齿所承受的𬌗力主要由黏膜及其下的牙槽嵴负担，虽然缺隙的一端或两端有余留天然牙存在，但因余留牙松动或因咬合过紧而不设置𬌗支托。

90.间接固位体不具备的作用是

A.防止义齿侧向移位　　B.防止义齿翘动　　　　C.防止食物嵌塞
D.分散𬌗力　　　　　　E.保护基牙

【答案】C

【解析】间接固位体的作用：①防止游离端依次向𬌗向脱位，减少因义齿转动而造成对基牙的损害；②对抗侧向力，防止义齿旋转和摆动；③分散𬌗力，减轻基牙及基托下组织承受的𬌗力。

【破题思路】可摘局部义齿固位体的分类	
直接固位体	主要是卡环，利用卡环的弹性固位作用，可防止义齿𬌗向脱位
间接固位体	防止义齿翘起、下沉、摆动、旋转的固位体。辅助固位增强义齿稳定的作用

91.下列哪项不是义齿就位困难的原因

A.基托进入倒凹区　　　B.组织面不光滑　　　　C.卡环过紧
D.支托位置不当　　　　E.义齿变形

【答案】B

92.为了减小支持组织负荷，在选择人工后牙时下面正确的做法是

A.增加颊舌径，增加排溢沟　　B.减小颊舌径，增加排溢沟　　C.增加轴面突度
D.减小轴面突度　　　　　　　E.增加人工牙的数量

【答案】B

【解析】选择人工牙时，可通过减少人工牙的数量，减小人工牙的颊舌径，增加食物排溢沟等措施，达到减轻基牙及支持组织的负荷的目的。故答案选B。增加和减少轴面突度不会改变支持组织的负荷，只会改变义齿对牙周的影响；增加人工牙的数量增加支持组织的负担。

【破题思路】黏膜支持式可摘局部义齿受力主要由基托下黏膜承担，受力大会产生疼痛，因此要尽可能地减轻义齿和黏膜的受力。主要方式有扩大基托面积、采取功能性印模、人工牙减数减径、加深食物排溢沟。

93. 下颌游离端局部义齿基托后缘应覆盖于
A. 末端人工牙远中　　　　　　B. 磨牙后垫前方　　　　　　C. 磨牙后垫前缘
D. 磨牙后垫的前 1/2～2/3　　　E. 磨牙后垫后缘
【答案】D
【解析】下颌游离端局部义齿的基托后缘应充分伸展，到达磨牙后垫的前 1/2～2/3。

94. 可摘局部义齿人工牙的功能是
A. 连接作用　　　　　　　　　B. 修复作用　　　　　　　　C. 支持作用
D. 固位作用　　　　　　　　　E. 稳定作用
【答案】B
【解析】人工牙的主要作用是修复功能。修复咀嚼功能、发音功能、美观功能。

95. 为消除可摘局部义齿的不稳定，错误的是
A. 可摘局部义齿不稳定的消除法有三种：平衡法、对抗法、消除支点法
B. 在义齿支点线游离端侧施以平衡力
C. 增加或使用对抗性、平衡的设施
D. 消除可摘局部义齿部件与口腔组织间形成的支点
E. 在义齿支点或支点线的非游离端侧施以平衡力
【答案】B
【解析】在支点线对侧放置间接固位体，施以平衡力，而非游离侧，选项B错误。

96. 下列哪种情况属于Ⅰ型导线
A. 基牙向缺隙方向倾斜时画出的观测线　　　B. 基牙向缺隙相反方向倾斜时画出的观测线
C. 基牙向舌侧倾斜时画出的观测线　　　　　D. 基牙向颊侧倾斜时画出的观测线
E. 基牙各轴面外形高点的连线
【答案】B
【解析】Ⅰ型导线是基牙向缺隙相反方向倾斜画出的观测线；Ⅱ型导线是基牙向缺隙方向倾斜时画出的观测线；Ⅲ型导线是基牙向舌侧或者颊侧倾斜时画出的观测线。

97. 下面关于舌杆的描述，不正确的是
A. 位于下颌舌侧龈缘与舌系带黏膜皱褶之间
B. 下颌舌侧牙槽骨形态呈斜坡形者舌杆应离开黏膜 0.5～1mm
C. 下颌舌侧牙槽骨形态呈凹形者舌杆在倒凹之上
D. 下颌舌侧牙槽骨形态呈垂直形者舌杆与黏膜平行接触
E. 舌杆应距龈缘 3～4mm
【答案】B
【解析】根据下颌舌侧牙槽骨形态，舌杆一般有三种形态。垂直形者舌杆与黏膜平行接触；倒凹形者舌杆在倒凹之上或在倒凹区留出空隙；斜坡形者舌杆与黏膜距离 0.3～0.5mm。

98. 可摘局部义齿上，起辅助固位和增强稳定作用的部分称
A. 基托　　　　　　　　　　　B. 间隙卡环　　　　　　　　C. 间接固位体
D. 支托　　　　　　　　　　　E. 连接体
【答案】C
【解析】起辅助固位和增强稳定作用的部分称间接固位体。

【破题思路】义齿不稳定的表现为翘起、摆动、旋转、下沉。解决义齿不稳定的主要措施有设置间接固位体，取功能性印模，扩大基托等。可摘局部义齿的组成包括基托、人工牙、固位体、连接体。

99. 下列哪项不属于塑料基托的优点
A. 色泽美观　　　　　　　　　　　　　　B. 操作简易，经济
C. 不易折断，基托薄小，感觉舒适　　　　D. 制作设备简单
E. 便于义齿修补和加添
【答案】C
【解析】塑料基托的优点为色泽美观，制作设备简单，操作简易，经济，便于义齿修补和加添。缺点为坚韧度及抗折力差，刚度差，传力作用亦较差，材料易老化，温度传导作用差，不易自洁等。

【破题思路】塑料基托的厚度一般为2mm，金属基托的厚度一般为0.5mm。

100. 下列关于铸造卡环的叙述，正确的是
A. 铸造卡环较适合于Ⅲ型观测线
B. 铸造卡环固位臂一般需要0.75mm的水平倒凹
C. 铸造卡环臂一般设计为Ⅰ杆
D. 铸造卡环较锻丝卡环弹性韧性好，不易折断
E. 铸造卡环与基牙的接触面积较锻丝卡环大
【答案】E
【解析】铸造卡环一般适用于Ⅰ、Ⅱ型观测线，锻丝卡环适用于Ⅲ型观测线；铸造卡环进入倒凹的深度一般不超过0.5mm；铸造卡环臂一般为圆形卡环臂；锻丝卡环的韧性更好，不易折断；铸造卡环为半圆形与基牙接触面积大，锻丝卡环为圆形与基牙成线状接触。

101. 下列关于卡环材料描述不正确的是
A. 一般都为金属材料制成
B. 应选用弹性极限高的材料
C. 应使用化学性能稳定不易腐蚀的材料
D. 应选择强度较高不易折断的材料
E. 刚性越大越好
【答案】E
【解析】卡环一般为金属材料；弹性限度高的材料进入基牙的倒凹深度大，固位效果好；使用化学性能稳定不易腐蚀的材料；选择强度高不易折断的材料。在相同位移条件下，正压力越大，固位力越大，过大的固位力对基牙健康不利，并易引起摘戴困难。

102. 用于远中孤立并向近中舌侧或颊侧倾斜磨牙上的卡环是
A. 环形卡环
B. 对半卡环
C. 回力卡环
D. 联合卡环
E. Ⅰ型卡环
【答案】A
【解析】环形卡环亦称圈形卡环，多用于远中孤立的磨牙上，适用于向近中舌侧或近中颊侧倾斜的基牙，卡环游离臂端设在颊或舌面主要倒凹区，经过基牙远中延伸至舌面或颊面非倒凹区。一般有近远中两个𬌗支托，远中𬌗支托意义是防止基牙继续向近中倾斜。

103. 关于联合卡环下列描述不正确的是
A. 需用铸造法制作
B. 卡环体位于相邻两基牙的𬌗外展隙
C. 可减小基牙扭力降低基牙负担
D. 可防止邻间隙的食物嵌塞
E. 适用于基牙牙冠短而稳固的基牙
【答案】C
【解析】联合卡环由位于相邻两基牙的两个卡环通过共同的卡环体相连而成。此卡环需用铸造法制作，卡环体位于相邻两基牙的𬌗外展隙，并与伸向𬌗面的支托相连接，适用于基牙牙冠短而稳固相邻两牙之间有间隙或有食物嵌塞等情况者。

104. 有应力中断作用，可减小游离缺失末端基牙扭力的卡环是
A. 隙卡
B. 回力卡环
C. 圈形卡环
D. 对半卡环
E. 三臂卡环
【答案】B
【解析】回力卡环常用于后牙游离端缺失，基牙为前磨牙或尖牙，牙冠较短或呈锥形。卡环臂尖位于基牙唇（颊）面的倒凹区，绕过基牙的远中面与支托相连接，再转向基牙舌面的非倒凹区，在基牙近中舌侧通过连接体于基托或连接杆相连。因其𬌗支托不与基托直接相连故具有应力中断做作用。

105. 下列不属于悬锁卡环组成部分的是
A. 铸造唇杆
B. 固位指
C. 铰链
D. 𬌗支托
E. 舌杆
【答案】D
【解析】悬锁卡环包括铸造唇杆、固位指、铰链等结构，一般认为悬锁卡环不应使用𬌗支托，以免增加基牙负荷。

106. 设计隙卡制备牙体时，不能预备成楔形，也不能破坏两相邻牙的接触点，这样做的原因是
   A. 提供足够的隙卡空间，方便制作　　　　B. 防止基牙间食物嵌塞
   C. 减少牙体磨出量　　　　　　　　　　　D. 防止基牙龋坏
   E. 避免形成楔力，使基牙移位
【答案】E
【解析】在进行隙卡沟的预备时隙卡沟的底面要预备成U型，不可预备成V字形，防止形成楔力，使基牙移位。

107. 下列哪项不是可摘局部义齿修复前口腔检查必需的
   A. 缺牙的部位　　　　　　　　　　　　　B. 剩余牙槽嵴的情况
   C. 旧义齿　　　　　　　　　　　　　　　D. 口腔黏膜及唾液
   E. 曲面断层X线片
【答案】E
【解析】可摘局部义齿修复前必须做的口腔检查有缺牙部位的检查，剩余牙槽嵴的检查，旧义齿的检查，口腔黏膜和唾液的检查。曲面断层X线检查主要看牙列的情况，属于特殊检查不是必要检查。

【破题思路】修复前的口腔检查

临床一般检查		特殊检查
口腔外部	口腔内部	
颌面部检查、颞下颌关节区的检查、咀嚼肌的检查	口腔一般情况、牙周检查、牙列检查、𬌗关系检查、缺牙区检查、无牙𬌗专项检查、原有修复体的检查	影像学检查、模型检查、咀嚼功能检查

108. 上颌双侧前磨牙及磨牙缺失对于单侧上颌结节有骨性倒凹者，最佳的处理是
   A. 不进行任何处理　　　　　　　　　　　B. 手术去除骨性倒凹
   C. 在基托组织面缓冲　　　　　　　　　　D. 减小基托面积，不覆盖上颌结节
   E. 增大基托面积，覆盖上颌结节
【答案】C
【解析】如果两侧上颌结节均较突出时，可以只选择结节较大的一侧做外科修整，另一侧可在基托组织面进行适当的缓冲以减少倒凹，或是改变义齿就位方向，使义齿容易就位，并且不产生疼痛。

【破题思路】全口义齿修复前的外科处理包括：去除尖锐的骨尖、骨突和骨嵴；修整上颌结节；修整下颌隆突；唇颊沟加深；唇颊系带成形；修复增生的黏膜组织；松软牙槽嵴的处理。

109. 上颌双侧前磨牙及磨牙缺失对于双侧上颌结节均有骨性倒凹者，最佳的处理是
   A. 不进行任何处理　　　　　　　　　　　B. 手术去除单侧骨性倒凹
   C. 手术去除双侧骨性倒凹　　　　　　　　D. 在基托组织面缓冲
   E. 减少基托面积，不覆盖上颌结节
【答案】B
【解析】如果两侧上颌结节均较突出时，可以只选择结节较大的一侧做外科修整，另一侧可在基托组织面进行适当的缓冲以减少倒凹，或是改变义齿就位方向，使义齿容易就位，并且不产生疼痛。

110. 根据观测线设计可摘局部义齿有利于义齿的
   A. 固位　　　　　　　　　　　　　　　　B. 稳定
   C. 支持　　　　　　　　　　　　　　　　D. 坚固
   E. 耐用
【答案】A
【解析】据观测线可以确定基牙的倒凹位置，即指导了卡环臂尖放置位置，利于义齿的固位。

111. 患者，男性，35岁，下颌875|578缺失，余留牙无明显松动，口底深度大于8mm，无较大的骨突，缺牙区牙槽嵴吸收，牙槽嵴呈垂直型，不正确的说法是
   A. 可设计舌杆　　　　　　　　　　　　　B. 下颌为Kennedy第一类牙列缺损

C. 可设计连续舌杆　　　　　　　　　　　　D. 舌杆与黏膜应平行接触
E. 应设计舌板
【答案】E
【解析】口底深度大于8mm，无较大的骨突，缺牙区牙槽嵴吸收，牙槽嵴呈垂直型提示我们选择舌杆，舌杆与黏膜应平行接触。余留牙无明显松动，不必设计连续舌杆。双侧游离缺失属Kennedy第一类缺损。

【破题思路】舌杆与黏膜的关系：
垂直型：平行接触
倒凹型：倒凹之上或倒凹区充分缓冲
斜坡型：与黏膜距离0.3～0.4mm

112. 目前临床使用最多的印模材料是
A. 藻酸盐印模材料　　　　B. 硅橡胶　　　　C. 印模膏
D. 印模石膏　　　　　　　E. 琼脂
【答案】A
【解析】目前临床使用最多的印模材料是藻酸盐印模材料。

【破题思路】印模材料的分类

名称	凝固后有无弹性	是否可以重复利用
藻酸盐	有	不可逆
琼脂	有	可逆
硅橡胶	有	不可逆
印模膏	无	可逆

113. 下列哪种材料是最理想的印模材料
A. 藻酸钾　　　　　　　B. 藻酸钠　　　　　C. 硅橡胶
D. 印模膏　　　　　　　E. 印模石膏
【答案】C
【解析】硅橡胶类印模材料有良好的流动性、尺寸稳定性，是目前最理想的印模材料。

114. 复制琼脂印模时，琼脂的温度应在
A. 27℃左右　　　　　　B. 37℃左右　　　　C. 47℃左右
D. 57℃左右　　　　　　E. 7℃左右
【答案】D
【解析】将工作模型适当磨小放到水中无气泡产生后，备用。将琼脂复模材料切碎，水浴加入至完全融化后，逐渐冷却到57℃左右便可以进行复制印模。

115. 选择可摘局部义齿托盘标准，错误的是
A. 与牙弓形态尽量协调一致
B. 上颌盖过上颌结节和颤动线
C. 与牙弓内外侧应有3～4mm间隙
D. 翼缘不超过黏膜皱襞
E. 如与口内弓条件相差太远，应制作个别托盘
【答案】D
【解析】托盘标准是与牙弓形态尽量协调一致，上颌盖过上颌结节和颤动线，下颌应盖过磨牙后垫，与牙弓内外侧应有3～4mm间隙，翼缘离开黏膜皱襞2mm。如与口内弓条件相差太远，应制作个别托盘。

116. 取印模时，被动肌功能修整方法是
A. 轻拉唇颊部，在上颌向前向下，下颌向前向上
B. 轻拉唇颊部，在上颌向后向下，下颌向后向上

C. 轻拉唇颊部，在上颌向前向上，下颌向前向下
D. 轻拉唇颊部，在上颌向后向上，下颌向后向下
E. 嘱患者轻轻活动唇颊部，并做吞咽伸舌等动作

【答案】A

【解析】被动肌功能整塑的方法是轻拉唇颊部以及口角，在上颌牵拉唇部向前向下，牵拉口角向前下内，牵拉下颌唇部向前向上，牵拉口角向前上内。

> 【破题思路】肌功能整塑分为主动整塑和被动整塑。主动整塑是让患者做向前噘的动作，让黏膜达到功能状态。

117. 杆形卡环的固位臂是从什么方向进入基牙唇颊面倒凹的
    A. 远中   B. 近中
    C. 殆面   D. 牙龈
    E. 侧面

【答案】D

【解析】杆卡的就位方向由龈方向殆方。

118. 可摘局部义齿戴入后基牙疼痛的原因不可能有
    A. 基牙龋病   B. 基牙牙周病
    C. 卡环基托与基牙接触过紧   D. 义齿不稳定对基牙产生扭力
    E. 基托折裂

【答案】E

【解析】可摘局部义齿戴入后基牙疼痛的原因有基牙龋病、基牙牙周病、卡环基托与基牙接触过紧、义齿不稳定对基牙产生扭力。

119. 关于支托凹制备的原则，错误的是
    A. 尽量少磨牙体组织   B. 尽量利用天然间隙
    C. 可磨除相对应的对颌牙牙尖或嵴   D. 近远中长度应为基牙殆面的 1/5
    E. 如为铸造支托其颊舌宽度约为基牙颊舌宽度的 1/3～1/2

【答案】D

【解析】长度为近远中径的 1/4～1/3。

120. 下列哪项不是影响义齿就位的原因
    A. 基托进入倒凹区   B. 组织面不光滑
    C. 卡环过紧   D. 殆支托位置不当
    E. 义齿变形

【答案】B

【解析】影响义齿就位的原因主要有基托进入倒凹区、卡环过紧、殆支托位置不当、义齿变形等。组织面不光滑不会导致就位困难。

121. 关于义齿基托磨光面的制备原则，错误的是
    A. 均应制成斜凸形斜面   B. 上颌颊面应为向上外的斜面
    C. 上颌舌面应为向上内的斜面   D. 下颌颊面应为向下外的斜面
    E. 下颌舌面应为向下内的斜面

【答案】A

【解析】基托磨光面的形态一般为凹面型。

> 【破题思路】义齿表面包括组织面、磨光面和咬合面。组织面是义齿获得固位的主要部位，咬合面利于义齿的稳定，磨光面具有帮助义齿固位和抵抗侧向压力的作用。应呈凹面以利于固位。

122. 患者，女性，50 岁，7654|4567 缺失，余留牙无明显松动，口底深度大于 8mm，无较大的骨突，舌侧牙槽嵴无明显倒凹，正确的说法是
    A. 下颌为 Kennedy 第一类第一亚类牙列缺损   B. 可设计舌杆
    C. 应设计黏膜支持式   D. 应设计舌板

E. 拔除余留牙

【答案】B

【解析】双侧游离确属为Kennedy第一类。应设计混合支持式。口底深度大于8mm，无较大的骨突，舌侧牙槽嵴无明显倒凹提示我们选择舌杆。若口底深度不足7mm，有较大的骨突，舌侧牙槽嵴有明显倒凹，提示选择舌板。

> 【破题思路】舌板适应证：
> ① 口底浅，舌系带高＜7mm。
> ② 前牙松动需用夹板固定。
> ③ 舌侧倒凹过大。
> ④ 下前牙有缺失或缺失倾向的。

123. 可摘局部义齿不适用于
A. 双侧游离端缺失 B. 单侧游离端缺失 C. 缺隙牙槽嵴低平
D. 基牙Ⅲ度松动 E. 拔牙创未愈合

【答案】D

【解析】可摘局部义齿不适用于基牙Ⅲ度松动者，因Ⅲ度松动为拔牙指征。

> 【破题思路】拔牙的指征：Ⅲ度松动或牙槽骨吸收达根长的2/3。
>
> 可摘局部义齿的禁忌证
> 生活不能自理的患者，不能摘戴保管和清洁义齿，或有误吞可能的患者
> 有严重的牙体、牙周疾病而未得到完善的治疗和有效控制者
> 有黏膜疾病或其他软硬组织疾病未得到有效控制的
> 缺牙间隙过窄，𬌗龈距过小，可能导致义齿强度不足者
> 对义齿过敏或异物感无法克服者

124. 下列哪类患者不适宜使用可摘局部义齿修复
A. 肝炎 B. 咽炎 C. 脑炎
D. 偏头痛 E. 癫痫

【答案】E

【解析】癫痫患者戴用可摘局部义齿可能在发病期间造成义齿的误吞。

> 【破题思路】可摘局部义齿的禁忌证
>
> 缺牙间隙小，𬌗龈距离过低，义齿强度不足者
> 牙冠形态异常，不能为义齿提供足够固位力者
> 不能方便摘戴、保管、清洁，甚至有误吞义齿危险的患者
> 严重的牙体、牙周或黏膜病变未得到有效治疗控制者
> 对义齿材料过敏或对义齿异物感明显无法克服者

125. 在可摘局部义齿基牙选择的原则中，哪项是错误的
A. 后牙靠近缺牙区的基牙 B. 牙根多且根长的基牙
C. 牙体无缺损，具正常的基牙 D. 多个基牙应相对集中
E. 多个基牙彼此应合理分散

【答案】D

【解析】需使义齿固位体呈面支持式，因此多个基牙应合理分散，充分发挥各固位体之间的制约作用增加固位力。

【破题思路】可摘局部义齿固位力主要影响因素
基牙的倒凹深度和坡度：深度坡度越大，所产生的摩擦力越大
卡环的固位臂：卡环的形态、长短、粗细、材料的刚度和弹性限度等
制锁状态：制锁角度越大，固位越好
固位体之间的制约状态：固位体越分散，固位效果越好

126. 下面哪种牙列缺损应采用蜡堤记录正确面关系
  A. 1|2 缺失
  B. 1|156 缺失
  C. 876|5678 缺失
  D. 654|56 缺失
  E. 54|6 缺失
【答案】C
【解析】双侧游离缺失，每侧连续缺失两牙以上，无法在模型上确定正确𬌗关系，因此应该使用蜡面堤记录正确𬌗关系。

127. 混合支持式义齿基牙的受力与牙槽嵴丰满程度的正确关系是
  A. 牙槽嵴丰满者可能相对减轻基牙的受力
  B. 牙槽嵴丰满者可能相对增加基牙的受力
  C. 牙槽嵴窄小会相对减轻基牙的受力
  D. 牙槽嵴低平会相对减轻基牙的受力
  E. 牙槽嵴的丰满程度与基牙的受力无关
【答案】A
【解析】混合支持式义齿基牙与牙槽嵴共同承担咬合力，当牙槽嵴丰满时可以调整基托的面积增加黏膜受力，从而减小基牙的受力。

128. 可摘局部义齿戴后出现食物嵌塞的可能原因不包括
  A. 𬌗面受力过大
  B. 基托与组织不密合
  C. 面支托与支托凹不贴合
  D. 卡环臂与基牙不贴合
  E. 基托与天然牙不贴合
【答案】A
【解析】可摘局部义齿戴后出现食物嵌塞的可能原因就是不密合、有缝隙。受力过大会导致疼痛、义齿松动、折断，不会造成食物嵌塞。

【破题思路】食物嵌塞的原因及处理	
原因	处理
修复体与邻牙或修复体之间无接触或接触关系不正常	一般拆除重做
修复体轴面外形不良	一般拆除重做
𬌗面形态不良，边缘嵴过锐，颊舌沟不明显	适当磨改
修复体悬突或不密合	修改或重做
对𬌗牙有充填式牙尖	调𬌗

129. Kennedy 第一类牙列缺损者，当余留牙情况较差时，通常设计为
  A. 牙支持式
  B. 黏膜支持式
  C. 混合支持式
  D. 牙支持式或混合支持式
  E. 天然牙支持
【答案】B
【解析】该题的牙列缺失修复时，由于余留牙情况较差，应注意减少基牙的负担，需由黏膜以及其下的牙槽骨支持。

130. 为减少 Kennedy 第一类缺损混合支持式义齿鞍基受侧向力而引起摆动的情况，设计时的措施不包括
  A. 设计间接固位体
  B. 双侧联合设计
  C. 减少牙尖斜度
  D. 设计弹性连接体
  E. 扩大基托面积

【答案】D

【解析】义齿不稳定现象包括下沉、翘起、摆动和旋转。摆动主要是侧向力引起的，在支点的对侧设计间接固位体或直接固位体，加大基托面积，减小人工牙牙尖斜度达到咬合平衡都可以减小摆动，应设计刚性连接体增加稳定性。

131. 可摘局部义齿咀嚼功能差的原因之一是

A. 人工牙𬌗面面积过大
B. 义齿恢复的垂直距离过低
C. 牙槽嵴丰满
D. 人工牙尖斜度过大
E. 人工牙𬌗面增加了食物排溢道

【答案】B

【解析】可摘局部义齿咀嚼功能差的原因有：人工牙𬌗面面积过小、低𬌗、𬌗关系错误、牙尖斜度小。

132. 混合支持式可摘局部义齿固位作用不包括

A. 卡环的弹性卡抱力
B. 基托组织面与黏膜间的吸附力
C. 基托边缘与软组织的封闭作用
D. 连接体
E. 倒凹

【答案】D

【解析】可摘局部义齿的固位力主要包括摩擦力、吸附力、大气压力、表面张力。摩擦力的产生主要是卡环的卡抱力。卡环的卡抱力主要是由于卡环臂的尖端进入倒凹区所致。吸附力、大气压力、表面张力主要影响因素包括基托的面积、基托与黏膜之间的密合性、边缘封闭效果、唾液的性质等。

133. 黏膜支持式可摘局部义齿的𬌗面受力直接传导到

A. 黏膜和牙槽骨上
B. 牙槽骨上
C. 黏膜上
D. 牙上
E. 基托上

【答案】A

【解析】黏膜支持式义齿所受𬌗力主要由黏膜和其下方的牙槽骨共同承担。

134. 有关混合支持式可摘局部义齿，哪一项是错误的

A. 固位作用主要依靠卡环
B. 也依靠基托组织面与黏膜间的吸附力及基托边缘与软组织的封闭作用
C. 适用于所有牙列缺损的情况
D. 咀嚼压力由黏膜和基牙两者共同承担
E. 临床较为常见

【答案】C

【解析】混合支持式义齿一般适用于双侧或单侧后牙游离缺失的患者，并不适用于所有情况，当缺牙少，缺隙两侧都有基牙，基牙条件好，建议做牙支持式可摘局部义齿。

135. 可摘局部义齿的应力中断设计主要是为了

A. 增强𬌗力
B. 减轻基牙负担
C. 减小基托面积
D. 减小义齿𬌗力
E. 使用方便

【答案】B

【解析】应力中断使咬合力在传递的过程中首先传递给基托下软组织，可减轻基牙的负担，对基牙是一种保护作用。

136. 患者，女性，60岁，上颌8765|5678缺失，行可摘局部义齿修复，1周后觉得义齿人工牙咬颊黏膜。下面说法不正确的是

A. 人工牙过于偏向舌侧
B. 𬌗平面过高
C. 上下颌覆盖不够
D. 颊部组织因为长期缺牙变肥厚
E. 可加厚颊侧基托以撑开颊侧组织

【答案】B

【解析】义齿出现咬颊黏膜现象主要因为颊侧组织增生、人工牙覆盖太小以及人工牙排列偏颊侧。处理方法可选择加厚颊侧基托厚度，调改覆盖关系，人工牙排在牙槽嵴顶等。

【破题思路】

咬颊	颊肌松弛向内凹陷	加厚颊侧基托
	后牙颊侧覆盖过小	加大覆盖
咬舌	舌体过大	坚持戴用，自行改善
	后牙舌侧覆盖过小	加大覆盖
	后牙𬌗平面过低	升高𬌗平面

137. 患者，男性，38岁，653|36缺失，行可摘局部义齿修复，2年后基托折裂，下列说法正确的是
A. 不用检查，和患者解释修理效果不佳，建议重做
B. 首先应仔细查找折裂原因
C. 若检查义齿仅为裂缝而未折断，需对接后直接在义齿组织面灌注石膏后进行修理
D. 基托折断如无残缺，则不需要对接
E. 若基托折断伴有较大的缺损不能对接复位，则在基托组织面直接灌石膏，待其凝固后，在基托磨光面磨去一层，放置加强丝，最后用自凝塑料或热凝塑料加以修补

【答案】B
【解析】发生基托折裂，首先应查找原因。多见于基托较薄、上颌硬区缓冲不够、存在支点等问题。若检查义齿仅为裂缝而未折断，可直接磨除部分基托后重衬。基托折断如无残缺，则需要对接后在组织面灌注石膏后进行修理，必要时放置加强丝。若基托折断伴有较大的缺损不能对接复位，需要重新取印模，重做义齿。

138. 选择可摘局部义齿基牙的原则中，哪条是错误的
A. 选择健康牙作基牙
B. 虽有牙体疾病，但已经治疗
C. 虽有牙周疾病，但已得到控制
D. 越近缺隙的牙作基牙，固位支持效果越好
E. 选用多个基牙时，彼此越平行越好

【答案】E
【解析】可摘局部义齿选择基牙时，多个基牙彼此越分散越好。

【破题思路】可摘局部义齿修复基牙的选择原则

首先选择健康牙，形态合适，支持力足够，临床多选用后牙

患牙有牙体疾病但已经治疗，有牙周疾病得到有效控制，松动Ⅱ度或牙槽骨吸收1/2不单独做基牙

选择固位型良好的牙做基牙，要求倒凹深度不超过1mm，倒凹坡度大于20°

基牙数目恰当，一般2～4个

基牙位置合适，多个基牙越分散固位效果越好

139. 下列哪一点不是可摘局部义齿固位体必须具备的条件
A. 无异物感 B. 对基牙不产生矫治性移位 C. 不易积存食物
D. 避免口内使用不同种类的金属 E. 取戴时，对基牙无侧方压力

【答案】A
【解析】可摘局部义齿因其特殊结构不可能完全避免异物感的产生。

140. 下面关于黏膜支持式义齿的描述，正确的是
A. 𬌗力通过卡环传导到基牙上 B. 𬌗力通过基托传导到黏膜和牙槽骨上
C. 𬌗力通过𬌗支托传导到黏膜和牙槽骨上 D. 𬌗力通过基托传导到基牙上
E. 𬌗力通过𬌗支托传导到基牙上

【答案】B
【解析】黏膜支持式义齿的𬌗力通过基托传导到黏膜和牙槽骨上。

141. 铸造卡环和锻丝卡环联合应用的目的是
A. 充分发挥各自的优点 B. 方便患者取戴义齿 C. 不易储存食物
D. 美观价廉 E. 舒适耐用

【答案】A

142. 下列关于整体铸造支架式义齿的评价中错误的是
A. 坚固耐用，不易折裂　　　B. 体积明显减小，戴用舒适　　　C. 温度传导差
D. 修理与增补人工牙困难　　E. 适应证较严格
【答案】C
【解析】铸造金属支架使义齿温度的传导性良好，塑料胶连式可摘局部义齿温度传导性差。故本题选C。

143. 关于可摘局部义齿基托伸展的范围，下列哪项是错误的
A. 应与天然牙轴面的非倒凹区轻轻接触
B. 上颌远中游离者应伸至翼颌切迹，远中颊角应覆盖上颌结节
C. 下颌远中游离者应覆盖磨牙后垫1/2～2/3
D. 混合支持式基托应尽量伸展以获得良好的封闭和固位效果
E. 牙支持式尽量减小基托范围，使患者感到轻巧舒适美观
【答案】D
【解析】可摘局部义齿的基托应与天然牙轴面的非倒凹区轻轻接触，上颌远中游离者应伸至翼颌切迹，远中颊角应覆盖上颌结节，下颌远中游离者应覆盖磨牙后垫1/2～2/3。牙支持式，尽量减小基托面积，使患者感觉舒服轻巧；混合支持式，在不妨碍周围软组织功能运动下，尽量伸展基托。

【破题思路】全口义齿的基托范围要求是基托伸张到唇颊侧前庭沟，上颌远中游离者应伸至翼颌切迹，中间部需要位于硬软腭交界处的软腭上，下颌远中游离者应覆盖磨牙后垫1/2～全部，基托应尽量伸展以获得良好的封闭和固位效果。

144. 下列关于可摘局部义齿基托的叙述中错误的是
A. 基托具有固位和稳定作用
B. 整铸支架义齿的基托厚度一般为0.5mm，塑料基托厚度一般为2mm
C. 基托具有修复软硬组织缺损的功能
D. 基托不应妨碍唇颊舌的功能活动
E. 基托应与黏膜密合并保持轻微压力
【答案】E
【解析】基托应与黏膜密合无压力。

145. 下列缺失中，哪种宜于设计成混合支持式义齿（余留基牙均健康，第三磨牙均存在）
A. |4567　　　　　　　　　　B. 7654|4567　　　　　　　　　　C. 87651|6
D. 65|7　　　　　　　　　　E. 6
【答案】C
【解析】按照本题的题干条件A、B、D、E四个选项均为非游离缺失，且基牙条件良好，因此均可设计成牙支持式可摘局部义齿。

146. 当上下颌牙咬合过紧，且牙本质过敏不能磨出支托窝时，上颌后牙的𬌗支托可以放在
A. 近中边缘嵴　　　　　　　B. 远中边缘嵴　　　　　　　　　C. 颊外展隙
D. 颊沟区　　　　　　　　　E. 舌沟区
【答案】D
【解析】𬌗支托一般位于基牙的近远中边缘嵴上，但当存在咬合紧，或牙本质过敏不能磨除支托窝时，上颌后牙可以放在颊沟区，下颌后牙可以放在舌沟区。

【破题思路】铸造𬌗支托的制作要求

位置	基牙的近远中边缘嵴或上后牙的颊沟，下后牙的舌沟
形态	圆三角形或匙形
厚度	1～1.5mm
长度	磨牙近远中径的1/4，前磨牙近远中径的1/3
宽度	磨牙近远中径的1/3，前磨牙近远中径的1/2

147. 铸造卡环进入倒凹的深度一般不宜超过
A. 0.5mm
B. 0.6mm
C. 0.7mm
D. 0.8mm
E. 1.0mm
【答案】A
【解析】铸造卡环进入倒凹的深度一般不超过0.5mm。

【破题思路】钴铬合金进入基牙倒凹不超过0.25mm，金合金进入基牙倒凹深度不超过0.5mm，锻丝卡环进入基牙倒凹深度不超过0.75mm。

148. 根据基牙倾斜的方向和程度不同导线可分三型，正确的是
A. 基牙向缺隙侧倾斜所画出的导线为Ⅰ型导线
B. Ⅰ型导线在基牙近缺隙侧距𬌗面近
C. 基牙向缺隙相反方向倾斜时所画出的导线为Ⅱ型导线
D. Ⅱ型导线在远缺隙侧距𬌗面远
E. 基牙近远缺隙侧均无明显倒凹或基牙向近远中倾斜时所画的导线为Ⅲ型导线
【答案】D
【解析】基牙向缺隙方向倾斜所画出来的观测线为Ⅱ型观测线，Ⅱ型观测线基牙近缺隙倒凹较大，距离𬌗面比较近，远缺隙侧倒凹小，距离𬌗面比较远。

149. 哪一个卡环为Ⅱ型卡环
A. 隙卡
B. 倒钩卡环
C. 圈形卡环
D. 三臂卡环
E. 回力卡环
【答案】B
【解析】倒钩卡环常用于倒凹区在𬌗支托的同侧下方的Ⅱ型观测线基牙，当组织倒凹区无法使用杆型卡环时，可以使用。

150. Ⅲ型卡环（适用于Ⅲ型观测线）的特点是
A. 固位稳定作用好，支持作用差
B. 固位稳定支持作用均好
C. 固位稳定支持作用均差
D. 固位支持作用好，稳定性差
E. 稳定支持作用好，固位差
【答案】D
【解析】Ⅲ型卡环（适用于Ⅲ型观测线），由于其形态类似正形卡环，因此有固位稳定和支持作用，但因其卡环臂的起始部分较短稳定作用较差。

【破题思路】根据不同的观测线类型进行卡环的分类。

Ⅰ型观测线适用于Ⅰ型铸造或锻丝卡环，能充分发挥卡环的固位作用

Ⅱ型观测线适用于Ⅱ型导线卡环，即铸造分臂卡环

Ⅲ型观测线适用于Ⅲ型导线卡环，Ⅲ型卡环的固位、支持作用较好，稳定作用较差

151. 可摘局部义齿中没有传导力作用的部件是
A. 人工牙
B. 基托
C. 大小连接体
D. 卡环体
E. 卡臂尖
【答案】E
【解析】卡臂尖在可摘局部义齿中起固位作用，而非传导力量的作用。

【破题思路】可摘局部义齿的组成包括基托、人工牙、固位体和连接体。

152. 可摘局部义齿的连接体如位于基牙的倒凹区会引起
A. 摘戴困难
B. 容易折断
C. 咀嚼效率低
D. 连接不牢靠
E. 固位不良
【答案】A

【解析】连接体为可摘局部义齿的坚硬部分，如进入基牙的倒凹区会出现摘戴困难。

【破题思路】大连接体应具备的特点

有一定的强度，质地坚韧，不变形，不断裂

不妨碍唇颊舌的活动

根据不同的位置、受力情况和组织情况，可呈不同的大小外形和厚度，一般呈扁平型和板条形

不能进入软组织倒凹，以免影响义齿就位和压伤软组织

153.可摘局部义齿大连接体的作用是
A.连接义齿各部分成一整体
B.分散𬌗力传导咀嚼压力
C.减小基托面积，增加舒适感
D.增强义齿的强度
E.以上都是

【答案】E

【解析】可摘局部义齿大连接体的作用是连接义齿各部分成一整体，分散𬌗力传导咀嚼压力，减小基托面积，增加舒适感，增强义齿的强度。

154.以下说法错误的是
A.前腭杆应位于腭皱襞之后，上腭硬区之前
B.后腭杆位于上颌硬区之后，颤动线之前
C.后腭杆的两端弯向前至第一磨牙与第二磨牙之间
D.侧腭杆与龈缘的关系是离开龈缘 4～6mm
E.舌杆与龈缘的关系是离开龈缘 4～6mm

【答案】E

【解析】舌杆与龈缘的关系是离开龈缘 3～4mm。

155.舌板取代舌杆的原因不包括
A.下前牙有缺失或有缺失倾向的
B.下前牙有松动的
C.系带附着到龈缘的距离小于 7mm
D.舌侧倒凹过大的
E.咬合力过大者

【答案】E

【解析】舌板取代舌杆的原因包括下前牙有缺失或有缺失倾向的，下前牙有松动的，系带附着到龈缘的距离小于 7mm，舌侧倒凹过大的等。

156.间接固位体与支点线的关系是
A.与义齿游离端在支点线的两侧，并远离支点线
B.靠近支点线
C.美观原则为主
D.与义齿游离端在支点线同侧
E.在支点线上

【答案】A

【解析】间接固位体的设置原则是放在支点线的对侧，并且尽量远离支点线，当不能更远时可多基牙联合做支持。

157.对于可摘局部义齿的间接固位体下列哪项叙述是错误的
A.间接固位体距支点线的垂直距离最好能等于支点线到鞍基远端的垂直距离
B.远中游离缺失的 RPD 间接固位体最好放在尖牙的舌隆突上
C.横线式或斜线式的支点线必须放间接固位体
D.间接固位体多用于修复双侧或单侧后牙游离缺失或多数前牙缺失
E.间接固位体距支点线的距离越近，对抗转动的力越好

【答案】E

【解析】可摘局部义齿不稳定的时，通常在支点以及支点线的对侧放置间接固位体、设置平衡力，根据杠杆原理，间接固位体应放置的位置到支点线的距离越远越好。

【破题思路】义齿转动性不稳定的消除方法
增加和使用对抗平衡固位体
增加平衡距：通常平衡力是加在义齿的支点或支点线的对侧，以使义齿保持平衡。增加平衡距使得平衡距大于转动距，同时还有可能改变转动轴，使义齿不再发生不稳定现象
消除支点：义齿的转动性不稳定是由于义齿的部件或挤压及其支持组织形成的支点所致，消除后即可稳定

158. 以下说法错误的是
A. 可摘局部义齿卡环设计，所凭据的线是观测线
B. 可摘局部义齿卡环臂的主要作用是卡抱固位作用，防止义齿龈向移位
C. 可摘局部义齿卡环体部主要作用是防止义齿龈向及侧向移位
D. 间接固位体的主要作用为防止义齿沿支点线转动
E. 可摘局部义齿𬌗支托的作用是支持作用，防止义齿下沉

【答案】B

【解析】卡环臂主要作用是卡抱固位作用，防止义齿𬌗向移位。

【破题思路】卡环的结构位置及作用		
名称	位置	作用
卡环体	非倒凹区	稳定和支持作用
卡环臂起始部分	非倒凹区	稳定作用
卡环臂尖端	倒凹区	固位作用

159. 上颌基托的哪个部分适宜做薄，以减少发音影响
A. 前腭 2/3 部分
B. 前腭 1/2 部分
C. 前腭 1/3 部分
D. 后腭 2/3 部分
E. 后腭 1/3 部分

【答案】C

【解析】基托腭前 1/3 可以适当做薄，减少对发音的影响。

160. 下面关于前腭杆的描述正确的为
A. 位于腭皱襞处，厚约 0.5mm，宽约 8mm
B. 位于上腭硬区，厚约 1.0mm，宽约 6mm
C. 位于上腭硬区之后，厚约 1.5mm，宽约 8mm
D. 位于腭皱襞之后上腭硬区之前，厚约 1.0mm，宽约 8mm
E. 位于腭皱襞之后上腭硬区之前，厚约 1.5mm，宽约 6mm

【答案】D

【解析】前腭杆位于腭皱襞之后上腭硬区之前，厚约 1.0mm，宽 6～8mm。

161. 调节可摘局部义齿固位力的措施如下，除了
A. 调整义齿就位道
B. 调控基牙间的分散度
C. 增减直接固位体的数目
D. 需增加横向固位力者选用铸造卡环
E. 调节卡环臂进入倒凹区的深度和坡度

【答案】D

【解析】铸造卡环的纵向固位力较好，锻丝卡环的横向固位力好。

【破题思路】可摘局部义齿固位力调节的方式
增减直接固位体的数目：通常 2～4 个
选择和修复基牙的固位倒凹：倒凹深度坡度越大固位越好，一般倒凹深度应小于 1mm
调整基牙的分散程度：基牙越分散固位力越好

调整就位道：改变就位道导致倒凹深度、倒凹坡度以及制锁角的改变，达到增减固位力效果
调节卡环进入倒凹区的深度和部位
卡环材料的刚性和弹性限度的选择：刚度和弹性限度越大固位越好
选用不同的方法制作卡环：需纵向固位的可用铸造卡环，需要横向固位的可用锻丝卡环
利用不同类型的连接体：使用有弹性的连接体进入基牙的部分倒凹区，可以增强固位作用，减少食物嵌塞

162. 876|678缺失的Kennedy分类为

A. Kennedy第一类　　　　B. Kennedy第二类　　　　C. Kennedy第三类
D. Kennedy第四类　　　　E. Kennedy第五类

【答案】A

163. 增强基牙与修复体抗力形的措施不包含

A. 为了保护牙体组织，尽可能保留一切牙体结构与组织
B. 根据缺损及牙体组织情况，合理选择设计修复体类型
C. 采用适当的辅助增强固位措施
D. 修复体有适当的厚度与体积
E. 保证修复体的制作质量

【答案】A

【解析】在制作义齿的过程中，为增加基牙的抗力形首先要去除龋坏物质，其次去除薄壁弱尖等易折损部位。

164. 可摘义齿以下部分，不能实现卡环稳定作用的是

A. 卡环臂　　　　B. 卡环体　　　　C. 𬌗支托
D. 小连接体　　　　E. 以上都不是

【答案】D

【解析】小连接体主要连接义齿的小部件和大连接体。

【破题思路】可摘局部义齿的卡环的主要结构及作用

卡环臂游离部分	富有弹性，位于基牙的倒凹区	起固位作用
卡环臂起始部分	坚硬，位于基牙的非倒凹区	起稳定作用
卡环体	坚硬，位于基牙的非倒凹区	起稳定和支持作用
𬌗支托	坚硬，位于𬌗面边缘嵴	起支持作用

165. 设计可摘局部义齿就位道时，调节倒凹法用于

A. 基牙牙冠短，且彼此平行者　　　　B. 基牙向舌侧倾斜者　　　　C. 牙槽嵴低窄者
D. 基牙倒凹大者　　　　E. 缺失间隙多者

【答案】A

【解析】当基牙牙冠短，且彼此平行时可用调节倒凹法将基牙的倒凹主要集中在某些基牙或基牙的某个侧面。

166. 可摘局部义齿的铸造支架不能就位的原因是

A. 基牙的倒凹大　　　　B. 支架铸造收缩　　　　C. 基牙向缺牙区倾斜
D. 基牙有支点　　　　E. 固位体选择不当

【答案】A

167. 从口内取出可摘局部义齿印模时，一般先

A. 取后部，再沿前牙长轴方向取下印模　　　　B. 取前部，再沿前牙长轴方向取下印模
C. 前后翘动，再沿前牙长轴方向取下印模　　　　D. 取缺失区，再沿前牙长轴方向取下印模
E. 取非缺失区，再沿前牙长轴方向取下印模

【答案】A

【解析】从口内取出可摘局部义齿印模时，一般先轻轻翘动托盘柄使印模后部先脱位，再沿前牙长轴方向

取下印模。

168. 卡环固位臂尖应位于基牙的
A. 外形高点线上
B. 外形高点线殆方
C. 外形高点线龈方
D. 导线的殆方
E. 导线的龈方

【答案】E
【解析】卡环固位臂尖端应位于基牙的导线的龈方。利用卡臂尖的弹性卡抱作用，发挥固位作用。

169. 杆形卡环与圆环形卡环相比较主要不足之处是
A. 固位作用差
B. 稳定作用差
C. 支持作用差
D. 弹性作用差
E. 对基牙损伤大

【答案】B
【解析】杆型卡环的不足之处：由于卡环与牙面接触过小，但其稳定性较低。

【破题思路】杆型卡环：放在基牙颊面倒凹，与基牙接触面小，对基牙损伤小，固位作用好。

170. 回力卡环具有应力中断作用是由于
A. 远中殆支托与基托相连，殆力通过支托传导到基牙，减轻了牙槽嵴的负担
B. 远中殆支托不与基托相连，殆力通过支托传导到基牙，减轻了牙槽嵴的负担
C. 远中殆支托不与基托相连，殆力通过人工牙和基托传到牙槽嵴，减轻了基牙的负担
D. 远中殆支托不与基托相连，殆力通过人工牙和基托传导到牙槽嵴，减轻了牙槽嵴负担
E. 远中殆支托与基托相连，殆力通过人工牙和基托传导到牙槽嵴，减轻了基牙的负担

【答案】C
【解析】回力卡环具有应力中断作用是因为远中殆支托不与基托相连，殆力通过人工牙和基托首先传递到基托下组织上，可减少基牙承担的殆力。

171. 倒钩卡环适用于下列何种情况
A. 前后均有缺隙的孤立前磨牙或磨牙
B. 缺隙侧松动天然牙的邻近基牙
C. 基牙牙冠短而稳固，相邻两牙之间有间隙或有食物嵌塞
D. 倒凹区在支托同侧下方的基牙
E. 最后孤立的磨牙

【答案】D
【解析】倒钩卡环用于支托的同侧下方的基牙，又称下返卡环，当有软组织倒凹区无法使用杆型卡环的时候使用。

172. 患者，男性，49岁，8⎿1｜12缺失，患者欲修复其缺失前牙，关于分类，正确的是
A. 为Kennedy第一类第一亚类牙列缺损
B. 为Kennedy第二类第一亚类牙列缺损
C. 为Kennedy第三类第一亚类牙列缺损
D. 为Kennedy第四类牙列缺损
E. 为Kennedy第三类第二亚类牙列缺损

【答案】D
【解析】没有修复价值的智齿不作为牙列缺损分类的依据，不能算作后牙的游离缺失，1｜12缺失属于前牙缺失，应为Kennedy第四类。

【破题思路】第一类：义齿鞍基在两侧基牙的远中，远中为游离端即双侧游离端缺牙。
第二类：义齿鞍基在一侧基牙的远中，远中为游离端即单侧游离端缺牙。
第三类：义齿鞍基在一侧，鞍基前后都有基牙。
第四类：义齿鞍基位于基牙的前面，越过中线的前部缺牙，基牙在缺隙的远中。

173. 延伸卡环一般用于
A. 孤立前磨牙
B. 缺隙侧松动天然牙的邻近基牙
C. 最后孤立倾斜的磨牙
D. 健康正常的基牙
E. 游离缺失的基牙

【答案】B
【解析】延伸卡环适用于邻近缺隙的第一基牙松动，外形差，但不够拔除条件。

174. 可摘局部义齿对抗臂的位置应在
A. 观测线以上
B. 观测线以下
C. 接近龈缘

D. 接近𬌗面　　　　　　　　　E. 进入倒凹
【答案】A
【解析】可摘局部义齿的卡环通常具有颊舌侧双臂，颊侧固位臂位于倒凹区（观测线）以下起固位作用，舌侧对抗臂位于倒凹区（观测线）以上，起对抗颊侧固位臂的作用。

175. 以下说法错误的是
A. 可摘局部义齿后腭杆与黏膜的关系是腭中缝处缓冲，两端密合
B. 下颌舌侧牙槽突形态为倒凹形时，舌杆的位置应设计在倒凹之上或倒凹区留出空隙
C. 𬌗支托的方向应与基牙长轴的垂线呈20°（磨牙）或10°（前磨牙）的仰角
D. 最理想的铸造𬌗支托形状是长方形
E. RPI卡环一般适用于末端游离缺失义齿
【答案】D
【解析】铸造𬌗支托的形态为圆三角形或匙形，1～1.5mm厚，长度1/4～1/3，宽度1/3～1/2。

176. 可摘局部义齿中交互作用的力来源于
A. 基牙与固位体　　　　B. 卡环与连接体　　　　C. 基牙两侧卡环臂
D. 两侧固位体　　　　　E. 固位体与脱位力
【答案】C
【解析】所谓交互作用指一个固位体要发挥作用，必须利用其他固位体的固位作用来保持其在基牙上位置的相对稳定。

【破题思路】可摘局部义齿对固位体的要求

有一定固位力，保证义齿在行使功能时不致脱位

非功能状态下，对基牙不产生静压力

摘戴义齿时，对基牙应无侧向压力，不损伤基牙

符合美观要求，尽量减少金属暴露，尤其前牙区

设计合理，不应对口内的软硬组织造成损伤

良好的生物学相容性

177. RPI卡环的组成是
A. 远中支托、颊臂、舌臂　　　　　　B. 近中支托、Ⅰ杆颊臂、舌臂
C. 邻面板、颊臂、舌臂　　　　　　　D. 远中支托、Ⅰ杆颊臂、舌臂
E. 近中支托、邻面板、颊侧Ⅰ杆
【答案】E
【解析】RPI的组成包括近中𬌗支托、远中邻面板、颊侧Ⅰ杆。

178. 对邻面板的作用，错误的是
A. 在水平方向的稳定作用很强　　　　B. 与卡环臂有协同作用
C. 防止积存食物　　　　　　　　　　D. 使倒凹减到最小
E. 有利美观
【答案】B
【解析】RPI的组成包括近中𬌗支托、远中邻面板、颊侧Ⅰ杆。远中邻面板对颊侧Ⅰ杆有拮抗作用。

179. 下面关于RPI卡环组的描述中错误的是
A. 游离端邻缺隙基牙受力小，且作用力方向接近牙长轴
B. 与基牙接触面小，美观且龋患率小
C. 近中面𬌗支托小连接体可防止游离端义齿向远中移位
D. 游离端基托下组织受力增加
E. 舌侧卡环臂对Ⅰ杆起到对抗作用
【答案】E
【解析】邻面板是在与邻缺隙侧基牙的远中面预备导平面，在卡环组上制作与之相接触的垂直型导板。该导板向舌侧伸展至远舌轴面角，对颊侧卡环臂起对抗作用，组成中并无舌侧卡环臂。

180. 以下说法错误的是
A. RPI 卡环的近中𬌗支托作用是减少基牙的扭力
B. 可摘局部义齿的共同就位道的常用方法是平均倒凹法
C. 基托边缘应与天然牙颈部紧密接触
D. 可摘局部义齿之所以取得固位主要是依靠直接固位体附着在基牙上起的固位作用
E. 根据观测线的位置来设计卡环
【答案】C
【解析】基托应位于天然牙轴面的非倒凹区，应密合无压力。

181. RPA 卡环组与 RPI 卡环组不同点是用圆环形卡环的固位臂代替 I 杆。可用于
A. 基牙舌向倾斜，颊侧无倒凹者
B. 基牙向远中倾斜，颊侧近中无倒凹者
C. 基牙向近中倾斜，颊侧远中无倒凹者
D. 前庭沟过浅或存在颊侧组织倒凹者
E. 口底过浅者
【答案】D
【解析】杆型卡环的主要缺点是口腔前庭浅、软组织倒凹大、系带附着高等情况下不宜使用，因此需要用 RPA 卡环组代替 RPI 卡环组。

【破题思路】RPA 卡环组的组成及作用

组成	近中𬌗支托	远中邻面板	I 型杆卡
作用	①减少基牙所受的扭力 ②对抗义齿向远中脱位的作用 ③基托下软组织受力增加，但均匀 ④对抗 I 杆	①固位 ②对抗 ③稳定 ④控制就位道 ⑤美观	①与牙面接触面积小 ②对基牙的损伤小 ③固位作用好 ④美观

182. RPA 卡环组固位臂的坚硬部分仅应
A. 与观测线平齐
B. 在观测线重合
C. 在观测线上方 0.1mm
D. 在观测线下方 0.1mm
E. 在观测线下方 0.2mm
【答案】B
【解析】RPA 卡环组包括近中𬌗支托、远中邻面板和网环形卡环固位臂。要求基牙排列正常，观测线位于牙冠的中部，以便获得颊面近、远中两个倒凹区。设计时，如果固位臂高出观测线且横过牙冠中部，最后进入倒凹区，则支点后移，基托受力时，支托抬高，基牙向远中旋转。因此，卡环臂的坚硬部分应与观测线重合。

【破题思路】RPA 卡环组的应用要求：要求基牙排列正常，观测线位于牙冠的中部，以便获得颊面近中、远中两个倒凹区。卡环臂的坚硬部分和卡环体应与颊面和轴面角处的观测线重合，既不能高于观测线也不能低于观测线。

183. 可摘局部义齿中起连接、稳定与固位作用的部分是
A. 固位体
B. 人工牙
C. 基托
D. 大连接体
E. 小连接体
【答案】C
【解析】可摘局部义齿基托的作用分别是连接作用、恢复作用、分散𬌗力、固位与稳定的作用。

【破题思路】大连接体的作用包括连接作用、传递和分散𬌗力的作用。

184. 关于人工牙以下说法正确的是
A. 非解剖式人工牙咀嚼效能差，侧向力小
B. 非解剖式人工牙咀嚼效能好，侧向力小
C. 解剖式人工牙咀嚼效能差，侧向力大
D. 解剖式人工牙咀嚼效能好，侧向力小
E. 非解剖式人工牙咀嚼效能差，侧向力大
【答案】A
【解析】非解剖式人工牙由于牙尖斜度低，咀嚼效能差，侧向力也小。

【破题思路】人工牙的分类		
名称	牙尖斜度	特点
解剖式牙	30°~33°	尖窝锁结关系好,咀嚼效能高,侧向力大
半解剖式牙	20°	咀嚼效能较好,侧向力较解剖式牙小
非解剖式牙	0°	无尖牙咀嚼效率低,但侧向力小,有利于义齿稳定,对牙槽骨损害小

185. 选择严重磨耗牙作基牙时,必须注意的问题是
A. 抗力　　　　　　　　　B. 保护牙周　　　　　　　C. 支持
D. 保护牙髓　　　　　　　E. 固位
【答案】E
【解析】严重磨耗牙由于牙冠高度降低,导致卡环的放置位置成为问题,因此会影响到义齿的固位。

【破题思路】可摘局部义齿基牙的选择原则

选择健康牙作基牙

虽有牙体疾病但已经做治疗或修复者

虽有牙周疾病但已经治疗并得到控制者

越近缺隙的牙作基牙,固位支持效果越好

选用多个基牙时,彼此越分散越好

186. 不可能造成铸造支架式义齿就位困难的是
A. 琼脂印模质量不好　　　　　　　　　B. 高温包埋材料的热膨胀系数不够
C. 模型有缺损　　　　　　　　　　　　D. 开盒时用力过大
E. 戴义齿时磨除过多
【答案】E
【解析】以上因素都会使义齿就位困难,戴义齿时磨除过多并不影响就位,可能会降低固位力。

【破题思路】琼脂印模质量不好,印模变形;高温包埋料的热膨胀系数不够,义齿变形;模型有缺损,在支架上形成支点;开盒时用力过大,义齿变形。

187. 根据Kennedy分类法,8765|246 缺失属于
A. 第一类第二亚类　　　　　B. 第一类第三亚类　　　　　C. 第二类第二亚类
D. 第二类第三亚类　　　　　E. 第三类第三亚类
【答案】D

188. 可摘局部义齿的固位力与基牙倒凹的深度坡度的关系是
A. 深度越大,坡度越大,固位力越大　　　B. 深度越大,坡度越小,固位力越大
C. 深度越小,坡度越大,固位力越大　　　D. 深度越小,坡度越小,固位力越大
E. 深度越小,坡度越大,固位力越小
【答案】A
【解析】可摘局部义齿的卡环固位力与基牙的倒凹深度和坡度的关系是倒凹深度越大固位力越大,倒凹坡度越大固位力越大。倒凹深度、倒凹坡度与固位力成正比。

189. 可摘局部义齿设计中,临床对基牙倒凹的深度和坡度的要求为
A. 深度>1mm,坡度<20°　　　B. 深度>1mm,坡度>20°　　　C. 深度<1mm,坡度>20°
D. 深度<1mm,坡度<20°　　　E. 深度>1mm,坡度>30°
【答案】C
【解析】可摘局部义齿设计中,卡环进入基牙的倒凹深度和坡度都会影响固位力,通常倒凹深度越大固位力越好,倒凹坡度越大固位力越好,深度要求<1mm,坡度>20°。

190. 制锁角是指
    A. 义齿部件与余留牙之间的夹角
    B. 义齿就位道与基牙长轴之间的夹角
    C. 义齿就位道与脱位道的方向之间所形成的夹角
    D. 义齿就位道与基牙邻面间的夹角
    E. 义齿脱位道与基牙长轴之间的夹角
【答案】C
【解析】制锁角是指义齿就位道和脱位道之间所形成的角度。

191. 关于制锁力大小的描述，下面不正确的是
    A. 制锁角越小，制锁力越小
    B. 制锁角越大，制锁力越小
    C. 基牙强度越大，制锁力越大
    D. 义齿强度越大，制锁力越大
    E. 脱位力越大，制锁力越大
【答案】B
【解析】制锁角是指义齿就位道和脱位道之间所形成的角度，制锁角度越大固位越好。

【破题思路】固位力的影响因素

基牙的倒凹深度和坡度：倒凹深度越大、坡度越大，固位力越大

卡环的固位臂越长，固位力越小，卡环臂越粗，固位力越大

卡环的刚度越大，固位力越大；卡环的弹性限度越大，固位力越大

制锁状态：制锁角度越大，固位力越大

脱位力的大小和方向：脱位力越大，固位力应越大，尽量形成制锁状态增加制锁角

固位力调节：需要符合生理要求和功能需要，避免过大过小

192. 对基托的要求不包括
    A. 塑料基托一般厚 2mm
    B. 铸造基托厚约 0.5mm
    C. 基托不应进入基牙的倒凹区
    D. 基托与硬区应紧密贴合
    E. 金属网状物应放在基托应力集中处
【答案】D
【解析】可摘局部义齿的基托应与黏膜密合无压迫。上颌结节颊侧、上颌硬区等骨性凸起的部位相应的组织面应做缓冲，以免产生压痛。

193. 前腭杆的前缘应
    A. 止于上前牙舌隆突上
    B. 止于上前牙舌侧龈缘
    C. 离开上前牙舌侧龈缘 3mm
    D. 离开上前牙舌侧龈缘 6mm
    E. 离开上前牙舌侧龈缘 8mm
【答案】D
【解析】前腭杆应位于腭皱和上颌硬区之间，离开龈缘 6mm。

194. 可摘局部义齿基托不具备的功能是
    A. 承担和集中殆力
    B. 保护黏膜及牙槽骨
    C. 连接义齿各部成一整体
    D. 加强义齿的固位和稳定
    E. 修复缺损的软硬组织
【答案】A
【解析】可摘局部义齿基托的功能是承担和分散殆力。其他选项均是基托的功能。

【破题思路】基托的功能

连接作用：排列人工牙，连接义齿各个部件成一个整体

修复缺损：修复牙槽骨、颌骨和软组织缺损

传递殆力：承担、传递与分散人工牙的咬合力

固位与稳定作用：主要是借助基托与黏膜间的吸附力、表面张力和大气压力，基牙基托与相关牙之间的摩擦和制锁作用，以增加义齿的固位和稳定，防止义齿旋转和翘动

195. 多数上前牙缺失用活动义齿修复，在排牙时不正确的提法是
    A. 人工牙的颜色应与相邻天然牙协调
    B. 中线应与下颌前牙中线一致
    C. 人工牙的颈缘线与相邻天然牙的颈缘在同一水平
    D. 人工牙的大小应与患者面形协调
    E. 人工牙的排列应与颌弓形状相适应

【答案】B
【解析】在排列人工牙时，中线应参照面中线进行排列。

【破题思路】可摘局部义齿修复过程中排列人工前牙的要求

个别前牙缺失，可参照邻牙及对殆牙，以求协调和对称

前牙缺失较多，或上下颌前牙全部缺失，上中切牙近中接触点排牙时注意参照面中线

前牙覆殆覆盖都不宜过大

缺隙过窄可以将人工牙不同程度地扭转和倾斜或与邻牙重叠或减数减径。缺隙过宽换大号人工牙，或加大人工牙的近远中向倾斜度

前牙为反殆关系，为了美观，可将上颌人工牙稍向唇侧排列，尽可能排成正常殆或对刃。还可以调磨下切牙切缘，排成浅覆殆关系，若条件不够可以排成反殆

上前牙缺失，下颌牙位后缩位，若是个别牙缺失，排成上前牙应与邻牙和对侧牙协调；若为深覆殆关系，应适当磨除下前牙切牙或做金属基托；若上前牙缺牙较多或全部缺失，可将上前牙适当地向腭侧排，以减少覆盖而不至于过多影响面容

196. 对Kennedy第一二类缺失修复体的设计要点是，除了
A. 取压力印模　　　　　　B. 增加间接固位体支持　　　　　　C. 减轻主要基牙上的力
D. 排列与天然牙等大的人工牙　　　E. 扩大鞍基，使力均匀分布在牙槽嵴上
【答案】D
【解析】Kennedy第一二类缺失修复体的设计要点是控制游离鞍基移动，减轻或避免基牙受到扭力，保护牙槽嵴健康，减少基牙的负荷，因此需要进行人工牙减数减径。

【破题思路】可摘局部义齿设计具体措施

基牙上设计固位、稳定和支持良好的卡环

增加间接固位体和扩大鞍基，使殆力分散到多个天然牙及更广泛的牙槽嵴上

取功能性印模或压力印模，以补偿鞍基下沉

减少人工牙颊舌径、近远中径，或减少人工牙的数目，以减少殆力，减少基牙和牙槽嵴的负荷

采用应力中断式卡环和设计近中殆支托，以缓冲主要基牙上的扭力

用大连接体或基托相连，以达到平衡和传递、分散殆力的作用

197. 修复Kennedy第一类缺损的主要难点是
A. 防止义齿对基牙损伤　　B. 防止义齿对牙槽嵴损伤　　C. 防止义齿沿支点线旋转
D. 防止义齿殆向移位　　　E. 防止义齿龈向移位
【答案】C
【解析】修复Kennedy第一类第二类缺损的义齿，义齿由天然牙和黏膜共同支持，因此义齿不稳定，沿支点线活动，其结果导致基牙受扭力，鞍基下的软组织受到创伤，最终导致基牙松动，黏膜疼痛，加速牙槽嵴吸收。

【破题思路】Kennedy第一类的设计要点是控制游离鞍基移动，减轻或避免基牙受到扭力，保护牙槽嵴健康，减少基牙的负荷。

198. 876|678缺失的Kennedy分类为
A. Kennedy第一类　　　　B. Kennedy第二类　　　　C. Kennedy第三类
D. Kennedy第四类　　　　E. Kennedy第五类
【答案】A
【解析】根据题干，此缺失为双端后牙游离缺失，因此为Kennedy第一类牙列缺损。

【破题思路】
Kennedy 第一类为双侧后牙游离缺失。
Kennedy 第二类为单侧后牙游离缺失。
Kennedy 第三类为单侧后牙非游离缺失。
Kennedy 第四类为前牙缺失并且过中线的单个缺隙。

199. 根据 Kennedy 分类法，8765|246 缺失属于
   A. 第一类第二亚类　　　　　　B. 第一类第三亚类　　　　　　C. 第二类第二亚类
   D. 第二类第三亚类　　　　　　E. 第三类第三亚类
【答案】D
【解析】根据题干，此缺失属于单侧后牙游离端缺失，并且除主缺隙以外还有3个缺隙，因此为第二类第三亚类。

【破题思路】Kennedy 牙列缺损的注意事项：拔牙后进行分类；7/8 缺失而不修复，则分类时不考虑；8 作为基牙，则分类时应考虑；以后面缺隙为主要缺隙进行分类，第四类无亚类，以主要缺隙以外的缺隙个数命名亚类。

200. 上颌左 456 右 1246 缺失，余留牙正常。行可摘修复时基牙选择
   A. 上左 137 右 7　　　　　　 B. 上左 7 右 357　　　　　　　C. 上左 38 右 58
   D. 上左 37 右 57　　　　　　 E. 上左 37 右 37
【答案】D
【解析】本题进行可摘局部义齿修复时可选择的基牙是左上颌37，右上颌57，原因是近缺隙优先选择做基牙，可以增强义齿的固位和稳定。同时基牙的数量一般不超过4个。

201. 下颌右 5678 缺失，余留牙正常。基牙应选
   A. 右下 34　　　　　　　　　 B. 左下 4 右下 34　　　　　　　C. 左下 45 右下 34
   D. 左下 47 右下 34　　　　　 E. 左下 47 右下 4
【答案】E
【解析】该题右侧游离端缺失，近缺隙第一颗牙作为基牙，因此选择右下4。为使义齿稳定则将左下47同时选做基牙，使义齿的支持形式成三角形平面式，有利于义齿的稳定。

202. Kennedy 第一类牙列缺损病例最好取
   A. 解剖式印模　　　　　　　　B. 功能性印模　　　　　　　　C. 弹性印模
   D. 减压印模　　　　　　　　　E. 水胶体一次印模
【答案】B
【解析】Kennedy 第一类牙列缺损病例最好取功能性印模，这里的功能性印模又称选择性压力印模，即在游离端牙槽嵴黏膜上施加较大压力，模拟功能状态下黏膜的受力情况。

【破题思路】解剖式印模在承托义齿的软硬组织处于非功能状态下取得的印模，为无压力印模，通常用流动性好的印模材料制取。据此所做的义齿对𬌗所接触的其他组织皆不产生压力，对牙支持式和黏膜支持式义齿都可以采用。功能性印模是在有一定压力状态下取得的印模，也称为选择性压力印模，适用于基牙和黏膜混合支持式义齿，特别是牙列缺损类型的 Kennedy 第一类和 Kennedy 第二类。

203. 混合支持式义齿的设计要点中，错误的是
   A. 在主要基牙上设计作用良好的卡环　　　　　B. 固位体设计应力中断式卡环
   C. 取功能性印模　　　　　　　　　　　　　　D. 增加间接固位
   E. 排硬质牙
【答案】E
【解析】硬质牙由于其咀嚼效能高，使义齿受力较大，增加支持组织的负担。

【破题思路】Kennedy 第一类牙列缺损设计要点

> 1~2个双侧后牙游离端缺失
> 常规选择**两个基牙**
> 临近缺隙的基牙设计远中𬌗支托,条件不好设计近中𬌗支托
> 间隙卡环位置:一般放在第一前磨牙上以增加平衡距,防止义齿产生转动性不稳定
> 缺牙区牙槽嵴支持力弱可适当减小人工牙颊舌径或减牙数,不恢复第三磨牙

204. 下面哪项缺损适合采用平均倒凹法确定就位道
A. 后牙游离缺失 B. 前牙缺失 C. 一侧后牙非游离缺失
D. 前后牙同时缺失 E. 缺牙间隙多,倒凹大
【答案】E
【解析】平均倒凹法适用于缺牙间隙较多,倒凹大的病例。

205. 可摘局部义齿固位力的调节方法中,以下错误的是
A. 调整就位道 B. 用锻丝卡环增加纵向固位力 C. 调整固位臂进入倒凹的深度
D. 增加直接固位体数目 E. 调整基牙上固位体的固位形
【答案】B
【解析】锻丝卡环可增加横向固位力,铸造卡环增加纵向固位力。

206. 与可摘局部义齿稳定无关的是
A. 翘动 B. 弹跳 C. 摆动
D. 旋转 E. 下沉
【答案】B
【解析】可摘局部义齿不稳定的表现有下沉、翘起、摆动和旋转。

> 【破题思路】义齿不稳定的原因
> 支持组织的可让性
> 支持组织之间可让性的差异
> 可摘局部义齿结构上形成转动中心和转动轴
> 作用力与平衡力之间的不协调

207. 可摘局部义齿不稳定的表现,下面描述错误的是
A. 义齿游离端基托翘起 B. 义齿摆动 C. 义齿旋转
D. 义齿咀嚼效率低 E. 义齿下沉
【答案】D
【解析】可摘局部义齿不稳定的表现有下沉、翘起、摆动和旋转。

208. 在可摘局部义齿中减少义齿受力的方法,不包括
A. 减小人工牙的颊舌径 B. 降低牙尖斜度 C. 选用塑料牙
D. 减少人工牙的咬合接触 E. 在游离端义齿修复中可减少人工牙数目
【答案】D
【解析】减少义齿受力的方法包括:人工牙减数减径,选用质量较轻的人工牙,同时还可以降低牙尖斜度减小侧向力。减少人工牙的咬合接触,将会导致咀嚼效能的下降。

209. 缺牙间隙𬌗龈距离短,对颌牙为天然牙时,人工牙最好选用
A. 塑料牙 B. 解剖式牙 C. 烤瓷牙
D. 无尖牙 E. 金属𬌗面牙
【答案】E
【解析】人工牙按照材料学进行分类分为塑料牙、金属牙、瓷牙。本题中缺牙间隙𬌗龈距离短,对𬌗牙为天然牙,说明修复空间不足,同时𬌗力较大,因此需要选择强度较高的人工牙,防止人工牙的折断。

210. 为消除可摘局部义齿不稳定，错误的方法是
A. 增加对抗平衡固位体　　　　　　　　　B. 尽力设计黏膜支持式义齿，以避免产生支点
C. 在支点或支点线的对侧加平衡力　　　　D. 消除支托，卡环在余留牙上形成的支点
E. 消除基托下与组织形成的支点

【答案】B

【解析】可摘局部义齿稳定的设计的主要方法：设置间接固位体增加平衡力，设计导平面和导平面板，设计跨𬌗义齿，通过大连接体或基托将义齿延伸或连接到对侧，防止义齿的转动和摆动；制取功能性印模，减少因黏膜可让性差异造成的义齿不稳定，并增加基托面积；恰当地选排人工牙，人工牙减数减径，降低牙尖斜度。将义齿设计成黏膜支持形式，虽然避免产生支点，但是义齿的功能会大幅度降低，得不偿失。

211. 不会造成局部义齿摘戴困难的是
A. 基托进入组织倒凹　　B. 卡环臂过紧　　　C. 就位方向不对
D. 卡臂尖进入倒凹过深　E. 基托与黏膜组织不贴合

【答案】E

【解析】造成义齿摘戴困难的原因主要有卡环过紧，𬌗支托移位，基托、人工牙进入软硬组织倒凹区，义齿变形，就位方向不对等。E会产生固位不良。

212. 下列部位是使用可摘局部义齿最容易造成疼痛的部位。除了
A. 尖牙唇侧　　　　　　B. 牙槽嵴顶　　　　C. 上颌隆突
D. 上颌结节颊侧　　　　E. 内斜嵴处

【答案】B

【解析】可摘局部义齿造成软组织疼痛的原因是在硬区，骨性隆突、牙龈缘、系带的位置没有进行缓冲。尖牙唇侧、上颌隆突、上颌结节、内斜嵴都属于骨性凸起，均可由于未缓冲造成疼痛，牙槽嵴顶是主要承受义齿力量的部位，因此不会造成疼痛。

【破题思路】可摘局部义齿戴入后造成软组织疼痛的主要原因

基托边缘过长、过锐，压迫唇颊舌沟或进入组织倒凹区擦伤黏膜

基托组织面有小瘤

硬区、骨性隆突缓冲不够而造成局部疼痛或溃疡

213. 下列哪种情况不适于局部义齿修复
A. 游离端缺牙者
B. 缺牙伴有牙槽骨、颌骨或软组织缺损者
C. 基牙或余留牙松动不超过Ⅱ度，牙槽骨吸收不超过1/2者
D. 年老体弱全身健康条件不良者
E. 对丙烯酸树脂过敏者

【答案】E

【解析】可摘局部义齿的适用范围虽广，但也有其非适应证，如缺牙间隙过小或𬌗龈距过低，义齿强度不足者，生活不能自理有误吞义齿的危险患者，如癫痫、精神病，对丙烯酸树脂过敏或对义齿异物感明显又无法克服者。

214. 男性，75岁，上颌8-4|4-8缺失，余留前牙条件较差，不正确的设计是
A. 上颌义齿设置𬌗支托
B. 上颌义齿采用牙支持式
C. 尽量伸展游离端基托范围，增加与基托下组织密合度
D. 上颌尖牙放置低位卡环固位
E. 上颌尖牙上设舌隆突支托及唇侧低位卡

【答案】B

【解析】本题由于是双端游离缺失，缺隙远端没有基牙，因此不能设计成牙支持式义齿。

215. 患者男性30岁。1缺失，2残根短，32|1义齿基牙。此设计的主要理由是
A. 增加抗力型　　　　　B. 增加义齿支持　　　C. 增加前牙美观
D. 增加义齿固位　　　　E. 提高义齿切割能力

【答案】B

【解析】可摘局部义齿基牙在选择过程中，若基牙的支持力不足，如松动Ⅱ度，或牙槽骨吸收Ⅱ度的牙不应单独选择基牙，应用连冠、牙周夹板或采用连续卡环等形式进行固定后再选做基牙。

216. 一患者 651|16 缺失，余牙正常，若选择可摘局部义齿修复，则该牙列缺损情况应设计为
A. 牙支持式　　　　　　　　B. 黏膜支持式　　　　　　　　C. 混合支持式
D. 黏膜支持式或混合支持式　　E. 牙支持式或黏膜支持式

【答案】A

【解析】从题干可以看出该患者为双侧非游离端缺失，缺隙近远中都有基牙，并且健康，因此为了保证义齿的功能，设计成牙支持式义齿效果较好。

【破题思路】各类缺损的义齿设计形式

缺损类型	义齿形式
Kennedy 第一类	一般多设计混合支持式，支点线为横线式或斜线式；缺失过多，余留牙条件不好，设计黏膜支持式义齿
Kennedy 第二类	缺失牙数目不多设计混合支持式，支点线为斜线式或纵线式；缺失过多，余留牙条件不好，设计黏膜支持式
Kennedy 第三类	义齿主要设计成牙支持式，支点线为纵线式或平面式
Kennedy 第四类	义齿设计成混合支持式或黏膜支持

217. 患者，女性，40 岁，654|缺失，余留牙无松动，不正确的说法是
A. 上颌为 Kennedy 第三类牙列缺损　　　　B. 在缺牙区对侧牙弓上设置直接固位体
C. 义齿应呈面支持式　　　　　　　　　　　D. 应采用牙支持式设计
E. 应采用黏膜支持式设计

【答案】E

【解析】从题干可以看出该患者为单侧非游离端缺失，缺隙近远中都有基牙，并且健康，因此为了保证义齿的功能，设计成牙支持式义齿。

218. 男，50岁。下颌可摘局部义齿修复后初戴3天，摘戴义齿时疼痛明显，咀嚼食物有痛感，口内检查：65|56 活动义齿修复，基牙稳固，义齿固位性及稳定性好，咬合接触良好，右下颌舌骨嵴隆突处黏膜有溃疡点。造成摘戴义齿疼痛的原因是
A. 咬合压力过大　　　　B. 卡环固位过紧　　　　C. 基托进入软组织倒凹内
D. 基托与黏膜贴合过紧　　E. 摘戴义齿用力过大

【答案】C

【解析】可摘局部义齿戴入后可能出现的问题及处理，B、E造成基牙疼痛，D造成黏膜疼痛。

【破题思路】疼痛。

①基牙疼痛。先检查基牙有无龋病或牙周病，如基牙正常，可能因基牙受力过大而导致疼痛，如卡环、基托与基牙接触过紧。

②软组织疼痛。基托边缘过长、过锐，基托组织面有小瘤等均可引起软组织痛，表现为黏膜红肿，甚至有溃疡面。只要找准部位进行修改，疼痛即可消除。

牙槽嵴部位有骨尖或骨突、骨嵴，形成组织倒凹，覆盖黏膜较薄，在摘戴义齿过程中擦伤黏膜组织或义齿在受力时造成疼痛。常见的部位有尖牙唇侧、上下颌隆突、上颌结节颊侧和内斜嵴等处。应查清疼痛部位，在基托组织面进行缓冲处理。

义齿的𬌗支托未起到支持作用，𬌗支托折断使义齿下沉压迫软组织，卡环压迫牙龈，连接杆压迫软组织，咬合高，咀嚼时义齿不稳定，均可导致大范围的弥漫性疼痛。其表现为黏膜红肿、压痛明显。遇到此类情况可以扩大基托支持面积，增加间接固位体或𬌗支托数目，移动连接杆位置，调𬌗解除𬌗干扰等，以减轻黏膜的负荷。

如卡环位置不当（如颊侧卡环臂过低舌侧卡环臂太高），颊舌侧力量不平衡，也可使基托压迫黏膜造成疼痛。

219. 一患者下颌右下 ⌐5678 缺失，可摘局部义齿戴用 2 年后，右下 4 舌侧塑料基托折断。检查发现，义齿游离端翘动，其他部位密合。处理方法是

　　A. 基托折断处重新粘固　　　　　　　　B. 游离端基托组织面重衬
　　C. 基托折断处重新粘固，游离端基托组织面重衬　　D. 基托折断处重新粘固，游离端人工牙减径
　　E. 重新下颌局部义齿修复

【答案】C

【解析】本题涉及义齿游离端翘动，其他部位密合，则应基托折断处重新粘固，游离端基托组织面重衬。

【破题思路】基托与组织不密合，边缘封闭不好：常发生在游离端义齿和缺牙数目多的义齿，没有充分发挥吸附力和大气压力的固位作用，应进行基托重衬处理。

220. 男性，48 岁，8-5|5-8 缺失，缺牙区牙槽嵴吸收，可摘局部义齿修复的舌杆设计，正确的是位于倒凹区

　　A. 预留 2mm 的间隙　　　B. 与黏膜轻轻接触　　　C. 根据义齿设计类型决定
　　D. 预留 0.5mm 的间隙　　　E. 预留 1mm 的间隙

【答案】D

【解析】舌杆位于下颌舌侧龈缘与舌系带或黏膜皱襞之间。舌杆纵剖面呈半梨形，边缘薄而圆滑，距牙龈缘 3～4mm。舌杆除口底浅，前牙向舌侧倾斜，或有明显舌隆突但外科手术不能去除者外，应用范围较广。舌杆与黏膜的接触关系，根据下颌舌侧牙槽骨形态而定。一般有三型：垂直型者舌杆与黏膜平行接触；倒凹型者舌杆在倒凹区之上，或在倒凹区，但要留出空隙；斜坡型者舌杆与黏膜离开 0.3～0.5mm，与牙槽嵴平行。

【破题思路】舌杆的位置要适宜，既不影响舌的运动，也不妨碍口底的功能活动。如在前牙舌隆突上放置连续舌支托则称隆突杆，与舌杆合并使用则称双舌杆，对前牙可起支持作用，亦有增加游离端基托稳定的作用。

221. 患者，女性，50 岁，86|67 缺失，余留牙无明显松动，口底深度大于 8mm，无较大的骨突，舌侧牙槽嵴无明显倒凹。正确的说法是

　　A. 下颌为 Kennedy 第一类第一亚类牙列缺损　　B. 可设计舌杆
　　C. 应设计舌板　　　　　　　　　　　　　　　　D. 应设计黏膜支持式
　　E. 拔除余留牙

【答案】B

【解析】舌杆位于下颌舌侧龈缘与舌系带或黏膜皱襞之间。舌杆纵剖面呈半梨形，边缘薄而圆滑，距牙龈缘 3～4mm。舌杆除口底浅，前牙向舌侧倾斜，或有明显舌隆突但外科手术不能去除者外，应用范围较广。舌杆与黏膜的接触关系，根据下颌舌侧牙槽骨形态而定。一般有三型：垂直型者舌杆与黏膜平行接触；倒凹型者舌杆在倒凹区之上，或在倒凹区，但要留出空隙；斜坡型者舌杆与黏膜离开 0.3～0.5mm，与牙槽嵴平行。舌杆的位置要适宜，既不影响舌的运动，也不妨碍口底的功能活动。如在前牙舌隆突上放置连续舌支托则称隆突杆，与舌杆合并使用则称双舌杆，对前牙可起支持作用，亦有增加游离端基托稳定的作用。

【破题思路】舌板是金属铸成的舌基板，覆盖在下前牙的舌隆突区。舌板常用于口底浅，舌侧软组织附着高（口底到龈缘的距离在 7mm 以下），舌隆突明显者。

还包括：
① 前牙松动需用夹板固定者。
② 舌系带附着过高或舌面间隙不能容纳舌杆者。
③ 舌侧倒凹过大不宜用舌杆者。

222. 患者，女性，68 岁，8-4|4-8 缺失，余留前牙Ⅰ度松动，口底较浅舌侧软组织附丽高，舌隆突明显。下列说法正确的是

　　A. 下颌为 Kennedy 第一类第一亚类牙列缺损　　B. 应设计舌杆
　　C. 应设计舌板　　　　　　　　　　　　　　　　D. 舌板应覆盖在下颌舌隆突之下，进入舌间外展隙
　　E. 义齿基托应尽量小

【答案】C

223. 患者，男性，49岁，8654|4568缺失，余留牙无松动，不正确的说法是
A. 上颌为Kennedy第三类第一亚类牙列缺损　　B. 可采用前后腭杆联合设计
C. 可采用前腭杆的设计　　　　　　　　　　　D. 3|3上设卡环
E. 7|7上设𬌗支托
【答案】C
【解析】腭板作为连接体将𬌗力传递分布于基牙和相邻的支持组织，使义齿所受的力较合理地分布，后牙缺失易采取后腭杆式前后腭杆联合设计。
本题为双段游离缺失，单用前腭板后部支持力不足。

【破题思路】腭杆有前腭杆、后腭杆和侧腭杆三种。
前腭杆位于上颌硬区之前，腭皱襞之后，薄而宽，与黏膜组织密合但无压力，离开龈缘至少6mm。为了不妨碍舌的功能和发音，应该尽量避免覆盖腭前区组织。前部边缘设计于腭皱襞之间。常用铸造法制成，有时也可用成品杆弯制而成。
后腭杆位于上颌硬区之后，颤动线之前，两端微弯向前至第一、第二磨牙之间。也可根据患者的敏感程度，适当调整其位置。因舌体不接触后腭杆，可做得稍厚些，中间较两端稍厚。与黏膜轻轻接触，在杆和黏膜之间可留有一定间隙，以免义齿下沉时，压迫黏膜而造成创伤和疼痛。
侧腭杆位于上颌硬区的两侧，离开龈缘应有4～6mm，并且与牙弓平行，用于连接前、后腭杆，一侧或两侧（双杆）均可。其强度好，不易变形，戴用舒适。

224. 患者，男性，40岁，7632|245缺失，余留牙Ⅱ度松动，有广泛的龋齿，牙槽骨吸收至根中3/5。下列说法正确的是
A. 上颌为Kennedy第三类第一亚类牙列缺损　　B. 活动设计应采用牙支持式
C. 应采用天然牙固定桥修复　　　　　　　　　D. 可直接采用套筒冠修复
E. 拔除剩余牙，采用全口义齿修复
【答案】E
【解析】根据本题题意，"余留牙Ⅱ度松动，有广泛的龋齿，牙槽骨吸收至根中3/5"，牙槽嵴及预留牙的情况均不佳，故拔除后重新制作全口义齿为最佳设计治疗方案。

225. 一患者上颌局部义齿修复。初戴时，发现弯制的后腭杆离开腭黏膜2mm。处理方法是
A. 不必处理　　　　　　B. 腭杆组织面加自凝树脂重衬　　　C. 腭杆组织面缓冲
D. 去除腭杆，让患者将义齿戴走　E. 取下腭杆后，戴义齿取印模，在模型上重新加腭杆
【答案】E
【解析】根据题意所述"初戴时，发现弯制的后腭杆离开腭黏膜2mm"，后腭杆不贴合，应修整后腭杆。

226. 患者，男，28岁，上前牙全部缺失，牙槽嵴丰满，设计可摘义齿修复。确定就位道时将模型向后倾斜的目的是
A. 加大牙槽嵴唇侧倒凹　　　　　　　　B. 唇侧不加基托
C. 避免人工牙与牙槽嵴之间出现大的间隙　　D. 避免唇侧基托与牙槽嵴之间出现大的间隙
E. 加大人工牙的覆盖
【答案】D
【解析】前牙缺失，一侧后牙非游离端缺失，前、后牙同时缺失者，常采取由前向后倾斜的就位道。后牙游离端缺失者，采取由后向前倾斜的就位道（前牙缺失由前向后斜向就位，后牙游离缺失由后向前斜向就位）。

【破题思路】就位道的确定　　就位道是指可摘局部义齿在口内戴入的方向和角度。由于可摘局部义齿一般均有2个以上的基牙，义齿上的固位体必须在同一方向戴入，且不受阻挡能顺利就位。由于缺牙的部位和数目不同，各个基牙的位置、形态、倾斜度、倒凹及健康状况不同，确定义齿就位道的方式也不同。
①平均倒凹（均凹式）。将模型固定在观测器的观测台上，根据缺牙的部位、牙齿的倾斜度、牙槽嵴的丰满度和唇（颊）侧倒凹的大小等，来确定模型前后及左右方向倾斜的程度。将模型方向调节在各基牙的近远中向和颊舌向倒凹比较平均的位置，使两端和两侧基牙都有一定程度的倒凹。然后画出基牙的观测线，并根据基牙的观测线设计和制作卡环。这样制作的义齿，其共同就道位的方向，即为两端基牙长轴交角的分角线方向。假如基牙长轴的方向是平行的，就位道的方向与基牙长轴的方向也是一致的。缺牙间隙多、倒凹大者，常采用平均倒凹垂直向就位道。

② 调节倒凹（调凹式）。调凹就是使缺隙两侧基牙的倒凹适当地集中在一端基牙，义齿斜向就位。此种就位道适用于基牙牙冠短，基牙长轴彼此平行者。义齿斜向就位，可以防止吃黏性食物时从𬌗向脱位。

227. 某女，66岁，右上124567左上126缺失，此患者牙的Kennedy分类为
A. Kennedy第一类第二亚类　　　B. Kennedy第二类第二亚类　　　C. Kennedy第三类第二亚类
D. Kennedy第四类第二亚类　　　E. Kennedy第四类第三亚类
【答案】B

228. 患者，男，55岁，戴下颌支架式可摘局部义齿3天，感疼痛厉害。查：76|7可摘局部义齿。舌杆连接，前部牙槽嵴舌侧为斜坡型，义齿各部与组织贴合良好。舌杆下缘处黏膜溃疡，舌杆不影响口底软组织活动。造成疼痛的原因是舌杆
A. 与黏膜贴合过紧　　　B. 边缘不光滑　　　C. 位置不当
D. 无弹性　　　E. 过厚
【答案】A
【解析】斜坡型舌杆应与黏膜微分离。

229. 患者男，60岁。戴义齿2天，感上唇向下活动时疼痛，义齿摘戴困难。查：7654321|12可摘局部义齿|37单臂卡环，卡环与某牙贴合，上前弓区基托伸展过长，摘戴义齿阻力较大。余之无异常。造成疼痛及摘戴义齿困难的原因可能是，除了
A. 卡环过紧　　　B. 基托紧贴牙面　　　C. 基托进入倒凹区
D. 义齿基托面积较大　　　E. 患者未掌握摘戴义齿的方法
【答案】D
【解析】此患者缺失牙较多，需要大量黏膜支持，所以义齿基托面积较大，如果边缘缓冲足够不会造成疼痛和摘戴困难。

【破题思路】造成疼痛及摘戴义齿困难的原因有基托边缘过长，牙槽嵴有明显的倒凹，与骨头尖硬区等相应的基托组织面缓冲不够，义齿不稳定，垂直距离过高，模型不准和基托变形等。

230. 铸造圈形卡环远中𬌗支托的作用是
A. 恢复咬合接触　　　B. 防止食物嵌塞　　　C. 防止基牙倾斜
D. 防止𬌗向脱位　　　E. 间接固位作用
【答案】C
【解析】圈形卡环用于向近中倾斜的远中孤立磨牙，如果只采用近中𬌗支托，容易导致基牙进一步向近中倾斜，在远中增加辅助𬌗支托，可使基牙受力趋于轴向，避免基牙向近中倾斜。

【破题思路】𬌗支托本身没有固位作用，不能防止𬌗向脱位。基牙向近中倾斜，因此位于远中孤立磨牙远中𬌗边缘嵴的支托也不会有恢复咬合接触、防止食物嵌塞和间接固位作用。

231. 不符合可摘局部义齿基牙选择原则的是
A. 选择健康牙作基牙　　　B. 虽有牙体疾病，但已经治疗
C. 虽有牙周疾病，但已得到控制　　　D. 选择近缺隙的牙作基牙
E. 选用多个基牙时，彼此越平行越好
【答案】E

232. Kennedy第二类牙列缺损者，可摘局部义齿修复时主要缺隙处应取
A. 解剖式印模　　　B. 无压力印模　　　C. 静态印模
D. 功能性印模　　　E. 一次印模
【答案】D

233. Kennedy第一类可摘局部义齿在末端基牙上用RPI卡环代替三臂卡环的目的是
A. 减轻牙槽嵴负担　　　B. 减轻基牙扭力　　　C. 导致义齿翘动
D. 暴露更多金属　　　E. 降低义齿强度
【答案】B

234. 下列缺失中（余留牙健康），适合设计成混合支持式可摘局部义齿的是
    A. 左上456　　　　　　　B. 右上65及左上456　　　　C. 右上876及左上56
    D. 左上1256　　　　　　E. 右上6
    【答案】C

235. 减少可摘局部义齿游离端𬌗力的方法不包括
    A. 减少人工牙的咬合接触　　B. 减小人工牙的颊舌径　　　C. 减少人工牙数目
    D. 降低牙尖斜度　　　　　　E. 选用塑料牙
    【答案】A
    【解析】对于游离端义齿，为了保护支持组织的健康，应适当减小义齿游离端的𬌗力，以减小牙槽嵴和基牙的负担。

> 【破题思路】可采取的方法有人工牙减数和减径、降低牙尖斜度、使用塑料人工牙等，减少人工牙的咬合接触虽然可减轻𬌗力，但同时会降低咀嚼效率，失去义齿修复的意义，因此不能选用此方法来减少𬌗力。

236. 男，50岁，765│缺失，│8近中倾斜，与对𬌗牙接触不良，余牙正常。设计牙支持式义齿时，上卡环应设计
    A. 三臂卡环　　　　　　　B. 对半卡环　　　　　　　　C. 圈形卡环
    D. 回力卡环　　　　　　　E. 倒钩卡环
    【答案】C

237. 男，64岁，$\frac{54321｜12367}{8765｜45678}$缺失，可摘局部义齿修复。戴牙咬下唇。其原因是
    A. 义齿松动　　　　　　　B. 前牙覆盖过小　　　　　　C. 前牙开𬌗
    D. 垂直距离过低　　　　　E. 垂直距离过高
    【答案】B

238. 女，50岁，876│78缺失。为了控制义齿游离鞍基的稳定，以下措施中错误的是
    A. 扩大鞍基面积　　　　　　　B. 双侧联合设计　　　　　　C. 设计间接固位体
    D. 选用牙尖斜度大的人工牙　　E. 设计减小基牙扭力的卡环
    【答案】D
    【解析】转动性不稳定形成的原因有两个：一是义齿的某些部件在天然牙上或者支持组织上形成支点或转动轴；二是由于义齿存在游离端，不可避免地存在回转线。转动性不稳定产生的杠杆作用导致作用力方向的改变，使基牙和基托下组织承受的压力不均匀，可能使基牙和支持组织受到损伤。该患者为双侧游离缺失，可摘局部义齿容易发生翘动、摆动、旋转、下沉等不稳定现象。双侧联合设计、设置间接固位体均有利于义齿的稳定。扩大游离鞍基面积、增加支持，也可减弱义齿的不稳定。末端基牙上的卡环在减小基牙扭力的同时也可增强义齿的稳定性。只有当采用牙尖斜度大的人工牙时，会增加义齿的水平作用力，不利于义齿的稳定。

> 【破题思路】（1）转动性不稳定的消除方法
> ① 增加或使用对抗平衡固位体。以用于对抗义齿沿支点线旋转。
> ② 增加平衡距。通常平衡力是加在义齿的支点或支点线的对侧，以使义齿保持平衡。增加平衡距使得平衡距大于𬌗力矩，同时还有可能改变转动轴，使义齿不再发生不稳定现象。
> ③ 消除支点。义齿的转动性不稳定是由于义齿的部件或基牙及支持组织形成的支点所致，消除支点后，即可获得稳定。可能存在的支点有两种，一是𬌗支托、卡环在基牙上形成的支点；另一种是基托在基托下组织上形成的支点。常见于骨性突起或硬组织倒凹处，特别是基托面积大和基托下组织支持力强的患者。
> （2）各种不稳定现象的具体处理方法
> ① 翘起。在支点的平衡端放置间接固位体如支托、隙卡，或者延长基托。通过改变就位道方向，则可利用义齿基托的制锁抗衡作用，还可以在基牙上设置分臂卡环或隙卡，利用基牙的近缺隙侧倒凹制锁抗衡。
> ② 摆动。是由侧向𬌗力引起的，单侧游离端义齿和下颌双侧游离端义齿易出现摆动现象。在支点的对侧放置直接固位体或间接固位体，加大基托的面积，减小人工牙牙尖斜度以减小侧向𬌗力，达到咬合平衡，均可以克服义齿的摆动。

③ 旋转。旋转现象常沿支点线发生，可以通过缩短游离距，增加平衡距来克服。例如第一磨牙缺失的可摘局部义齿修复，其支点线呈纵线式，常发生沿支点线（即𬌗支托连线）的颊舌向旋转，对抗旋转必须减小游离距（即𬌗支托连线到人工牙的颊舌侧𬌗缘的距离），具体措施是减小人工牙𬌗面的颊舌径；同时可以改变就位方向，利用一端邻面基托的制锁作用；此外，还可以使用分臂卡环对抗旋转。当支点线呈斜线式或者横线式时，义齿同样可能发生沿支点线的旋转，放置间接固位体增加平衡距，可以对抗旋转。

④ 下沉。义齿的下沉常见于游离端基托，无𬌗支托的黏膜支持式义齿，是由𬌗力造成的。𬌗力的垂直分力是最主要的作用力，若发生不均匀性下沉极易造成基牙和支持组织的损伤。当游离距大于平衡距时，应消除支点；当平衡距大于游离距时，仍应采取保护基牙及支持组织的措施，特别是对游离缺失患者，可采取人工牙减径，必要时减数，制取压力印模，扩大基托伸展面积等以分散𬌗力。

239. 男，55岁。$\frac{321|35678}{65|678}$ 缺失，戴用义齿后经常咬舌，原因是人工后牙

A. 𬌗平面偏高　　　　　B. 舌侧覆盖过大　　　　　C. 舌侧覆盖过小
D. 牙尖斜度过小　　　　E. 舌尖过锐

【答案】C
【解析】咬颊舌最常见的原因是上下颌后牙的覆盖过小而导致。

【破题思路】相反，覆盖过大不会发生咬舌；牙尖斜度改变不会导致咬舌；𬌗平面低于舌侧缘时，也容易咬舌；但𬌗平面偏高，远离舌侧缘，则不会咬舌。

240. 男，55岁。$\overline{876|34}$ 缺失，可摘局部义齿在右下5上采用RPI卡环。当义齿游离端受到咬合压力时，RPI卡环Ⅰ型杆的移动方向是

A. 颊向　　　　　　　　B. 舌向　　　　　　　　　C. 𬌗向
D. 龈向　　　　　　　　E. 远中向

【答案】D
【解析】游离缺失的末端基牙上设计RPI卡环时，Ⅰ杆的运动方向是向龈方偏近中。

【破题思路】义齿游离端受咬合压力时，义齿以近中𬌗支托为支点。由于RPI卡环的邻面板和Ⅰ型杆与义齿游离鞍基均位于𬌗支托支点的远中，因此Ⅰ型杆会与游离鞍基一起向下（龈向）移动。

241. 男，61岁。$\overline{8321|124568}$ 缺失，前牙唇侧组织倒凹明显。模型观测时将模型向后方倾斜使就位道方向为从前下向后上的作用**不包括**

A. 有利于义齿的稳定　　　　　　　　B. 增大 $|7$ 颊侧远中倒凹
C. 减少牙槽嵴唇侧组织倒凹　　　　　D. 减少人工前牙与基牙的间隙
E. 使义齿就位道与脱位方向不一样

【答案】A
【解析】该病例上颌前牙多数缺失，如果义齿垂直向上就位，牙槽嵴唇侧倒凹将限制唇侧基托伸展，不利于外观和上唇丰满度的恢复。由此可见，选项B、C、D、E均为向后倾斜模型能够获得的作用。该病例义齿可设计面式固位，不存在不稳定的问题，倾斜模型也不会影响义齿的稳定。

【破题思路】将模型向后倾斜时，义齿就位道为向后上倾斜就位，相对地减小了牙槽嵴唇侧倒凹，有利于唇侧基托伸展。就位道倾斜也减小了与前牙缺隙相邻余留牙的近中倒凹，避免了因邻牙近中倒凹大，义齿人工牙与邻牙间形成较大的三角间隙，既有利于美观，也可避免食物嵌塞。与垂直向就位道相比，斜向上的就位道也改变了后牙缺隙区远中基牙的观测线位置，基牙远中的倒凹增大，而近中倒凹减小，形成Ⅰ型观测线，便于放置三臂卡环，使其作为主要基牙，更好地发挥支持、固位和稳定作用。义齿所受脱位力的方向一般与𬌗平面垂直，斜向后上的就位道与脱位方向不一致，也可增强义齿的固位作用。

242. 女，50岁。因牙周病拔除 $\overline{876|34}$ 3个月余，$5|$ 无可利用倒凹，Ⅰ～Ⅱ度松动，余牙正常。可摘局部义齿修复时，右侧固位体应采用

A. 倒钩卡环　　　　　　B. 对半卡环　　　　　　　C. 延伸卡环

D. RPI 卡环　　　　　　　　　　　　E. RPA 卡环

【答案】C

【解析】该题的倒钩卡环、RPI 卡环和 RPA 卡环用于缺隙相邻基牙，但因为无可利用倒凹，如果采用这三种卡环，将无固位作用。对半卡环通常用于前后均有缺隙的孤立前磨牙，即使用在 5 | 上，也同样不能发挥固位作用。该病例的情况正是延伸卡环的适应证。

243. 男，45 岁。87621 | 1236 缺失，5 | 57 颊倾，颊侧观测线位于冠 1/3，可摘局部义齿修复时正确的做法是

A. 将模型向右侧倾斜，义齿斜向就位　　　　B. 将模型向后倾斜，义齿向后上就位
C. 5 | 57 设计杆型卡环　　　　　　　　　　D. 磨改 5 | 57 颊面形态，降低观测线位置
E. 4 | 48 做基牙

【答案】D

【解析】该病例设计可摘局部义齿时 5 | 57 做基牙是最佳选择，而选择 4 | 48 做基牙效果不佳。由于基牙颊侧观测线位置过高，倒凹过大，影响卡环的放置。采用圆环形卡环时颊侧卡环臂位置过高，对基牙侧向力大；采用杆型卡环时卡环将无法就位，或者造成卡环臂及其延伸臂与基牙和黏膜间隙过大。由此设计杆型卡环不能解决问题。

【破题思路】将模型向左或右倾斜只能减小对侧基牙颊侧倒凹，同侧倒凹反而加大。模型前后倾斜只会改变倒凹的近远中位置，但不能改变倒凹的深度。由此，正确的方法只能是磨改基牙颊面形态，磨除过突的部分，降低观测线高度。

244. 女，50 岁。6521 | 12356 缺失，余留牙正常，基牙应该选择

A. 743 | 47　　　　　　　　B. 74 | 47　　　　　　　　C. 73 | 47
D. 43 | 47　　　　　　　　E. 73 | 7

【答案】B

【解析】该缺损的主要基牙应为 74 | 47，卡环一般 2～4 个，不超过 4 个，否则影响摘戴。

【破题思路】对于非游离缺失的牙列缺损，当余留牙正常时，可摘局部义齿应选择缺隙前后与缺隙相邻的后牙或尖牙做基牙，形成面式分布。

245. 钴铬合金铸造卡环的卡臂尖进入基牙倒凹的深度一般为

A. 0.75mm　　　　　　　　B. 0.25mm　　　　　　　　C. 0.1mm
D. 0.5mm　　　　　　　　E. 10mm

【答案】B

【解析】

钴铬合金	不锈钢丝	金合金
0.25mm	0.75mm	0.5mm

246. 一般情况下，可摘局部义齿固位体的数目应

A. 1～2 个　　　　　　　　B. 尽可能多　　　　　　　　C. 2～4 个
D. 4～6 个　　　　　　　　E. 尽可能少

【答案】C

247. 舌杆的宽度一般为

A. 2mm　　　　　　　　　B. 3～4mm　　　　　　　　C. 8mm
D. 10mm　　　　　　　　　E. 15mm

【答案】B

【解析】舌杆位于下颌舌侧龈缘与舌系带或黏膜皱襞之间。舌杆纵剖面呈半梨形，边缘薄而圆滑，距牙龈缘 3～4mm。宽度 3～4mm，舌杆除口底浅，前牙向舌侧倾斜，或有明显舌隆突但外科手术不能去除者外，应用范围较广。舌杆与黏膜的接触关系，根据下颌舌侧牙槽骨形态而定。

248. 圆环形卡环通常包绕基牙的

A. 3 个面和 3 个轴角　　　　B. 2 个面和 3 个轴角　　　　C. 2 个两和 2 个轴角

D. 3个面和2个轴角 E. 3个面和4个轴角
【答案】E
【解析】因圆环卡环常包绕基牙的3个面和4个轴面角，即包绕基牙牙冠的3/4以上，好似圆圈，故名圆环卡环，这种卡环为Aker（1936）首先应用，故又称Aker卡环。

249. 采用舌杆时下前牙舌侧龈缘至口底的距离要大于
A. 10mm B. 7mm C. 4mm
D. 15mm E. 20mm
【答案】B

250. 铸造𬌗支托的厚度为
A. 2.0～2.5mm B. 1.0～1.5mm C. 0.5～1.0mm
D. 1.5～2.0mm E. 2.5～3.0mm
【答案】B
【解析】𬌗支托的大小、形状：根据𬌗支托的材料决定。铸造𬌗支托应薄而宽，呈匙形，颊舌宽度约为磨牙颊舌径的1/3或前磨牙的颊舌径的1/2。其长度约为磨牙近远中径的1/4或前磨牙近远中径的1/3，厚度为1～1.5mm。若无铸造条件，可用扁的18号不锈钢丝做支托，宽1.5mm、厚1mm、长2mm。

251. RPI卡环邻面板的主要作用是
A. 防止基托下沉 B. 减少牙槽嵴受力 C. 减少基牙受力
D. 增强义齿的固位 E. 增加牙槽嵴负担
【答案】D
【解析】邻面板与基牙的导平面之间的摩擦力产生摩擦固位作用。

【破题思路】邻面板：基牙的远中面预备导平面，使与义齿的就位道平行。制作邻面板与导平面接触。当义齿下沉时，邻面板亦随之向下，但仍与基牙接触。邻面板的作用是防止义齿脱位，增强义齿的固位力。预备的导平面面积越大，义齿脱位的可能性就越小。用邻面板固位比卡环固位对支持组织的损害小。邻面板在水平方向的支持力很强，可使倒凹区减到最小，并可防止食物积存，有利于美观，同时其转向舌侧轴面角还与卡环臂有拮抗作用。邻面板常用于下颌牙的邻面，上颌牙因向颊侧倾斜，不宜作导平面及邻面板。

252. 半解剖式人工牙的牙尖斜度是
A. 10° B. 15° C. 20°
D. 25° E. 30°
【答案】C
【解析】半解剖式人工牙的牙尖斜度是20°。

【破题思路】数据要牢记，按𬌗面形态不同，可分为以下三种。
解剖式牙：牙尖斜度为33°或30°，又称有尖牙，与初萌出的天然牙𬌗面相似。正中𬌗时，上、下颌牙齿的尖凹锁结关系很好，功能较强，但侧向𬌗力大。
非解剖式牙：牙尖斜度为0°，又称无尖牙，颊、舌轴面与解剖式牙类似。𬌗面有溢出沟，咀嚼效能较差，侧向𬌗力小，对牙槽骨的损害小。
半解剖式牙：牙尖斜度约20°，上、下颌牙间有一定的锁结关系。

253. 不能消除可摘局部义齿翘动的是
A. 增加间接固位体 B. 增大平衡距 C. 增大游离距
D. 增加基托面积 E. 骨突处基托组织面缓冲
【答案】C
【解析】不能消除可摘局部义齿翘动的是增大游离距。

【破题思路】游离距越大义齿越容易翘动。增加间接固位体、增大平衡距、增加基托面积、消除支点都可以消除翘动不稳定。

254. 对于远中游离缺失的末端基牙，与远中牙𬌗支托比较，近中牙𬌗支托
A. 减小了基牙所受的扭力，也减小了牙槽嵴的负担
B. 减小了基牙所受的扭力，但增加了牙槽嵴的负担
C. 增加了基牙所受的扭力，也增加了牙槽嵴的负担
D. 增加了基牙所受的扭力，但减小了牙槽嵴的负担
E. 对基牙所受的扭力和牙槽嵴的负担均无影响
【答案】B

【破题思路】近中支托可以在游离端下沉的时候防止卡环对基牙产生扭力，支点前移加大转动变径，使基托下组织受力均匀，但支点前移游离距延长，基托、下黏膜和牙槽骨组织受力增加。

255. 杆形卡环的固位臂进入基牙唇颊面倒凹的方向是从
A. 𬌗面方向　　　　　　B. 牙龈方向　　　　　　C. 近中方向
D. 远中方向　　　　　　E. 侧面方向
【答案】B
【解析】杆形卡环的固位臂进入基牙唇颊面倒凹的方向是从牙龈方向。

256. 关于基托与组织关系的说法错误的是
A. 基托与黏膜应密合而无压痛
B. 与缺牙区的基牙邻面应贴合
C. 腭（舌）侧基托与天然牙轴面非倒凹区接触
D. 与前牙区舌隆突密合
E. 龈缘区的龈组织应缓冲
【答案】B
【解析】缺牙区的基托不应进入基牙邻面倒凹区，应与轴面的非倒凹区接触，否则会影响就位和摘戴。

257. 关于𬌗支托的描述错误的是
A. 厚度为 0.5mm　　　　B. 前磨牙颊舌径的 1/2　　　　C. 磨牙颊舌径的 1/3
D. 前磨牙近远中径的 1/3　　E. 磨牙近远中径的 1/4
【答案】A
【解析】𬌗支托的厚度为 1～1.5mm 左右。

258. 金属基托的缺点是
A. 易折裂　　　　　　B. 不易修理　　　　　　C. 体积小
D. 基托薄　　　　　　E. 温度传导作用差
【答案】B
【解析】金属基托强度好，不易折裂；体积小，戴用舒适；金属温度传导作用好，但是损坏、折断后不易修理。

259. 决定可摘局部义齿基托伸展范围的是
A. 基托的种类　　　　　　B. 人工牙的种类　　　　　　C. 黏膜的厚度
D. 𬌗力的大小　　　　　　E. 缺失牙的时间
【答案】D
【解析】决定可摘局部义齿基托伸展范围的是𬌗力的大小。

【破题思路】可摘局部义齿基托的伸展范围依据基牙健康状况、牙槽嵴吸收的程度、𬌗力的大小而定。

260. 可采用牙支持式可摘局部义齿的情况是
A. 多数基牙有松动　　　　　　B. 缺隙一端有稳固基牙　　　　　　C. 缺隙两端有稳固基牙
D. 极少数基牙残留　　　　　　E. 后牙末端游离缺失
【答案】C
【解析】牙支持式可摘局部义齿的主要适应证是缺隙两侧都有健康基牙的 Kennedy 第三类和少数前牙缺失的 Kennedy 第四类，多数基牙松动不能够作为牙支持式可摘局部义齿的适应证，少数基牙残留和游离缺失要采取混合支持。

【破题思路】可摘局部义齿按义齿的支持组织不同,可分为以下三种类型:
(1) 牙支持式义齿 两端基牙上均放置𬌗支托和卡环,义齿的𬌗力主要由天然牙承担;适用于少数牙缺失,或缺牙间隙小,缺隙两端均有基牙,且基牙稳固者。
(2) 黏膜支持式义齿 仅由基托和人工牙及无𬌗支托的卡环组成。𬌗力通过基托直接传递到黏膜和牙槽骨上;适用于多数牙缺失,余留牙松动,或因咬合过紧无法磨出𬌗支托位置者。
(3) 混合支持式义齿 基牙上有𬌗支托和卡环,基托有足够的伸展,由天然牙和黏膜共同承担𬌗力;适用于各类牙列缺损,尤其是游离端缺失者。
可采用牙支持式可摘局部义齿的情况是缺隙两端有稳固基牙。

261. 可摘局部义齿的禁忌证不包括
A. 缺牙间隙过小 B. 癫痫 C. 生活不能自理的患者
D. 口腔黏膜溃疡经久不愈 E. 长期牙列缺损未曾修复者
【答案】E
【解析】A、B、C、D 项都不能进行可摘局部义齿修复。

【破题思路】缺牙间隙过小,义齿强度不能达到修复要求;基牙呈锥形,无法提供足够固位力;生活不能自理的患者,容易造成义齿误吞;口腔黏膜溃疡经久不愈者,无法佩戴义齿。

262. 可摘局部义齿中没有传导𬌗力作用的部件是
A. 人工牙 B. 基托 C. 大、小连接体
D. 卡环体 E. 卡臂尖
【答案】E
【解析】可摘局部义齿的组成及其作用。可摘局部义齿一般是由人工牙、基托、固位体和连接体等部件组成。

【破题思路】按照部件所起的作用,可以归纳为三部分,即修复缺损部分、固位稳定部分和连接传力部分。卡臂尖起固位作用。

263. 可摘局部义齿中起连接、加强稳定与固位作用的部分是
A. 固位体 B. 人工牙 C. 基托
D. 大连接体 E. 小连接体
【答案】C
【解析】固位体的作用是固位、稳定、支持。人工牙是义齿代替缺失牙建立咬合关系,恢复咀嚼功能和外形的部分。基托有连接义齿各部件成一整体和加强义齿的固位与稳定等作用。大、小连接体可将义齿的各部分连接在一起,同时有传递和分散𬌗力的作用。

【破题思路】基托的功能。
① 连接义齿各部件成一整体。
② 在基托上排列人工牙,承担、传递和分散𬌗力。
③ 修复缺损的牙槽骨、颌骨和软组织。
④ 加强义齿的固定与稳定。基托与黏膜之间存在唾液,两者间有吸附力;基托与基牙及邻近牙接触可以形成抵抗义齿位移的力量;也有防止义齿翘动的间接固位作用。

264. 一患者下颌 8765|5678 缺失,主诉可摘局部义齿修复后恶心、唾液多,其原因不可能是
A. 基托后缘伸展过度 B. 基托后缘不密合
C. 义齿不稳定,后缘翘动 D. 患者初戴不适应
E. 基托后缘过短
【答案】E
【解析】基托后缘短一般不会引起恶心。

【破题思路】基托的伸展范围：根据缺牙的部位，基牙的健康状况，牙槽嵴吸收的程度，殆力的大小等情况而定。在保证义齿固位及稳定，不影响唇、颊、舌及软组织活动的原则下，尽量缩小基托范围，使患者感到舒适、美观。如个别前牙缺失，牙槽嵴丰满者可不放唇侧基托。上颌后牙游离端义齿基托后缘应伸展到翼上颌切迹，远中颊侧应盖过上颌结节，后缘中部应到硬软腭交界处稍后的软腭上。下颌基托后缘应覆盖磨牙后垫的1/2～2/3。基托边缘不宜伸展到组织倒凹区，以免影响义齿就位或就位时擦伤倒凹以上突出部位的软组织。

265. 男，46岁，左下456缺失，余留牙健康。可摘局部义齿的支点线应设计成

A. 斜线式　　　　　　　B. 直线式　　　　　　　C. 横线式
D. 纵线式　　　　　　　E. 平面式

【答案】E

【解析】本缺失类型应该是双侧设计的牙支持式义齿，所以支点线应该是平面式。

【破题思路】义齿稳定的设计原则。

① 应用对角线二等分原理在支点线的二等分处，作垂直于支点线的垂线，在该垂直线所通过的牙上增加放置间接固位体。

② 应用三角形原理，按三角形放置固位体。

③ 应用四边形原理，按四边形放置固位体。

尽量使义齿固位体连线形成的平面的中心与整个义齿的中心一致或接近，当支点线呈纵线式时，支点线的中心应与义齿中心基本一致。

④ 良好的支持。义齿行使功能时，为了防止义齿下沉，应该有良好的支持。牙支持式可摘局部义齿承受的殆力主要由基牙来承担，适当的基牙数目，通过殆支托结构为义齿提供良好的支持。混合支持式可摘局部义齿承受的殆力是由基牙、黏膜和牙槽嵴共同承担，这种设计在临床上应用最广泛，特别适宜于游离端义齿。为了对抗游离端基托下沉，除设计支托外，还可以使用牙间卡环、舌支托、切支托等间接固位体。对于黏膜支持式可摘局部义齿，殆力直接通过基托传导至黏膜和牙槽骨上，支持较差，长期的殆力作用可能导致牙槽嵴的吸收，继而致使义齿下沉。为了保证对该类义齿的支持作用，应该适当加大基托面积以分散力；保持基托组织面与承载区黏膜组织良好的接触关系，力求使载荷均匀分布；并采取减小人工牙颊舌径，甚至减少人工牙数目的措施，来减小载荷改善支持力。

266. 女，50岁，因牙周病拔除下颌876|已有3月余，右下5|Ⅱ度松动，无可利用倒凹，余牙正常。可摘局部义齿修复时，右侧固位体应采用

A. 联合卡环　　　　　　B. 对半卡环　　　　　　C. 延伸卡环
D. RPI卡环　　　　　　 E. RPA卡环

【答案】C

【解析】如题所述"右下5|Ⅱ度松动"。

延伸卡环：用于松动或牙冠外形差的基牙，将卡环臂延伸到近缺隙侧邻近牙齿的倒凹区以获得固位和夹板固定作用。

267. 前腭杆应离开龈缘至少

A. 3mm　　　　　　　　B. 4mm　　　　　　　　C. 5mm
D. 6mm　　　　　　　　E. 7mm

【答案】D

【解析】前腭杆应离开龈缘至少6mm。

268. 前腭杆应位于

A. 腭皱襞处　　　　　　B. 腭皱襞之后，上颌硬区之前　　　　C. 上颌硬区
D. 上颌硬区之后　　　　E. 颤动线之前

【答案】B

【解析】前腭杆应位于腭皱襞之后，上颌硬区之前。易误选A。

269. 使用可摘局部义齿最容易造成疼痛的部位不包括

A. 尖牙唇侧　　　　　　B. 牙槽嵴顶　　　　　　C. 上颌隆突
D. 上颌结节颊侧　　　　E. 内斜嵴处

【答案】B

【解析】患者戴用可摘局部义齿后最易造成疼痛的部位是A、C、D、E所述的部位，而B中的牙槽嵴表面有高度角化的复层鳞状上皮，其下有致密的黏膜下层，能承受咀嚼压力，该区是𬌗力主承托区，戴义齿后正常情况下不该出现疼痛。

【破题思路】因为A、C、D、E是骨质突起的部位，该部位黏膜较薄、弹性差，不易缓冲𬌗力，所以容易出现戴牙后的疼痛。

270. 下列缺失中，宜于设计成混合支持式义齿（余留基牙均健康，第三磨牙均存在）的是

A. |4567　　　　　　　　B. 7654|4567　　　　　　　　C. 8765|6
D. 65|7　　　　　　　　E. 6|

【答案】C

【解析】该题中A、B、D、E均为非游离端牙列缺损，只有答案C中右上颌为游离端牙列缺损。

【破题思路】混合支持式义齿是仅一端基牙上有支托，基托有足够的伸展，由天然牙和黏膜共同承担𬌗力。混合支持式义齿适用于各类牙列缺损，尤其是游离端缺失者。

271. 以下改善黏膜支持式可摘局部义齿支持作用的措施中错误的是

A. 适当加大基托面积　　　　　　　　B. 基托与黏膜接触良好
C. 增加间接固位体，以分散𬌗力　　　D. 减少人工牙数目
E. 减少人工牙颊舌径

【答案】C

【解析】对于黏膜支持式可摘局部义齿而言，增加间接固位体是难以实现的。故本题答案是C（该项的叙述是错误的）。

【破题思路】义齿的支持作用主要来自𬌗支托，基托有一定的支持作用。所以增加间接固位体、适当加大基托面积、基托与黏膜接触密合，都可以增加支持作用；通过人工牙减数、减径也可以增加支持作用。

272. 患者，男性，50岁，87541|78缺失，行可摘局部义齿修复后3天觉得恶心和唾液增多，下列说法不正确的是

A. 基托后缘伸展不够　　　　　B. 基托后缘与黏膜不贴合　　　　　C. 可适当磨改基托后缘
D. 坚持戴用义齿，逐渐习惯，唾液分泌过多现象可消失　　　　　E. 可进行重衬

【答案】A

【解析】活动义齿修复后3天出现恶心和唾液量增多应该考虑义齿基托后缘太长、过厚，与黏膜不贴合，患者不适应等原因。可适当调改或者进行重衬，基托伸展不够会导致固位不好，不会出现恶心、唾液增多等症状。

【破题思路】恶心的原因及处理：

原 因	处 理
上颌后缘过长	磨短
上颌后缘过厚	磨薄
下颌远中舌侧基托过厚挤压舌	磨薄
义齿基托后缘与口腔黏膜不密合	重衬
咬合不稳定	调磨

273. 患者，男性，68岁，821|34678缺失，行可摘局部义齿修复，2年后诉咬合无力咀嚼率降低。检查发现，人工牙磨耗，下列正确的处理方法是

A. 若人工牙广泛性磨耗，可用自凝塑料在口内直接加高恢复正常的咬合关系
B. 与患者解释修复效果不佳，建议重做

C. 若人工牙广泛性磨耗，应在人工牙𬌗面咬蜡𬌗记录

D. 若人工牙广泛性磨耗，无须上𬌗架

E. 若人工牙广泛性磨耗，无须咬蜡𬌗记录，但需要上𬌗架

【答案】C

【解析】患者出现咀嚼无力，咀嚼效能降低是垂直距离恢复过低导致。所以若出现广泛性磨耗，应使用蜡堤进行𬌗记录。

> 【破题思路】（1）在模型上利用余留牙确定上下颌关系
> 用于缺牙不多，余留牙的上下颌关系正常者。
> （2）利用蜡𬌗记录确定上下颌关系
> 用于口内仍有可以保持上下颌垂直关系的后牙，但在模型上难以准确确定关系者。
> （3）利用𬌗堤记录上下颌关系
> ① 游离缺失≥2颗牙者。
> ② 修复区对颌无牙者。
> ③ 需升高垂直距离者。

274. 造成可摘局部义齿转动性不稳定的支点不包括

A. 切牙乳突 B. 𬌗支托 C. 卡环体
D. 骨性突起 E. 硬组织倒凹

【答案】A

【解析】造成可摘局部义齿转动性不稳定的支点不包括切牙乳突。

> 【破题思路】转动性不稳定可能是由于义齿的某些部位与口腔组织间形成支点导致的。可能有两种：一种是牙𬌗支托，卡环等在牙上形成支点；另一种是基托在基托下方的组织上形成支点，如骨性突起、硬组织倒凹。而切牙乳突是软组织，一般不会形成支点，可能会引起压痛。

275. 铸造金属舌板最适合于下列各项，除了

A. 咬合紧 B. 冠的唇舌径小 C. 根管呈喇叭口状
D. 深覆𬌗 E. 冠的唇舌径大

【答案】E

【解析】A、B、C、D均不能选。冠的唇舌径大，说明修复时牙体组织可相对多磨除一些，修复体舌侧可选用金属材料或瓷等非金属材料。

> 【破题思路】铸造金属舌板的优点：
> ① 金属材料强度大，耐磨耗，抗折强度大，所以该材料的修复体可制作得较薄。
> ② 由于铸造金属舌板较薄，所以在牙体预备中，可少量磨除铸造金属舌板，适合于咬合紧、深覆𬌗、𬌗力大时的修复，以及牙体组织不能磨除过多的牙齿，如牙齿唇舌径小和根尖孔呈喇叭口状者（青少年恒牙尚未发育完全，牙髓腔宽大者）。

276. 患者，男性，48岁。上颌多个后牙陆续因龋患缺失近14年，曾做可摘义齿修复。检查876|4578缺失，牙槽嵴丰满，余留牙正常，上颌隆突明显，呈结节状。可摘局部义齿的大连接体应采用

A. 前后腭杆 B. 前腭杆 C. 前腭板
D. 马蹄形腭板 E. 全腭板

【答案】D

【解析】876|4578缺失，缺失牙𬌗力比较大，缺牙间隙既有前牙又有后牙，应采用上颌大连接体修复。但因上颌隆突明显，呈结节状，应避让此处，所以采用马蹄形腭板。

277. 8765|5678缺失，末端基牙如果采用RPI卡环组设计，以下说法正确的是

A. 该基牙颊侧不应该存在软组织倒凹

B. 口腔前庭深度对RPI卡环组设计不重要，可以不考虑

C. RPI卡环组由近中牙𬌗支托、I杆和舌侧导平面组成

D. I杆需要舌侧对抗臂
E. 义齿受咬合力后，I杆仍然与牙面接触，防止牙齿向颊侧移位

【答案】A

【解析】I杆由龈方向𬌗方就位，卡环臂要越过基牙牙龈，进入基牙颊侧龈1/3倒凹区，故不应存在过大的组织倒凹。

【破题思路】RPI由近中𬌗支托、I杆、远中邻面板组成。义齿受力后，鞍基下沉，I杆与基牙脱离接触，减轻对基牙的扭力。I杆无舌侧对抗臂，减少患者的异物感。

278. 患者，下颌876|34缺失，右下5设计RPI卡环时，导平面应预备在右下5的
A. 远中边缘嵴
B. 近中边缘嵴
C. 远中邻面
D. 远中颊轴角
E. 远中舌轴角

【答案】C

【解析】RPI卡环导平面应位于缺隙侧。

【破题思路】组合式铸造卡环：RPI卡环组由近中𬌗支托、邻面板、I杆三部分组成，常用于远中游离端义齿。经临床应用，效果良好。

近中𬌗支托：远中𬌗支托义齿受力后，基牙常向远中倾斜，而近中𬌗支托义齿受力后，即使有使基牙向近中倾斜的分力，由于得到近中余留牙的支持，可以保持不动。因此，用近中𬌗支托可消除或减少基牙所受的扭力。使用远中𬌗支托时，常产生一类杠杆作用，基托下沉时，卡环臂有向上移动和脱离倒凹区的趋势，对基牙产生扭力。使用近中支托时，则产生二类杠杆作用，基托和卡环同时下沉，卡环和基牙脱离接触，基牙可不受扭力。同时近中𬌗支托的小连接体，还有对抗义齿向远中脱位的作用。

邻面板：基牙的远中面预备导平面，使与义齿的就位道平行。制作邻面板与导平面接触。当义齿下沉时，邻面板亦随之向下，但仍与基牙接触。邻面板的作用是防止义齿脱位，增强义齿的固位力。预备的导平面面积越大，义齿脱位的可能性就越小。用邻面板固位比卡环固位对支持组织的损害小。邻面板在水平方向的支持力很强，可使倒凹区减到最小，并可防止食物积存，有利于美观，同时还与卡环臂有拮抗作用。邻面板常用于下颌牙的邻面和舌面，上颌牙因向颊侧倾斜，不宜作导平面及邻面板。

I杆：I杆与基牙接触面积小，对基牙的损伤小，固位作用好，美观。

279. 男，40岁。上颌义齿戴后一周，上唇活动及前牙咬合时义齿翘动，且疼痛；查：21|12缺失，缺隙大，可摘局部义齿修复，第一前磨牙上设计间隙卡环，唇侧设计塑料基托以支撑上唇丰满。造成义齿松动的原因是
A. 未设计间接固位
B. 唇侧基托过厚
C. 上唇活动力量过大
D. 唇侧基托过长
E. 卡环过松，固位力差

【答案】A

【解析】多个前牙越过中线连续缺失，应设计牙和黏膜共同支持义齿，必须在牙弓后方增加间接固位体，形成横线式，以增加基托面积，增加义齿固位支持稳定作用。

【破题思路】对基托的要求。

① 基托的伸展范围。根据缺牙的部位，基牙的健康状况，牙槽嵴吸收的程度，𬌗力的大小等情况而定。在保证义齿固位及稳定，不影响唇、颊、舌及软组织活动的原则下，尽量缩小基托范围，使患者感到舒适、美观。如个别前牙缺失，牙槽嵴丰满者可不放唇侧基托。上颌后牙游离端义齿基托后缘应伸展到翼上颌切迹，远中颊侧应盖过上颌结节，后缘中部应到硬软腭交界处稍后的软腭上。下颌基托后缘应覆盖磨牙后垫的1/2~2/3。基托边缘不宜伸展到组织倒凹区，以免影响义齿就位或就位时擦伤倒凹以上突出部位的软组织。

② 基托厚度。应有一定的厚度保持其抗挠屈强度，以免受力时折断。塑料基托一般厚约2mm。基托边缘厚约2.5mm，并呈圆钝状。腭侧基托可稍薄，必要时做出腭皱形状。铸造基托厚约0.5mm。

③ 基托与天然牙的关系。缺牙区基托不应进入基牙邻面倒凹区，腭（舌）侧基托边缘应与天然牙轴面的非倒凹区接触，前牙区基托边缘应在舌隆突上，并与之密合。但对牙齿应无压力。近龈缘区基托要做缓冲，以免压迫龈组织，并有利于取戴。

④ 基托与黏膜的关系。应密合而无压痛，与上颌结节颊侧、上颌硬区、下颌隆突、内斜嵴及骨尖等部位相应的基托组织面应做缓冲处理，以免基托压迫组织产生疼痛。

⑤ 基托磨光面外形。上下颌前部基托相当于牙根的位置,形成隐约可见的牙根长度和突度。后部的颊、腭和舌侧由牙至基托边缘应形成一凹面,有利于义齿的固位。

280. 男,45岁。左下活动义齿初戴三天,摘戴义齿时疼痛,咀嚼食物无痛感,查:左下56可摘局部义齿,义齿固位及稳定性好,基牙与对颌牙接触良好,下颌舌骨嵴隆突处黏膜破溃。造成摘戴义齿疼痛的原因是
A. 𬌗力过大   B. 卡环过低,压迫牙龈   C. 基托进入软组织倒凹内
D. 基托与黏膜贴合过紧   E. 摘戴义齿时用力过大

【答案】C
【解析】结合临床所见该处黏膜破溃并且摘戴义齿时疼痛可以判断是义齿进入组织倒凹导致的疼痛。

【破题思路】下颌舌骨嵴隆突处一般有组织倒凹,属于缓冲区。

281. 男,50岁,下颌 765| 缺失,右下8前倾,与对颌牙接触不良,余牙正常。设计牙支持式义齿时,右下8上卡环应设计
A. 三臂卡环   B. 三臂卡环并扩大支托,恢复其咬合
C. 圈形卡环   D. 圈形卡环,并扩大支托,恢复其咬合
E. 倒钩长环,并扩大支托,恢复其咬合

【答案】D
【解析】首先,圈形卡环多用于远中孤立的磨牙上,且下颌磨牙向近中倾斜者,故可选C和D。其次,因右下8与对颌牙接触不良,且余牙正常,所以,此时必须扩大支托以恢复其咬合,C和D中,只有D满足上述要求。

【破题思路】圈形卡环多用于远中孤立的磨牙上,上颌磨牙向近中颊侧倾斜、下颌磨牙向近中舌侧倾斜者。卡环臂的尖端在上颌磨牙的颊侧和下颌磨牙的舌侧。铸造的圈形卡有近、远中两个支托。锻造圈形卡只放近中支托,非倒凹区卡环臂与高基托相连,起对抗臂及加固作用,临床较多用。

282. 男,51岁。戴义齿一周,感咀嚼时义齿活动,且储藏较多食物。查:左上6缺失,可摘局部义齿修复,颊向倾斜,稳固,支托与支托窝贴合,基托与黏膜不贴合,但咬合时贴合良好。造成义齿弹跳的原因是
A. 支托与基牙早接触   B. 咬合过高   C. 基托变形
D. 卡臂尖抵住了邻牙   E. 卡环臂过松

【答案】D
【解析】咬合时由于卡环的弹性,贴合良好,但不咬合时卡环的弹力使基托又离开黏膜,造成义齿弹跳。

【破题思路】若支托与基牙早接触、基托变形则咬合时义齿也不能贴合;咬合过高、卡环臂过松不会导致基托与黏膜不贴合;卡臂尖抵住了邻牙,使义齿不能就位,甚托与黏膜不贴合。

283. 男,54岁。左下2456缺失,前后均有基牙。按Kennedy分类属于
A. 第一类   B. 第二类   C. 第三类
D. 第三类一亚类   E. 第四类

【答案】D
【解析】左下2456缺失,前后均有基牙。后牙456为主要缺隙为主类,即前后均有按Kennedy分类属于第三类一亚类。易误选C。

284. 男,56岁。戴上颌义齿一天,摘、戴义齿时前牙区牙龈疼痛。查:764321|12367缺失。黏膜支持式可摘义齿。唇、颊基托边缘伸展至黏膜转折,前牙区牙槽骨较突。引起疼痛的原因是
A. 𬌗力大   B. 义齿下沉   C. 基托伸展过长
D. 基托进入倒凹内   E. 基托过厚

【答案】D
【解析】唇颊侧边缘伸展到黏膜转折,前部骨突,则基托进入组织倒凹中,摘戴时引起疼痛。

285. 女,50岁。下颌876|78缺失。在减小义齿游离鞍基水平向移动中,无效的设计是
A. 应用双侧联合设计   B. 设计间接固位体   C. 选用牙尖斜度大的人工牙
D. 设计减小基牙扭力的卡环   E. 扩大鞍基面积

【答案】C

【解析】应该选择牙尖斜度小的人工牙，减少侧向力，减少鞍基的水平移动。

> 【破题思路】固位力的调节。调节固位力可以使义齿符合生理要求和功能需要，避免固位力过大或过小。可选用的措施有以下几种：
> ① 增减直接固位体的数目。固位力的大小与固位体的数目成正比，通常情况下2～4个固位体可以达到固位要求，切忌设计过大的固位力，因容易损伤基牙，也可能造成摘戴困难。
> ② 选择和修整基牙的固位倒凹。基牙的倒凹深度过小或过大，倒凹坡度过小均不利于固位，故基牙应该有适度的倒凹，特别是适度的倒凹深度，并且根据固位倒凹设计卡环固位臂。如果有不利倒凹，则应作调磨，或者改变就位道设计。一般倒凹的深度应小于1mm，铸造卡环臂要求的倒凹深度偏小，不宜超过0.5mm，倒凹的坡度应大于20°。
> ③ 调整基牙间的分散程度。基牙越分散，各个固位体亦分散，各固位体间的相互制约作用增强，固位力增强。
> ④ 调整就位道。改变就位道将导致基牙的倒凹深度、坡度以及制锁角的变化，从而达到增减固位力的目的。
> ⑤ 调节卡环臂进入倒凹区的深度和部位。将卡环臂尖设置在倒凹深度最适宜的位置，即不进入倒凹深度最大的部位，以减少固位力。
> ⑥ 卡环材料的刚性和弹性限度选择。刚度和弹性限度越大的卡环固位臂，固位力越强，但应控制在不损伤基牙的范围内。
> ⑦ 选用不同制作方法的卡环。需纵向固位力强者，可用铸造卡环；需横向固位力强者，可用锻丝卡环。

286. 女，50岁。戴义齿三天，咀嚼时感义齿翘动明显。查：下颌 876|5678 缺失，76|567 为可摘局部义齿。下颌 5|4 上分别为三臂卡环，颊舌侧基托位于黏膜转折，远中覆盖磨牙后垫1/3。前伸及侧方𬌗未见早接触。引起义齿翘动的原因是

　　A. 基托伸展过长　　　　　B. 非正中𬌗无多点接触　　　　　C. 支托形成了转动轴
　　D. 卡环数目不够　　　　　E. 覆盖的基托游离端黏膜过厚

【答案】C

287. 女，58岁。$\frac{87654321|6}{65|}$ 缺失，余留牙形态及位置正常，欲作可摘局部义齿修复，为了确定恰当的正中咬合关系，临床上通常采用的方法是

　　A. 在模型上利用余留牙确定上下颌牙齿的咬合关系
　　B. 用蜡𬌗记录确定上下颌关系
　　C. 用𬌗堤记录上下颌关系
　　D. 用𬌗堤记录确定正中𬌗关系，蜡𬌗记录确定非正中𬌗关系
　　E. 用蜡𬌗记录确定正中𬌗关系，𬌗堤记录确定非正中𬌗关系

【答案】C

【解析】由于缺牙数目较多，所以，不能在模型上利用余留牙确定上下颌牙齿的𬌗关系。

> 【破题思路】患者口内右侧不能保持上下颌垂直关系，所以也不能采用蜡𬌗记录确定。而𬌗堤记录法适用于单侧游离缺失，上下牙列所缺牙齿无对𬌗者。该患者缺失牙齿属于此种类型，故选答案C。在可摘义齿修复中，不需要确定非正中𬌗关系，所以D、E错。

288. 女，60岁。戴上下可摘局部义齿一周，感嚼碎食物困难。查：$\frac{87654|45678}{63|45678}$ 缺失，$\frac{7654|4567}{63|4567}$ 可摘局部义齿，黏膜支持，人工牙较天然牙稍小，𬌗面外形正常。咬合状态下，咬合纸可从上下牙之间抽出。造成嚼碎食物困难的原因是

　　A. 人工牙过小　　　　　B. 垂直距离过低　　　　　C. 咬合低
　　D. 人工牙𬌗面无食物排溢道　　　　　E. 人工牙牙尖斜度不够高

【答案】C

【解析】造成嚼碎食物困难的原因是咬合低。根据检查可以判断。

【破题思路】（1）义齿咀嚼功能差 人工牙𬌗面过小、咬合低、𬌗关系不好，义齿恢复的垂直距离过低，都可降低咀嚼效能。需要加高咬合，加大𬌗面，改变𬌗面形态；在𬌗面增加食物排溢道，增加牙尖斜度。如果是因基牙和牙槽嵴支持不够造成的，可增加基牙和加大基托面积以增加支持力。

（2）摘戴困难 卡环过紧，基托紧贴牙面，倒凹区基托缓冲得不够，患者没有掌握义齿摘戴方向和方法，都可造成义齿摘戴困难。需调改卡环，磨改基托，教会患者如何摘戴义齿。

（3）食物嵌塞 义齿与组织之间出现嵌塞和滞留食物，原有基托与组织不密贴，卡环与基牙不贴合，基托与天然牙之间有间隙，均可造成食物嵌塞。基牙和牙槽嵴存在有不利倒凹时，按缺牙部位和基牙健康状况，选择义齿就位道，尽量减小不利倒凹，减小间隙，但不利倒凹形成的空隙不可避免，这些空隙造成食物嵌塞，需要患者加强口腔卫生和义齿的清洗，防止天然牙发生龋病和牙周病。另外，如倒凹填补过多或磨除基托过多造成不应该有的空隙，应用自凝塑料局部衬垫解决。

（4）发音不清晰 由于义齿戴上后，缩小了口腔空间，舌活动受限，有暂时性的不适应，常造成发音障碍。经过一段时间练习，多数患者可逐渐习惯不影响发音，只需向患者解释清楚即可。如因基托过厚、过大，牙齿排列偏向舌侧，应将基托磨薄、磨小或调磨人工牙的舌面，以改善发音。

（5）咬颊黏膜、咬舌 由于上颌后牙的覆盖过小或缺牙后，颊部软组织向内凹陷，天然牙牙尖锐利都会造成咬颊黏膜，应加大后牙覆盖，调磨过锐的牙尖，加厚基托推开颊肌。咬舌多因下颌后牙排列偏向舌侧或因𬌗平面过低造成，可适当升高下颌𬌗平面，磨除下颌人工牙的舌面或重新排列后牙。

（6）恶心和唾液增多 戴上颌可摘局部义齿后，由于基托后缘伸展过多、过厚，或基托后缘与黏膜不贴合，两者之间有唾液刺激而引起恶心。应磨改基托或进行重衬解决。如唾液分泌多，口内味觉降低，只要坚持戴用义齿，习惯后这些现象即可消失。

（7）咀嚼肌和颞下颌关节不适 由于垂直距离恢复得过低或过高，改变了咀嚼肌肌张力和颞下颌关节正常状态，患者常感到肌疲劳和酸痛、张口受限等颞下颌关节症状，可通过加高或降低垂直距离和调𬌗来解决。

（8）戴义齿后的外观问题 有的患者提出戴义齿后唇部过突或凹陷，牙颜色或牙齿大小不满意等，可酌情进行修改。对合理的意见，应认真听取并尽量修改，必要时做。对过分的要求，则应向患者耐心解释。

289. 女，62岁。戴下义齿一月余，因咬合痛而修改多次，现仍疼痛。查：双侧下后牙缺失，牙槽嵴较低平，可摘局部义齿，颊、舌侧基托边缘伸展至黏膜转折处。硬质树脂牙，解剖式牙尖，第二磨牙排至磨牙后垫前缘，对颌为天然牙。造成疼痛的主要原因是

A. 基托过度伸展　　　　　　B. 基托组织面有小结节　　　　　　C. 黏膜承受力差
D. 𬌗力过大　　　　　　　　E. 人工牙排列不正确

【答案】D

【解析】双侧下后牙缺失、牙槽嵴较低平、组织支持力弱，应该采用半解剖式人工牙，减小侧向力，而题中采取了解剖式牙，导致了反复压痛。

【破题思路】颊、舌侧基托边缘伸展至黏膜转折处，范围合适；基托组织面有小结节，压痛点应该明确；黏膜承受力差会导致黏膜压痕，第二磨牙排至磨牙后垫前缘也是正确的。

290. 女，65岁。戴上下活动义齿6年，因咀嚼无力、面形改变而重做义齿，戴新义齿1个月后，面部肌肉酸痛不适。查：8-4|4-8 / 8-2|2-8 缺失，可摘局部义齿修复，义齿各部与组织贴合良好。义齿稳定，咬合接触好，上下唇闭合时肌肉稍紧张。造成面部肌肉酸痛的原因是

A. 不适应新义齿　　　　　　B. 垂直距离恢复过高　　　　　　C. 咀嚼硬物过多
D. 人工牙过硬　　　　　　　E. 人工牙牙尖斜度过大

【答案】B

【解析】戴牙后面部肌肉酸痛不适一般是垂直距离恢复过高，临床所见上下唇闭合时肌肉稍紧张可以证明这一判断。

291. 患者，男性，71岁，84|1256缺失，行可摘局部义齿修复2年后诉义齿容易翘动和脱落，口内检查发现义齿基托和黏膜之间出现间隙，下列正确的处理方法是

A. 重衬方法只有直接重衬法和间接重衬法
B. 与患者解释修复效果不佳，建议重做
C. 若重衬范围广，可用直接法重衬术，即在义齿组织面放印模材料，在口内取印模，用蜡封固边缘后，常

规装盒

D. 若是局部重衬，可用间接法，将基托组织面均匀磨去一层，将自凝塑料涂布需重衬的部位，将义齿戴入口内

E. 间接法重衬前，可用印模材料取闭口式印模

【答案】E

【解析】间接法重衬适用于重衬范围较大的义齿。此方法在基托组织面放印模，在口内取咬合印模，先做印模材料重衬，取出后装盒，在口外完成基托塑料。

【破题思路】

直接重衬法	小面积不吻合
间接重衬法	义齿基托边缘短，较大面积不吻合，对室温固化塑料过敏者
软衬法	刃状牙槽嵴和黏膜较薄的无牙颌患者

292. 铸造金属基托厚度约为
A. 0.3mm　　　　　　　　B. 0.5mm　　　　　　　　C. 0.8mm
D. 1.0mm　　　　　　　　E. 1.2mm

【答案】B

【解析】基托应有一定的厚度以保证其抗挠曲强度，以免受力时折断，金属基托厚约0.5mm，其边缘厚约1.0mm，成圆钝状。

【破题思路】基托应有一定的厚度保持其抗挠屈强度，以免受力时折断。塑料基托一般厚约2mm。基托边缘厚约2.5mm，并呈圆钝状。腭侧基托可稍薄，必要时做出腭皱形状。铸造基托厚约0.5mm。铸造基托边缘圆钝，厚度约1mm。

293. 非解剖式牙不具备的特点是
A. 上下颌牙具有一定的尖凹锁结关系　　　　B. 𬌗面有溢出沟
C. 咀嚼功能较差　　　　　　　　　　　　　D. 侧向𬌗力小
E. 对牙槽嵴损害小

【答案】A

【解析】非解剖式牙不具备的特点是上下颌牙具有一定的尖凹锁结关系。非解剖式牙又称无尖牙，没牙尖，但有沟窝。

【破题思路】人工牙𬌗面形态。解剖式牙：牙尖斜度33°或30°，上下颌牙锁结关系好，功能强，侧向力大。半解剖式牙：牙尖斜度20°，上下颌牙有一定锁结关系。非解剖式牙：牙尖斜度为0°，𬌗面有溢出沟，咀嚼效能差，侧向𬌗力小。

294. 下列哪些患者不适合进行可摘局部义齿修复
A. 恶性肿瘤患者　　　　　　B. 癫痫患者　　　　　　C. 颞下颌关节紊乱病患者
D. 牙周病患者　　　　　　　E. 冠状动脉粥样硬化性心脏病患者

【答案】B

【解析】患者癫痫发作时，由于自控力完全丧失可能导致义齿误吞误咽的危险发生。

【破题思路】可摘局部义齿的适应证和禁忌证
(1) 适应证（适用范围较广）
① 适用于各种牙列缺损，尤其是游离端缺失者。
② 可作为拔牙创未愈合者的过渡性修复。
③ 因牙周病、外伤或手术造成缺牙，伴有牙槽骨、颌骨和软组织缺损者。
④ 需升高颌间距离以恢复面部垂直距离者。
⑤ 基牙松动不超过Ⅱ度，牙槽骨吸收不超过1/2，必要时可兼作义齿和松动牙固定夹板。

⑥ 不能耐受固定义齿修复时磨除牙体组织的，或主动要求做可摘局部义齿修复者。
（2）禁忌证
① 缺牙间隙过小，义齿强度不够。
② 基牙呈锥形，固位形态过差，义齿不能获得足够的固位力。
③ 精神病或生活不能自理的患者，患者易将义齿误吞。
④ 口腔黏膜溃疡经久不愈者。

295. 下列关于烤瓷熔附金属全冠底冠的设计错误的是
A. 非贵金属基底冠最低厚度为 0.5mm
B. 表面形态无尖锐棱角锐边，各轴面呈流线型
C. 尽可能保持瓷层厚度均匀
D. 颈缘处连接光滑无菲边
E. 可加厚金属恢复缺损
【答案】A
【解析】非贵金属基底冠最低厚度为 0.3mm。

296. 对牙列缺损患者进行问诊的现病史内容中，不应该包括
A. 缺失的时间
B. 缺失原因
C. 是否整修过
D. 修复效果如何
E. 家族中是否有牙列缺损患者
【答案】E
【解析】牙列缺损不属于家族遗传病，不需问询。

297. 患者，女性，23 岁，1 因外伤缺失半年余，后行可摘局部义齿修复，修复 3 个月余，义齿折裂，究其原因，下面说法不正确的是
A. 塑料基托过薄或有气泡发生
B. 咬合过紧
C. 主要是塑料部件老化
D. 咀嚼过硬的食物
E. 对义齿的维护方法不正确
【答案】C
【解析】义齿折裂的原因有很多，常见于上颌硬区缓冲不够，义齿基托过薄，基托内有气泡，不良咀嚼习惯，咬合力量过大，不平衡的𬌗力和不当的维护。修复时间 3 个月，材料不会出现老化。

298. 人工解剖式牙牙尖斜度为
A. 0°或 3°
B. 10°或 13°
C. 20°或 23°
D. 30°或 33°
E. 40°或 43°
【答案】D

【破题思路】
① 解剖式牙。牙尖斜度为 33°或 30°，又称有尖牙，与初萌出的天然牙𬌗面相似。正中𬌗时，上、下颌牙齿的尖凹锁结关系很好，功能较强，但侧向𬌗力大。
② 非解剖式牙。牙尖斜度为 0°，又称无尖牙，颊、舌轴面与解剖式牙类似。𬌗面有溢出沟，咀嚼效能较差，侧向𬌗力小，对牙槽骨的损害小。
③ 半解剖式牙。牙尖斜度约 20°，上、下颌牙间有一定的锁结关系。

299. 后腭杆的正确放置位置应位于
A. 腭隆突之后，软腭颤动线之前，两侧微弯向第一磨牙与第二前磨牙之间
B. 腭隆突之后，软腭颤动线之前，两侧微弯向第一磨牙与第二磨牙之间
C. 腭隆突之后，软腭颤动线之前，两侧微弯向第二磨牙之后
D. 腭隆突之后，两侧微弯向第一前磨牙与第二前磨牙之间
E. 腭隆突之前，两侧微弯向第二前磨牙与第一磨牙之间
【答案】B
【解析】后腭杆应位于腭隆突之后，软腭颤动线之前，两端微弯向第一第二磨牙之间，位置过后易引起恶心。

300. 有关腭杆下面哪一项是错误的
A. 前腭杆位于腭隆突之前，腭皱襞的后份
B. 后腭杆过后容易引起恶心

C. 后腭杆位于腭隆突之后，两端微弯向前至第一二磨牙之间
D. 侧腭杆用以连接前后缺牙区或前后腭杆
E. 侧腭杆距腭侧龈缘应有 3～4mm

【答案】E

【解析】侧腭杆用以连接前后缺牙区或前后腭杆，位于腭隆突的两侧，离开龈缘 4～6mm，与牙弓并行。

301. 可摘局部义齿基托组织面不做缓冲的部位是

A. 上颌结节颊侧　　B. 上颌硬区　　C. 下颌隆突
D. 磨牙后垫　　E. 内斜嵴

【答案】D

【解析】磨牙后垫为软组织，无须缓冲。为边缘封闭区。

302. 下列哪项不属于义齿转动性不稳定现象

A. 翘起　　B. 下沉　　C. 摆动
D. 旋转　　E. 就位困难

【答案】E

303. 上颌 Kennedy 第一类牙列缺损者可以采取单侧分别设计的病例是

A. 87|78　　B. 876|45678　　C. 87642|3678
D. 87|3678　　E. 8765|78

【答案】A

【解析】Kennedy 第一类缺失设计要点。根据临床缺失情况，Kennedy 第一类缺失有两种设计，一种是混合支持式义齿，另一种是黏膜支持式义齿。两侧只需各修复一颗 7，故可分别修复。

【破题思路】混合支持式义齿：此种设计适宜于双侧后牙部分或全部缺失、余留牙健康的情况下。

（1）特点　义齿由天然牙和黏膜共同支持，因此义齿不稳定，沿支点线、回转线活动，其结果导致基牙受扭力，鞍基下的软组织受到创伤，最终导致基牙松动，黏膜疼痛，加速牙槽嵴吸收。后牙缺失越多，对基牙和牙槽嵴的损害越大。

（2）设计要点　控制游离鞍基移动（垂直向、侧向），减轻或避免基牙受到扭力，保护牙槽嵴健康；减小基牙的负荷。

（3）具体措施

① 在主要基牙上设计固定、支持、稳定作用良好的卡环。
② 增加间接固位体和扩大鞍基；使𬌗力分散到多个天然牙及更广泛的牙槽嵴上。
③ 取功能性印模或压力印模，以补偿鞍基下沉。
④ 减小人工牙颊、舌径、近远中径，或减少人工牙数目，以减小𬌗力，相应减小基牙和牙槽嵴的负荷。
⑤ 采用应力中断式卡环或设计近中𬌗支托，以缓冲主要基牙上的扭力。
⑥ 用大连接体或基托连接，以达到平衡和传递、分散𬌗力的作用。

黏膜支持式义齿：当两侧后牙全部缺失，余留牙牙周情况差时，才设计成黏膜支持式义齿。

（1）特点　由于𬌗力由黏膜承担，故在𬌗力作用下，易加速牙槽骨吸收，导致鞍基下沉，黏膜压痛、溃疡。同时由于牙齿下沉，若对颌为天然牙，则使天然牙随义齿下沉而伸长。若对颌为人工牙，则造成𬌗接触不紧，咀嚼效率不高。

（2）设计要点　其要点是减少支持组织承受的𬌗力，减慢牙槽嵴吸收的速度。

（3）具体措施　根据口腔具体情况，可选择采用下列措施：

① 减少人工牙数目，两侧可少排一个前磨牙或磨牙，使牙列变短；减小人工牙的颊舌径、近远中径，降低人工牙的牙尖高度。
② 排塑料牙。
③ 在不妨碍口腔组织功能的情况下，尽可能扩大基托面积，可达到分散𬌗力，增加义齿固位，防止鞍基下沉的目的。
④ 加深食物排溢沟。
⑤ 必要时，在基托组织面衬垫软塑料，以缓冲𬌗力，减轻或消除黏膜压痛、创伤。

黏膜支持恢复的咀嚼功能较差，在临床上尽量少设计此类义齿。

304. 患者，女性，40岁，21|12缺失行可摘局部义齿修复后3年，人工牙脱落，正确的处理方式是
A. 将残存的塑料牙及其唇颊侧龈缘磨去
B. 与患者解释修复效果不佳建议重做
C. 选择合适人工牙进行修改排列
D. 自凝塑料修补完马上修形，抛光完成后让患者戴走，不适随诊
【答案】C
【解析】人工牙脱落应该重新选择合适的人工牙进行修整排牙，去除舌侧部分基托，热凝树脂修补粘丝期修整外形，待材料硬固后抛光，不适随诊，若达不到美观和使用标准，缺损较多则应重新制作。

305. 患者，男，32岁，|6缺失，伸长，𬌗龈间隙3mm，患者要求活动修复，以下哪种处理较恰当
A. 义齿用铸造金属面
B. 义齿𬌗面和支托整体铸造
C. 义齿支架和支托整体铸造
D. 根管治疗后截冠，常规活动义齿修复
E. 根管治疗后截冠，常规固定桥修复
【答案】B
【解析】如题所示"|6缺失，伸长，𬌗龈间隙3mm"，如活动义齿修复排列人工牙，则磨除过多，采用"义齿𬌗面和支托整体铸造"的方法，可根据患者自身口腔情况，由排牙师单独雕刻一枚牙齿，后整体铸造成型，效果更佳。

306. 患者，男，876|678缺失，余留牙情况良好。活动义齿可采用的设计形式是
A. 混合支持式
B. 牙支持式
C. 黏膜支持式
D. 牙支持式或黏膜支持式
E. 牙支持式或混合支持式
【答案】A
【解析】混合支持式义齿一端基牙上有支托，基托有适当的伸展，由天然牙和黏膜共同承担𬌗力；适用于各类牙列缺损，尤其是游离端缺失者。根据题意"876|678缺失"，故选择A。

307. 患者男，65岁，|5678缺失。为减小义齿游离端水平向移动，以下不正确的是
A. 采用双侧联合设计
B. 缺牙区对侧设计间接固位体
C. 扩大基托面积
D. 末端基牙设计RPI卡环组，减少基牙扭力
E. 选用牙尖斜度大的人工牙
【答案】E
【解析】如题目所示，"|5678缺失"为单端游离缺失，患者咀嚼时，可摘义齿容易因侧向力而发生水平向移位，A、B、C、D选项均可减小侧向力，而牙尖斜度越大的牙，侧向力越大，所以应选用牙尖斜度较小的牙齿，故本题选择E。

【破题思路】Kennedy第二类的设计要点。第二类缺失义齿的特点及设计要点均与第一类基本相同。不同点是第二类为单侧游离缺失，义齿不易平衡、稳定，必须双侧设计，在对侧设计间接固位体，用大连接体或鞍基连接，以分散𬌗力，获得义齿的平衡、稳定和固位。
游离端侧缺牙两个以上者，在游离端基牙上放置卡环，用大连接体连到牙弓的对侧，在对侧牙弓上选两个基牙放置卡环。

308. 患者65|456缺失，7|7为使其具有Ⅰ型导线，在确定义齿就位道时，应将模型
A. 平放
B. 向前倾斜
C. 向后倾斜
D. 向左倾斜
E. 向右倾斜
【答案】C
【解析】如题所示"7|7为使其具有Ⅰ型导线"，则模型向后倾斜，画出的水平线，在模型平放时，倒凹区在缺隙侧的对侧。

【破题思路】由于各个基牙倾斜的方向和程度不同，画出的观测线也不同。观测线有以下三种类型：
Ⅰ型观测线：为基牙向缺隙相反方向倾斜时所画出的观测线。此线在基牙的近缺隙侧距𬌗面远，远缺隙侧距𬌗面近，即近缺隙侧的倒凹区小，而远缺隙侧的倒凹区大。
Ⅱ型观测线：为基牙向缺隙方向倾斜时所画出的观测线。此线在近缺隙侧距𬌗面近，而远缺隙侧距𬌗面远，说明近缺隙侧的倒凹大，远缺隙侧的倒凹小。

Ⅲ型观测线：基牙的远、近缺隙侧均有明显的倒凹或基牙向颊舌侧倾斜时所形成的观测线，观测线在近缺隙侧和远缺隙侧距𬌗面都近，倒凹区都较大，非倒凹区小。

如题所示"7|7 为使其具有Ⅰ型导线"，则模型向后倾斜，画出的接触点连线，在模型平放时，倒凹区在缺隙侧的对侧，故选择 C。

309. 对金属基托错误的描述是

A. 坚固耐用　　　　　　　　B. 对温度传导性好　　　　　　　　C. 难以衬垫及修理
D. 厚度较薄，舒适　　　　　E. 不易清洁

【答案】E

【解析】对金属基托错误的描述是对温度传导性好。可摘局部义齿的基托有金属基托，塑料基托，金属-塑料联合基托。

【破题思路】塑料基托色泽接近黏膜美观，制作简便，价廉，重量轻，利于重衬修补；但是强度差，温度传导作用差，不易自洁。金属基托强度大，体积小而薄，戴用舒适，温度传导效果好，但是不能重衬，不能用于可摘局部义齿的游离端。

310. 不宜设计牙支持式可摘局部义齿的是

A. 少数牙缺失　　　　　　　B. 缺牙间隙小　　　　　　　　　　C. 缺隙两端基牙正常
D. 基牙稳固　　　　　　　　E. 游离端缺失

【答案】E

【解析】游离端缺失可设计天然牙和黏膜共同支持的混合支持式义齿。如基牙条件差，设计为黏膜支持式。

311. 一患者下颌 642|14678 缺失，余留牙正常，前庭沟较浅。采用可摘局部义齿修复时，错误的做法是

A. 模型观测应该采用平均倒凹法　　　　　　　B. 基牙上应该采取 RPI 卡环
C. 基牙可以选择 75|35　　　　　　　　　　　D. 下颌左侧牙槽嵴区取印模时应尽量扩展
E. 应该采用压力式印模

【答案】C

【解析】患者基牙应该选择 75|35。故本题答案是 C（该项的叙述是错误的）。

【破题思路】Kennedy 第三类的设计要点特点。
① 缺隙两端均有余留牙存在，无游离鞍基，故基牙不受扭力。
② 义齿固位、稳定和支持作用均好，压痛少。
此类义齿为各类牙列缺损中修复效果最好的一类。
设计要点：
① 此类义齿的𬌗力主要由基牙负担，故缺牙间隙两侧的基牙均要放置𬌗支托。
② 若牙弓两侧均有缺牙，可用大连接体连接，使牙弓两侧的鞍基有交互作用。若一侧牙弓上有多个牙缺失，除在邻近基牙上设计直接固位体外，还需在对侧设计间接固位体，使用固位体的数量一般不超过四个。
③ 如基牙的颊、舌侧观测线不同，可用混合型卡环。
④ 当缺隙邻牙咬合紧或不健康时，可设计成黏膜支持。但单个后牙缺失，尽量不设计黏膜支持，因基托面积小，𬌗力集中，易产生疼痛。
若缺隙的近中或远中邻牙不宜于放置𬌗支托时，可设计成混合支持式义齿。

312. 可摘局部义齿固位体必须具备的条件

A. 对基牙不产生矫治性移动　　　B. 取戴义齿时不损伤基牙　　　　C. 不积存食物
D. 根据需要选择不同种类金属　　E. 有固位作用，保证义齿不脱位

【答案】E

【解析】可摘局部义齿固位体的固位作用应是保证义齿在承担功能作用时，即正常的咀嚼功能状态下，不发生脱位。

【破题思路】在摘戴的时候，对基牙应无侧向力，理想的固位力大小是既能抵抗相应的脱位力，又不在基牙或卡环的各部分上存在过度的张力，不应把扭力转移到基牙上。

313. 利用面弓转移技术将模型上颌架的目的是
A. 转移上下颌正中关系　　　B. 转移上下颌垂直距离　　　C. 确定前伸髁导斜度
D. 确定侧方髁导斜度　　　　E. 转移上颌骨与颞下颌关节的位置关系
【答案】E
【解析】面弓转移技术转移的是上颌骨与颞下颌关节的位置关系。

314. 可摘局部义齿的组成中修复缺损的部分是
A. 𬌗支托、基托　　　　　　B. 人工牙、𬌗支托　　　　　C. 固位体、人工牙
D. 连接体、基托　　　　　　E. 人工牙、基托、𬌗支托
【答案】E
【解析】基托的作用：修复缺损，传递𬌗力，连接作用，固位与稳定。除基托外，能修复缺损的还有𬌗支托。固位体的作用是固位作用。人工牙是用来恢复缺失牙的。

315. 患者，女性，48 岁，876|3678 缺失，行可摘局部义齿修复后1周仍然觉得发音障碍，推测其原因，下列说法不正确的是
A. 暂时不习惯　　　　　　　B. 戴义齿后由于口腔空间变小，舌运动受限
C. 人工牙排列偏颊侧　　　　D. 舌体肥大
E. 基托过厚，过大
【答案】C
【解析】全口义齿修复后出现发音障碍的原因有人工牙排列偏舌；义齿基托太厚；基托过大使舌体运动受限；舌体增生肥大；患者不适应等。人工牙排列偏颊侧会导致义齿不稳定，固位不良，而不会影响发音。

316. 一患者 876|45678 缺失，戴局部义齿一周后复诊，主诉咀嚼功能差，无其他不适。主要原因是
A. 基托过度伸展　　　　　　B. 基托伸展不够　　　　　　C. 人工牙牙尖斜度大
D. 人工牙咬合低　　　　　　E. 基牙负荷重
【答案】D
【解析】咀嚼无力应该与基托伸展无关，由于无其他不适，原因应该是咬合低。

【破题思路】若是人工牙牙尖斜度大或者基牙负担重，基牙会有不适。

317. 为使可摘局部义齿有适当的固位力，应调磨
A. 过高的牙尖　　　　　　　B. 伸长的牙齿　　　　　　　C. 磨耗不均的𬌗边缘嵴
D. 过大的基牙倒凹　　　　　E. 基牙支托凹
【答案】D
【解析】为使可摘局部义齿有适当的固位力，应调磨过大的基牙倒凹。基牙倒凹过大，卡臂尖进入倒凹过深，会导致固位力过大。

318. 需采用混合支持式可摘局部义齿修复的是
A. 5|456　　　　　　　　　　B. 6|64　　　　　　　　　　C. 8764|56
D. 64|2456　　　　　　　　　E. 6541|456
【答案】C
【解析】只有 C 选项是游离端缺失，基牙条件好可设计混合支持的。

【破题思路】需采用混合支持式可摘局部义齿修复的是 8764|56，游离缺失需要混合支持设计。

319. 一般基牙固位倒凹的深度不应大于
A. 0.6mm　　　　　　　　　　B. 0.7mm　　　　　　　　　　C. 0.8mm
D. 0.9mm　　　　　　　　　　E. 1.0mm
【答案】E
【解析】数据要牢记。

【破题思路】一般倒凹的深度与卡环材料有关，钴铬合金固位臂用于 0.25mm 深的倒凹，金合金固位臂用于 0.5mm 深的倒凹，弯制钢丝固位臂用于 0.75mm 深的倒凹。所以基牙固位倒凹的深度不应大于 1mm。

320. 一患者 654|6 缺失，余留牙正常。可摘局部义齿修复时基牙应该选择
A. 7|57
B. 73|57
C. 73|7
D. 73|5
E. 7|7
【答案】B
【解析】双侧后牙非游离缺失，应选择双侧缺隙前后的天然牙作基牙。

321. 男，55 岁。戴全口义齿一周后复诊，义齿固位尚可，但在进食和说话时义齿容易脱位。导致义齿容易脱位的原因不可能是
A. 基托边缘缓冲不够
B. 基托不密合
C. 人工牙位置排列不当
D. 咬合不平衡
E. 磨光面外形不良
【答案】B
【解析】非功能状态下固位力可以，则不可能是基托不密合。

【破题思路】基托边缘缓冲不够，功能状态下会由于黏膜的运动脱位。人工牙位置排列不当，磨光面外形不良，会影响组织的运动，咬合不平衡会导致咀嚼时义齿翘动，破坏边缘封闭，从而使义齿脱位。

322. 女，47 岁。34| 缺失需固定修复，如果设计为 25| 基牙的固定桥义齿时会产生
A. 近中移动
B. 远中移动
C. 唇向移动
D. 颊向移动
E. 唇颊向移动
【答案】E
【解析】25| 的牙周膜面积之和小于 34|，支持力不足，25| 固定桥经过口角转弯，桥体在基牙连线之外，会因杠杆作用对基牙造成扭力，所以修复体会产生唇颊向移动。

323. 女，64 岁。戴用下颌可摘局部义齿两周，感舌活动受限，时有咬舌。查：双侧磨牙缺失，黏膜支持式义齿，基托与黏膜贴合良好，固位好，双侧人工牙颊尖在牙槽峰顶连线上。造成咬舌的原因是
A. 患者的舌体过大
B. 对义齿未适应
C. 选择人工牙过大
D. 人工牙排列偏颊侧
E. 人工牙排列偏舌侧
【答案】E
【解析】初戴不适应导致的咬舌应在两周内逐渐适应。

【破题思路】造成咬舌的原因多为初戴不适应，后牙排列偏舌侧或者𬌗平面过低，通过临床检查可以发现人工牙颊尖在牙槽嵴顶连线上，排牙原则应是下颌牙中央窝位于牙槽顶连线上，所以人工牙偏舌侧，造成咬舌。

324. 悬锁卡环的禁忌证是
A. 口腔前庭过浅，唇系带附着过高
B. 口腔卫生好
C. 基牙有先天性畸形
D. 远中游离缺失，牙槽嵴吸收严重
E. 基牙重度磨损
【答案】A
【解析】基牙的牙周情况较差，余留牙较松动；末端基牙不宜用常规卡环固位时，可用余留牙的倒凹获得固位；关键基牙缺失，需充分利用余留牙，加强义齿的固位和稳定；远中游离缺失伴有前部牙缺失，缺隙两侧余留牙扭转或倾斜时；口腔硬软组织大面积畸形者。

这种情况让临床医师设计颇为困难：普通支架设计对基牙产生的扭转力量较大，容易损伤基牙；而附着体设计，费用相当昂贵，而且有一定局限性。这种情况可以设计为"悬锁卡环可摘局部义齿"。

1. 主要组成成分
铸造唇杆：一端以铰链形式与义齿的支架相连，另一端以锁与义齿相连。
固位指：唇杆上附有若干个固位指伸出，一般呈 I 型，位于余留牙唇面的倒凹区。
卡环的其他部分：根据牙列缺损的具体情况和需要设计。如支持的设计。

325. 牙列缺损应采用𬌗堤记录上下颌关系的情况是
A. 缺牙少
B. 末端游离缺失
C. 前牙缺失
D. 个别后牙缺失
E. 对颌牙面严重磨耗
【答案】B

【破题思路】确定正中咬合关系的方法有以下几种类型：

① 在模型上利用余留牙确定上下颌牙齿的𬌗关系。适用于缺牙不多，余留牙的𬌗关系正常者。只要将上下颌模型根据𬌗面形态相互对合，即能看清楚上下颌牙的正确位置关系，用有色铅笔在模型的𬌗面画对位线，便于制作过程中反复对合。故本题选择B。

② 用蜡𬌗记录确定上下颌关系。口内仍有可以保持上下颌垂直关系的后牙，但在模型上却难以确定准确的𬌗关系者，可采用蜡𬌗记录确定。将蜡片烤软，叠成两层宽约1cm的蜡条，置于下颌牙列的𬌗面上，嘱患者在正中𬌗位咬合。变硬后由口内取出蜡𬌗记录并放在模型上，对好上下颌模型，即获得正确的𬌗位关系。

③ 用蜡堤记录上下颌关系。单侧或双侧游离端缺失，每侧连续缺失两个牙以上者，或上下牙列所缺牙齿无对颌牙相对者，可在模型上制作暂基托和𬌗堤，放入患者口内确定正中𬌗位。取再𬌗堤记录，待冷却变硬后，放回到模型上，依𬌗堤的咬合印迹，对准上下颌模型，即得到正确的𬌗关系。

若一颌为无牙颌，另一颌为牙列缺损；或后牙缺失，前牙咬合不稳定形成深覆𬌗，垂直距离变低等，在口内要重新确定垂直距离和正中关系。

326. 一患者 5321 | 1234 缺失，戴用局部义齿后主诉有咬下唇现象，原因可能是
A. 前牙覆盖过小　　　　　　B. 前牙深覆𬌗　　　　　　C. 前牙覆盖过大
D. 前牙开𬌗　　　　　　　　E. 患者下唇肌肉松弛

【答案】A

【解析】咬唇一般是因为前牙覆盖过小。

【破题思路】咬颊黏膜、咬舌。由于上颌后牙的覆盖过小或缺牙后，颊部软组织向内凹陷，天然牙牙尖锐利都会造成咬颊黏膜，应加大后牙覆盖，调磨过锐的牙尖，加厚基托推开颊肌。咬舌多因下颌后牙排列偏向舌侧或因𬌗平面过低造成，可适当升高下颌𬌗平面，磨除下颌人工牙的舌面或重新排列后牙。

327. 下列不是可摘局部义齿适应证的是
A. 缺牙伴有牙槽骨颌骨或软组织缺损者
B. 需在修复缺失牙的同时，适当加高垂直距离者
C. 游离端缺牙者
D. 唇腭裂不能或不愿外科手术，需要以基托封闭腭部裂隙者
E. 生活不能自理者

【答案】E

【解析】可摘局部义齿的适应证广泛，从缺失一个牙到只剩余一个牙的情况均可采用可摘局部义齿，但生活不能自理者不能使用。故选E。

【破题思路】尤其适合缺牙数目多，游离缺失，有组织缺损，以及余留牙牙周健康情况较差的牙列缺损者。

328. 可摘局部义齿一般以两端基牙长轴交角的分角线方向作为共同就位道的方向，其目的是
A. 使模型向后倾斜，增加基牙远中面倒凹　　　B. 减小前后基牙的倒凹
C. 平均前后基牙的倒凹　　　　　　　　　　　D. 使义齿就位和脱位形成制锁作用
E. 使模型在垂直方向设计

【答案】C

【解析】前牙缺失，一侧后牙非游离端缺失，前、后牙同时缺失者，常采取由前向后倾斜的就位道。后牙游离端缺失者，采取由后向前倾斜的就位道。故本题选择C。

329. 可摘局部义齿发挥功能的先决条件是
A. 容易摘戴　　　　　　　　B. 良好的固位和平衡　　　　　　C. 良好的咬合关系
D. 减小基托面积　　　　　　E. 以上皆是

【答案】E

【破题思路】可摘局部义齿发挥功能的先决条件：容易摘戴、良好的固位和平衡、良好的咬合关系、减小基托面积。

330. 女,59岁。戴可摘局部义齿1周,多处压痛难忍,经多次修改后,仍然压痛且饭后积存较多食物,要求处理。检查:可摘托式局部义齿,上分别设计单臂卡环,基托对抗6义齿稳固性较差,咬合接触良好,垂直距离适中,牙槽嵴低窄,余未见异常。出现食物积存的最可能原因是
   A. 倾斜,基托与基牙间隙过大
   B. 卡环与基牙不密合
   C. 基托与黏膜不贴合
   D. 义齿固位不良
   E. 基托边缘过短
【答案】C

【破题思路】牙齿缺失后,缺牙部位的牙槽骨会缓慢吸收,造成义齿基托与口腔黏膜不贴合,咬物时易被撬动,故会积存较多食物残渣。

331. 女,53岁,戴义齿半月,感翘动明显。检查:游离端可摘局部义齿分别为三臂卡环,颊舌侧基托伸展稍长,基托远中覆盖磨牙后垫前缘。指压时义齿前后翘动。引起义齿翘动的主要原因是
   A. 义齿的支托形成了转动轴
   B. 咬合不平衡
   C. 卡环固位力差
   D. 游离区的黏膜过厚
   E. 基托伸展长
【答案】A
【解析】转动性不稳定形成的原因有两个:一是义齿的某些部件在天然牙上或者支持组织上形成支点或转动轴;二是由于义齿存在游离端,不可避免地存在回转线。转动性不稳定产生的杠杆作用导致作用力方向的改变,使基牙和基托下组织承受的压力不均匀,可能使基牙和支持组织受到损伤,因此必须受到重视,作为重点讨论。

332. 卡环主要起固位作用的是
   A. 卡环体
   B. 卡环臂
   C. 卡臂尖
   D. 𬌗支托
   E. 连接体
【答案】C
【解析】直接固位体卡环是最常用的,是直接卡抱在主要基牙上的金属部件。其主要作用是固位、稳定和支持,其中卡臂尖位于倒凹区,主要起固位作用。

【破题思路】卡环的结构和各部分的作用:以三臂卡环为例,由卡环臂、卡环体、𬌗支托三部分组成。
①卡环臂。为卡环的游离部分,富有弹性,环绕基牙。卡臂尖位于倒凹区,是卡环产生固位作用的部分,可防止义齿𬌗向脱位。卡环臂起始部分较坚硬,放置在观测线上或非倒凹区,起稳定作用,防止义齿侧向移位。
②卡环体。为连接卡环臂、𬌗支托及小连接体的坚硬部分,位于基牙轴面角的非倒凹区,有稳定和支持义齿的作用,可防止义齿侧向和𬌗向移动。
③𬌗支托。是卡环伸向基牙𬌗面而产生支持作用的部分,防止义齿龈向移位,可保持卡环在基牙上的位置。如果余留牙间有间隙,𬌗支托安放其间可以防止食物嵌塞。如果基牙倾斜移位,与对颌牙接触不良或无𬌗接触,还可加高𬌗支托以恢复咬合关系。

333. 下颌基托后缘应止于
   A. 磨牙后垫前缘
   B. 磨牙后垫的前1/3～1/2
   C. 磨牙后垫的前1/2～2/3
   D. 磨牙后垫的2/3到后缘
   E. 磨牙后垫后缘
【答案】C
【解析】基托的伸展范围:根据缺牙的部位、数目,基牙的健康状况,牙槽嵴吸收的程度,𬌗力的大小等情况而定。

334. 以下对于连接体的设计正确的是
   A. 连接体的设计应考虑功能强度美观
   B. 应适当增加连接体磨牙𬌗龈方向的高度以提高强度
   C. 前牙桥的连接体应适当向舌侧加厚以增进唇侧的立体感
   D. 后牙固定桥的外展隙间隙应适当加大以利于清洁
   E. 以上都正确

【答案】E

【解析】本题 A、B、C、D 均为固定连接体的设计要求。

335. 可摘局部义齿基托伸展范围错误的是
A. 基托的唇颊侧边缘伸展至黏膜转折处，不妨碍唇颊的正常活动
B. 下颌基托的舌侧边缘伸展至舌侧黏膜转折处，不妨碍舌的正常活动
C. 上颌基托的后缘伸展至翼上颌切迹，远中颊侧盖过上颌结节
D. 上颌基托后缘中份伸展至腭小凹
E. 下颌基托后缘应覆盖磨牙后垫 1/2～2/3

【答案】D

【解析】基托的伸展范围：上颌基托伸展到腭小凹后 2mm，产生边缘封闭作用。

336. 支点线是指
A. 两个基牙的连线
B. 两个卡环的连线
C. 两个固位体的连线
D. 两个支托的连线
E. 两个主要基牙上直接固位体上𬌗支托的连线

【答案】E

337. 下颌单侧游离端缺失，选择局部可摘义齿修复，错误的设计是
A. 在近缺隙侧的基牙上设置直接固位体
B. 大连接体设计为舌杆
C. 在对侧前牙上设置间接固位体
D. 在对侧牙弓后面部分设置两个间接固位体
E. 间接固位体与鞍基连接

【答案】C

【解析】近缺隙侧基牙为首选基牙，上面放置直接固位体，主要起固位作用，A 说法正确。在对侧牙弓的后牙上再选一颗基牙，C 错误，用舌杆大连接体连接，B 说法正确。该牙列缺失为斜线式支点线，义齿不稳定，放置间接固位体来稳定义齿，并且与鞍基相连，E 说法正确。间接固位体最好放在后牙上，在支点线对侧的两侧后牙上，D 说法正确。

338. 上颌两侧多个后牙缺失，混合支持式可摘局部义齿设计时连接两侧鞍基的大连接体一般不考虑
A. 后腭杆
B. 前腭杆
C. 变异腭板
D. 全腭板
E. 关闭马蹄状腭板

【答案】B

【解析】两侧后牙缺失一般用后腭杆或腭板，前腭杆不适合。

339. 可摘局部义齿修复前口内检查的内容不包括
A. 缺牙区的部位和数目
B. 缺牙区牙槽嵴的表面状态
C. 余留牙的情况
D. 口内软组织的情况
E. 唾液的黏度和分泌量

【答案】E

【解析】可摘局部义齿为牙列缺失的修复方法，修复前的口腔检查不包括唾液的检查，其他四项都需要检查，唾液的检查是全口牙齿的检查内容，因其影响固位力。

340. 以下对骨隆突的描述错误的是
A. 如修复前发现双侧上颌结节均肥大，则一般只需手术修整单侧肥大的上颌结节
B. 骨隆突就是正常骨骼上的骨性隆起
C. 下颌前磨牙舌侧处常出现骨隆突
D. 无论是否影响义齿摘戴出现骨隆突即应手术修整
E. 组织学上来说骨隆突与正常骨组织无区别

【答案】D

【解析】不影响义齿摘戴的骨突可不做修整，还可以利用合适的倒凹固位。

341. 以下对牙槽嵴上的骨尖和骨突的描述错误的是
A. 由于患者喜欢咀嚼过硬的食物而造成
B. 拔牙时造成牙槽嵴骨折又未能及时复位所引起
C. 若不修整可能影响义齿摘戴
D. 拔牙后骨质吸收不均而引起
E. 可手术去除

【答案】A

【解析】牙槽骨上的骨突、骨尖是由于拔牙后牙槽嵴吸收不均匀造成的，一般在拔牙后1个月进行骨突修整。如不修整可影响义齿摘戴或产生疼痛。

342.可摘局部义齿卡环设计时的Ⅰ型观测线指的是
A.近缺牙区的倒凹区大，非倒凹区大
B.远缺牙区的倒凹区小，非倒凹区大
C.近缺牙区的倒凹区小，非倒凹区小
D.近缺牙区的倒凹区小，非倒凹区大
E.倒凹区均大，非倒凹区均小
【答案】D
【解析】Ⅰ型观测线为基牙向缺隙相反的方向倾斜所画出的观测线，近缺隙侧倒凹小、非倒凹区大，远缺隙侧倒凹大、非倒凹区小，D为正确选项。

【破题思路】

类型	倾斜方向	倒凹
Ⅰ型	基牙向缺隙侧相反的方向倾斜	远缺隙大，近缺隙小
Ⅱ型	基牙向缺隙侧倾斜	近缺隙大，远缺隙小
Ⅲ型	基牙向颊侧或舌侧倾斜	近、远缺隙大小一样

343.可摘局部义齿基托延展范围不当的是
A.上颌可摘局部义齿的远中游离端的基托颊侧覆盖上颌结节
B.在系带处做切迹缓冲
C.上颌可摘局部义齿的远中游离端的基托后缘应到软硬腭交界处稍后的硬腭上
D.上颌可摘局部义齿两侧伸到翼上颌切迹
E.基托的唇颊侧边缘应伸至黏膜转折处
【答案】C
【解析】上颌可摘局部义齿的远中游离端的基托后缘应到软硬腭交界处稍后的软腭上。

【破题思路】

上颌	后牙游离端义齿基托后缘应伸展到翼上颌切迹，远中颊侧应盖过上颌结节，后缘中部应到硬软腭交界处稍后的软腭上
下颌	后缘应覆盖磨牙后垫的1/2～2/3

344.可摘局部义齿前牙的设计中哪项不正确
A.形态大小颜色与口腔中余留牙类似
B.选牙时，应在灯光下与余留牙对比
C.所选择的人工牙唇面，应与脸部的侧面外形弧度一致
D.与患者的肤色脸型等相协调
E.颜色是选择人工前牙的主要依据
【答案】B
【解析】比色应在自然光线下比色。

345.可摘局部义齿后牙的设计中哪项不正确
A.人工后牙的牙尖斜度不宜过大，以免产生较大的侧向力妨碍义齿固位
B.主要是恢复咀嚼功能
C.与对颌牙保持一定的覆𬌗覆盖关系
D.前磨牙应与尖牙协调
E.颊舌径应尽可能大以恢复咀嚼
【答案】E
【解析】恢复人工牙外形应尽量恢复原有天然牙外形，为减少𬌗力应降低牙尖斜度，减小颊舌径，扩大颊舌外展隙。

346. 延伸卡环一般用于
　　A. 靠近缺隙区，松动但又可保留的前磨牙　　B. 孤立前磨牙
　　C. 健康正常的基牙　　D. 最后孤立倾斜的磨牙
　　E. 游离缺失的基牙
【答案】A
【解析】延伸卡环用于靠近缺隙区，松动但又可保留的前磨牙，固位部分位于近缺隙侧基牙的邻近基牙倒凹区。有牙周夹板固定作用。

347. 牙列缺损引起颞下颌关节病变的原因不包括
　　A. 一侧后牙缺失较多　　B. 余留牙移位　　C. 双侧后牙缺失
　　D. 少数牙缺失　　E. 对颌牙伸长
【答案】D
【解析】少数牙缺失，口内余留牙的咬合关系基本不受影响，所以，不会引起颞下颌关节病变。若出现多数牙缺失、移位等引起咬合紊乱就会导致颞下颌关节疾病。

348. 前牙𬌗支托凹位于
　　A. 切缘　　B. 切角　　C. 舌侧颈 1/3 处
　　D. 舌侧中 1/3 处　　E. 舌侧颈 1/3 和中 1/3 交界处
【答案】E
【解析】𬌗支托凹在后牙多放置在边缘嵴处，偶尔也会放置在非功能尖的发育沟处，如下颌舌沟或者上颌颊沟处。前牙一般放在舌侧颈 1/3 和中 1/3 交界处。

【破题思路】

最常见：近远中边缘嵴上	
咬合过紧而不易获得支托位置时	上颌——颊沟处 下颌——舌沟处
切牙	切缘上
尖牙	舌隆突上

349. 牙列缺损导致受影响的发音不包括
　　A. 啊　　B. 知　　C. 特
　　D. 飞　　E. 迟
【答案】A
【解析】发音基本上靠声带控制，但也需要牙齿配合才能完成，只有 A 选项发音时不需要牙齿配合。

350. 牙列缺损对面部美观的影响表现为
　　A. 下前牙缺失，使下唇失去支持而内陷　　B. 上前牙缺失，使上唇失去支持而内陷
　　C. 多数前牙缺失，鼻唇沟加深　　D. 多数前牙缺失，面部下 1/3 高度变短
　　E. 多数后牙缺失，面部下 1/3 高度变长
【答案】B
【解析】上前牙支撑唇面丰满程度，所以上前牙缺失导致上唇塌陷。面下 1/3 高度主要靠后牙维持，后牙缺失较多时面下 1/3 高度会降低。

351. 下列关于各类卡环设计中描述错误的是
　　A. 双臂卡环多用于松动牙，牙周支持能力较差的基牙，或咬合太紧，不能制备出𬌗支托窝的基牙
　　B. 隙卡属于单臂卡环
　　C. 三臂卡环为临床上最常用的卡环
　　D. 回力卡环多用于前后均有缺牙间隙的孤立后牙
　　E. 联合卡环有防止食物嵌塞的作用
【答案】D
【解析】可用于前后都有缺隙的孤立的磨牙或前磨牙的是对半卡环。回力卡环可减少基牙受力，用于游离缺失的义齿修复。

【破题思路】

圈形卡环	用于远中孤立的磨牙上
回力卡环	适应于后牙游离端缺失，基牙为前磨牙或尖牙，牙冠较短或为锥形牙
对半卡环	适用于前后有缺隙、孤立的前磨牙或磨牙上
联合卡环	适用于单侧游离端缺失的患者，对侧基牙短而稳固，或相邻两牙之间有间隙者
延伸卡环	用于松动或牙冠外形差的基牙
连续卡环	两个或两个以上松动的基牙上
倒钩卡环	用于倒凹区在支托的同侧下方的基牙

352.支托长度要求为
A.基牙𬌗面颊舌径的1/3（前磨牙）或1/2（磨牙）
B.基牙𬌗面颊舌径的1/3（磨牙）或1/2（前磨牙）
C.𬌗面近远中径的1/4（磨牙）或1/3（前磨牙）
D.𬌗面近远中径的1/4（前磨牙）或1/3（磨牙）
E.一般要求为1～1.5mm
【答案】C
【解析】支托长度为磨牙𬌗面近远中径的1/4或前磨牙的1/3。

【破题思路】

项目	铸造𬌗支托		
形状	圆三角形；球凹关系		
厚度	1～1.5mm		
大小	磨牙	长度：近远中径的1/4 宽度：颊舌径的1/3	
	前磨牙	长度：近远中径的1/3 宽度：颊舌径的1/2	

353.对下颌双侧游离端可摘局部义齿基托的要求中，错误的是
A.应有良好的边缘封闭作用
B.颊舌侧边缘伸至黏膜转折处
C.后缘应盖过磨牙后垫
D.边缘应圆钝，不刺激黏膜
E.不妨碍颊舌的功能活动
【答案】C
【解析】义齿下颌基托应盖过磨牙后垫的1/2～2/3。

【破题思路】

上颌	后牙游离端义齿基托后缘应伸展到翼上颌切迹，远中颊侧应盖过上颌结节 后缘中部应到硬软腭交界处稍后的软腭上
下颌	后缘应覆盖磨牙后垫的1/2～2/3

A3型题

（1～3题共用题干）
患者，女，62岁，8764|8缺失。上颌牙基本正常。活动义齿戴用1周后出现右下牙疼痛，进食时义齿翘动。检查：|6三臂卡，5|远中𬌗支托三臂卡。3|舌支托，腭杆大连接体连接；义齿各部分密合，咬合不高；5|叩

痛，咀嚼时义齿翘动。

1. 5| 叩痛的原因是
A. 患者使用不当
B. 卡环设计不合理，产生扭力，牙周膜损伤
C. 基托边缘过长，压迫牙龈
D. 基托下组织提供的支持力不够
E. 咬合不平衡

【答案】B

【解析】游离缺失的情况，基牙受力大，5叩痛的原因就是设计不合理，牙受的扭力大，应选用近中支托的RPI卡环组。

2. 5| 上较为合理的卡环设计为
A. RPI卡环
B. 近中𬌗支托，三臂卡
C. 回力卡环
D. RPA卡环
E. 对半卡环

【答案】E

【解析】前后有缺隙用对半卡环。

3. 解决义齿翘动的方法是
A. 人工牙减径
B. 调磨对颌牙
C. 加大基托面积
D. 在|4上加隙卡
E. 在|4上加近中𬌗支托作为间接固位体

【答案】E

【解析】可摘义齿戴入后出现翘动的原因是卡环体与基牙不贴合，间接固位体放置的部位不当，𬌗支托、卡环在牙面形成支点，卡环无固位力。此为游离端缺失，义齿转动轴在|6和5|的𬌗支托连线上，故应在平衡侧|4加间接固位体，防止义齿翘动。

> 【破题思路】间接固位体的放置：
> ① 间接固位体应放在支点线对侧。
> ② 间接固位体距支点线的垂直距离愈远，对抗转动的力愈强。
> ③ 远中游离端义齿的间接固位体应放置在前牙的舌隆突上，若远中游离端缺牙多，从间接固位体到支点线的垂直距离不可能远时，可用前牙区多基牙的联合支持，共同发挥间接固位作用。

（4～7题共用题干）

某患者，60岁。6|因松动于三个月前拔除，要求修复。

4. 患牙拔除后修复的最好时间是
A. 4周
B. 1个月
C. 2个月
D. 3个月
E. 4个月

【答案】D

5. 患者缺牙属
A. Kennedy第一类
B. Kennedy第二类
C. Kennedy第三类
D. Kennedy第四类
E. Kennedy第一类第一亚类

【答案】C

【解析】6|缺失，属于非游离缺失，前后均有基牙，位于牙弓的一侧，Kennedy第三类。

> 【破题思路】第一类：义齿鞍基在两侧基牙的远中，远中为游离端即双侧游离端缺牙。
> 第二类：义齿鞍基在一侧基牙的远中，远中为游离端即单侧游离端缺牙。
> 第三类：义齿鞍基在一侧，鞍基前后都有基牙。
> 第四类：义齿鞍基位于基牙的前面，越过中线的前部缺牙，基牙在缺隙的远中。

6. 义齿设计的支持形式为
A. 牙支持式
B. 黏膜支持式
C. 混合支持式
D. 支持式
E. 基托支持式

【答案】A

【解析】6缺失，前后都有基牙，可设计为牙支持方式。

【破题思路】

分类	有无支托	支持组织	适用
牙支持	有	天然牙	少数牙缺失或缺牙间隙小,且基牙稳固者
混合支持	有	天然牙和黏膜	各类牙列缺损,尤其是游离端缺失者
黏膜支持	无	黏膜	多数牙缺失,余留牙松动

7. 基托厚度是

A. 1mm B. 2mm C. 3mm

D. 大于4mm E. 越薄越好

【答案】B

【解析】义齿基托设计时,塑料基托厚度不小于2mm,金属基托厚度不小于0.5mm。

(8~10题共用题干)

患者男,62岁,765|4567缺失,可摘局部义齿初戴后1个月,咀嚼时常咬颊黏膜,下颌舌侧第一磨牙至牙后垫区压痛,来院复诊。

8. 咬颊黏膜可能原因

A. 殆平面过低 B. 下颌后牙偏向舌侧 C. 后牙覆殆过小

D. 后牙覆盖过小 E. 上颌后牙颊尖过高

【答案】D

【解析】该患者缺牙主要集中在后部,与颊黏膜对应,咀嚼时常咬颊黏膜,是由于后牙覆盖过小,咀嚼过程中,颊部软组织深入义齿之间导致的。

【破题思路】

咬颊	颊肌松弛向内凹陷	加厚颊侧基托
	后牙颊侧覆盖过小	加大覆盖
咬舌	舌体过大	坚持戴用,自行改善
	后牙舌侧覆盖过小	加大覆盖
	后牙殆平面过低	升高殆平面

9. 消除咬颊黏膜方法可采用

A. 加大前牙覆殆 B. 加大后牙覆盖 C. 升高殆平面

D. 调改上颌后牙颊尖 E. 调改下颌后牙舌尖

【答案】B

【解析】由上题可知咬颊黏膜的原因是后牙覆盖过小,消除方法只能是加大后牙覆盖。故本题应该选B。

10. 压痛区检查时应注意

A. 舌隆突区 B. 内斜嵴 C. 颊棚区

D. 舌侧系带区 E. 磨牙后垫区

【答案】B

【解析】下颌舌骨嵴又称内斜嵴,位于下颌骨后部的内侧,为从第三磨牙斜向前下至前磨牙区由宽变窄的骨嵴。下颌舌骨嵴表面覆盖黏膜较薄,义齿基托组织面在此处应适当缓冲,以免产生压痛。

(11~13题共用题干)

患者,女,45岁。321|12缺失,前牙区Ⅲ度深覆殆,余留牙无异常。

11. 可摘局部义齿卡环可放置在

A. 4|4 B. 4|3 C. 64|

D. 4|36 E. 64|46

【答案】E

【解析】该患者属Kennedy第四类牙列缺损,因缺牙较多,需设计面支承型义齿。卡环放置在尖牙上影响美观,B、D不正确。为防止义齿近中端下沉或翘起,应该选择3个以上卡环。

12. 义齿的基托最好选用
   A. 铸造基托　　　　　　　　　B. 塑料基托　　　　　　　　　C. 金属网状基托
   D. 锤造基托　　　　　　　　　E. 树脂基托

【答案】A

【解析】患者前牙区Ⅲ度深覆𬌗，义齿基托容易折裂，且基托厚度不能太厚，只有A符合要求。

13. 人工牙可选择
   A. 瓷牙　　　　　　　　　　　B. 铸造牙　　　　　　　　　　C. 锤造牙
   D. 金属舌面牙　　　　　　　　E. 金属𬌗面牙

【答案】D

【解析】前牙区Ⅲ度深覆𬌗，前牙舌侧修复间隙过小，为保证足够强度及前牙美观问题，舌侧需用金属材料。

【破题思路】

分类	特点	适用于
瓷牙	硬度大，美观，但脆性大，比塑料牙重	牙槽嵴丰满，颌间距离正常者对颌牙健康者，很少用
塑料牙	与基托结合好，有韧性，较轻；但硬度差，易变色	大多数局部义齿
金属𬌗面牙	金属硬度大，能承担较大的𬌗力，不易磨损和折裂，但是难以磨改调𬌗	咬合紧，𬌗力大

（14～17题共用题干）

男，62岁。上颌义齿使用2年，近感义齿松动，有食物滞留基托内，咀嚼时痛，昨日折断。查：7654｜4567可摘局部义齿，基托正中折断，其中有一块基托丢失，腭隆突较大，3｜3伸长。

14. 根据患者主诉及检查，应从以下方面进一步检查，除了
   A. 咬合状况　　　　　　　　　　　　B. 基托的厚薄
   C. 夜间是否停戴义齿　　　　　　　　D. 基托与黏膜是否贴合
   E. 应力集中区有无加强处理

【答案】C

【解析】基托折裂的主要原因是𬌗力不平衡，A正确。基托过薄也可导致折裂。如果牙槽嵴吸收，使基托组织面与组织之间不密合，义齿有翘动而使义齿折裂。义齿应力集中区受力较大，此处易造成折裂。

15. 引起该患者义齿折断最可能的原因是
   A. 咬合不平衡　　　　　　　B. 咀嚼硬食物　　　　　　　C. 用力洗刷义齿
   D. 基托与黏膜不贴合　　　　E. 应力集中于腭隆突处

【答案】E

【解析】义齿松动，有食物滞留基托内，说明义齿固位力不佳，且基托为正中折裂，腭隆突较大，为应力集中区，该处强度不够造成义齿折裂。

16. 根据患者的主诉，义齿修理完毕后，不必要的处理是
   A. 腭隆突处基托组织面缓冲　　　　B. 修整基托外形
   C. 修改压痛处　　　　　　　　　　D. 基托重衬
   E. 调𬌗

【答案】B

【解析】基托组织面与组织之间不密合，基托过薄，应力集中区等原因可导致基托折裂，针对原因可以做相应处理，如基托重衬、基托组织面缓冲、调𬌗等，不应修整基托外形。

17. 如重新修复义齿，设计时应考虑
   A. 增加基托的厚度　　　　　　B. 扩大基托的面积　　　　　　C. 采用金属网加强
   D. 拔除下颌伸长牙　　　　　　E. 减轻咬合压力

【答案】C

【解析】塑料基托增加厚度则异物感加重，扩大基托的面积同样增加异物感及义齿固位不良。拔除下颌伸长牙不符合拔牙原则，应尽量保留有功能牙齿。金属网因金属强度大，不易折断。

【破题思路】

塑料基托：色泽美观，近似黏膜，操作简便，价廉，重量轻，便于修补和衬垫。但坚韧度差，受力大时基托易折裂；温度传导作用差，且不易自洁

金属基托：由金属铸造或锤造而成，多用铸造法制作。强度较高。不易折裂；体积小且薄，患者戴用较舒适，温度传导作用好。但操作较复杂，需要一定的设备，而且修理和加补人工牙、卡环较困难

金属塑料联合基托：兼有金属、塑料基托的优点，在基托应力集中区放置金属网状物，增加塑料基托的坚固性

(18～21题共用题干)

某男，55岁，下颌左1245和下颌右1678缺失。右下2疼痛，松动Ⅲ度。左上3近中邻面浅龋。全口牙石（+）其余牙均健康。颌关系正常。

18. 修复前的准备中最不重要的是
A. 拔除右下2 B. 左上3充填治疗 C. 全口洁治
D. 口腔卫生宣教 E. 余留牙调𬌗

【答案】D

【解析】修复前准备包括处理急性症状、保持口腔良好卫生、拔除松动牙、治疗龋病和牙周病。口腔卫生宣教在疾病治疗的各个阶段都可进行。

19. 在右下2拔除后，下颌缺失的Kennedy分类
A. 第一分类第二亚类 B. 第一分类第三亚类 C. 第二分类第一亚类
D. 第二分类第二亚类 E. 第四亚类第二亚类

【答案】D

【解析】Kennedy分类以拔出后做分类依据。右下2拔除后，缺失牙为下颌左1245和下颌右12678为二类二亚类。

20. 右下5的卡环应设计成
A. 圈形卡环 B. 对半卡环 C. RPI卡环
D. 回力卡环 E. 单臂卡环

【答案】C

【解析】下颌左1245和下颌右12678缺失。右侧下颌为游离缺失，右下5上卡环组首选RPI。

21. 如果右下5颊侧口腔前庭浅，约3mm，应选择
A. 圈形卡环 B. 对半卡环 C. RPI卡环
D. 回力卡环 E. RPA卡环

【答案】E

【解析】右侧下颌为游离缺失，右下5上卡环组首选RPI，但是口腔前庭浅，影响RPI就位，选择的卡环组为RPA。

【破题思路】RPA适应证：
① 口腔前庭<5mm。
② 基牙颊侧倒凹过大或颊侧龈组织肿大。

(22～24题共用题干)

患者，男，下颌8-5|5-8缺失，4|4余留牙正常，口底距舌侧龈缘的距离为4mm。如果设计铸造支架可摘局部义齿，设计PRI卡环组。

22. 取本例患者下颌模型时应采用何种印模方法
A. 解剖式印模 B. 静态印模 C. 无压力印模
D. 功能性印模 E. 一次印模

【答案】D

【解析】下颌8-5｜5-8缺失为双侧游离缺失，义齿容易发生下沉、翘起等不稳定现象，应取功能性印模，补偿基托下沉过多而导致基牙受到向远中牵拉的扭力。

【破题思路】

种类	压力	印模材流动性	肌功能修整	适用于
解剖式印模	无压力	较高	需要	牙支持式、黏膜支持式
功能性印模	有压力	较低	需要	混合支持式

23. 大连接体可采用

A. 舌杆　　　　　　　　　B. 连续杆　　　　　　　　　C. 带连续杆的舌杆
D. 舌板　　　　　　　　　E. 唇杆

【答案】D

【解析】口底距舌侧龈缘的距离不足7mm，不能设计舌杆，所以舌侧连接体选择舌板。

【破题思路】舌板适应证：
① 口底浅，舌系带高＜7mm。
② 前牙松动需用夹板固定。
③ 舌侧倒凹过大。
④ 下前牙有缺失或缺失倾向的。

24. 为减小游离端牙槽嵴负担的措施中错误的是

A. 选用塑料牙　　　　　　B. 减小人工牙颊舌径　　　　C. 减少人工牙数目
D. 减小基托面积　　　　　E. 降低人工牙牙尖高度

【答案】D

【解析】双侧游离缺失的义齿减小义齿远中受力的方法包括选用塑料牙、减小人工牙的颊舌径、人工牙减径减数、降低牙尖斜度减小侧向力、尽量伸展基托面积等措施。

(25～28题共用题干)

患者，男，60岁，戴下颌活动义齿6年，因咀嚼无力前来就诊。检查：左下中切牙左下后牙全部缺失，右下中切牙右下第二前磨牙第一磨牙第三磨牙缺失，右下第二磨牙轻度向近中倾斜，余留牙稳固，形态正常，左侧牙槽嵴低平，右侧牙槽嵴丰满度适中，对颌为天然牙。缺失牙已行可摘局部义齿修复，义齿固位不良，人工牙𬌗面磨耗严重，右下第二磨牙放置近中𬌗支托三臂卡环，右下第一前磨牙放置远中𬌗支托三臂卡环，左下尖牙放置RPI组合卡，双侧舌板连接。

25. 义齿出现咀嚼无力的最可能原因是

A. 义齿固位力差　　　　　B. 咬合过低　　　　　　　　C. 基托伸展不够
D. 卡环类型不对　　　　　E. 义齿出现早接触

【答案】B

【解析】咀嚼无力为垂直距离恢复较低，即咬合太低。固位力差与咀嚼无关，基托伸展不够导致边缘封闭不良，固位不好；出现早接触会导致咬合疼痛。

26. 义齿出现固位不良的可能原因，下列哪项除外

A. 固位体固位臂位置不合适　B. 固位体类型不当　　　　　C. 基托伸展不够
D. 人工牙𬌗面形态不良　　　E. 基托边缘封闭不良

【答案】D

【解析】与义齿固位直接相关的是固位体的固位力。常见的是卡环型固位体，所以A、B选项都有可能影响固位。与固位相关的还有基托的伸展范围，基托应充分伸展起到良好的边缘封闭效果。

27. 要解决义齿固位不良咀嚼无力的问题，最好的办法是

A. 调整卡环臂，增加固位力　B. 义齿基托重衬　　　　　　C. 增高咬合
D. 重做义齿　　　　　　　　E. 口腔宣教

【答案】D

【解析】咀嚼无力为垂直距离恢复较低，即咬合太低。解决此问题的根本方法是重新确定颌位关系，重新制作。

28. 如果重做义齿，设计和制作时最好是
   A. 设计为牙支持式义齿，取解剖式印模　　B. 设计为牙支持式义齿，取功能性印模
   C. 设计为混合支持式义齿，取解剖式印模　D. 设计为黏膜支持式义齿，取功能性印模
   E. 设计为混合支持式义齿，取功能性印模

【答案】E

【解析】左下1左下后牙游离缺失，右下1右下568缺失，右下7轻度向近中倾斜，属于多数后牙缺失，且为游离缺失。应取功能性印模。义齿设计混合支持。

(29～31题共用题干)

患者，女，60岁，戴上颌活动义齿一个多星期，出现上唇牵拉疼痛，右侧时有咬颊黏膜，且出现恶心呕吐现象。检查：8-4|1-36缺失，已行可摘局部义齿修复，义齿固位稳定良好，上颌54颊黏膜转折处可见2～3mm大小的溃疡面，右侧颊黏膜见2mm大小的血肿，下颌为双侧游离端义齿，侧向咬合时，工作侧出现早接触，余无异常。

29. 下面哪项不是导致恶心呕吐的原因
   A. 后缘基托过长　　B. 后缘基托过厚　　C. 患者初戴义齿
   D. 基托后缘过短　　E. 基托后缘与组织不密合

【答案】D

【解析】义齿初戴出现恶心呕吐的原因有初戴不适，基托后缘过长、过厚。基托后缘不密合刺激咽部出现恶心。去除干扰因素就可以得到改善，基托过短容易造成固位不良。

30. 上颌颊黏膜出现牵拉疼痛的原因是
   A. 印模不精确　　B. 颊黏膜转折处缓冲不足　　C. 颊黏膜转折处缓冲过多
   D. 颊黏膜转折处基托边缘过短　　E. 颊黏膜转折处基托不密合

【答案】B

【解析】上唇牵拉疼痛，并且在颊黏膜转折处可见2～3mm大小的溃疡面，提示基托伸展太长，缓冲不够，应在此处磨短基托，对溃疡面进行治疗。

31. 工作侧出现早接触，应选磨
   A. 上颊尖舌斜面，下颌舌尖颊斜面　　B. 上颊尖舌斜面，下颊尖舌斜面
   C. 上颊尖颊斜面，下颊尖颊斜面　　　D. 上颊尖颊斜面，下颊尖舌斜面
   E. 上颊尖颊，舌斜面

【答案】A

【解析】工作侧出现早接触应调磨接触的牙尖所对应的斜面，应注意保护功能尖。即下颌舌尖颊斜面与上颌颊尖舌斜面。

(32～35题共用题干)

某女，59岁，上颌6-7下颌7-7缺失，智齿未萌，右上7近中颊侧倾斜，未见其他异常，牙槽嵴丰满，上颌散在骨尖，颌间距离正常。

32. 修复前首先应处理的是
   A. 拔除右上7　　B. 右上7根管治疗后改变就位道　　C. 唇颊沟加深术
   D. 去除上颌散在骨尖　　E. 口腔卫生宣教

【答案】D

【解析】修复前的口腔准备包括口腔修复前的一般准备、修复前的外科治疗和修复前的正畸治疗。所以本题中应该处理的口腔问题是去除上颌散在骨尖。

33. 制取印模的方式为
   A. 上下颌均取解剖式印模　　B. 上下颌均取功能性印模
   C. 上颌取解剖式印模，下颌取功能性印模　　D. 上颌取功能性印模，下颌取解剖式印模
   E. 以上均可

【答案】B

【解析】上颌多数牙缺失，应取功能性印模，下颌全部牙齿缺失也是功能性印模。对于游离缺失的牙列缺损，为减少义齿远中游离端下沉的不稳定现象发生，需要对远中牙槽嵴黏膜加压，对口腔软组织进行肌功能整塑，所以应取功能性印模。无牙颌的全口义齿应保证基托的伸展充分并起到边缘封闭的效果，所以也是功能性印模。

34. 右上7最宜用的卡环是
   A. 回力卡　　B. 联合卡　　C. 对半卡

D. 圈形卡 E. 杆形卡

【答案】D

【解析】右上7近中颊侧倾斜，右上7是远中孤立磨牙，适合的卡环是圈形卡环。

35. 下列区域不需要进行缓冲的是

A. 骨尖 B. 上颌结节的颊侧 C. 下牙舌骨嵴
D. 磨牙后垫 E. 颧骨

【答案】D

【解析】缓冲的部位包括颧骨、骨尖、骨突、骨嵴等易产生压痛的区域。磨牙后垫是软组织。

(36～39题共用题干)

一患者 8-6|5-8 缺失，4|不松动，无龋。牙槽嵴丰满，铸造支架式义齿，5|4远中𬌗支托，三臂卡固位体，舌杆大连接体。义齿戴用1周后，患者主诉基托压痛，基牙咬合痛。口腔内检查：舌系带根部小溃疡，左侧下颌隆突处黏膜红肿，|4叩痛(+)，义齿各部分密合，咬合不高。

36. 系带根部有小溃疡的原因是

A. 义齿下沉 B. 舌杆未缓冲 C. 舌杆位置过低
D. 义齿摘戴困难 E. 义齿前后翘动

【答案】C

【解析】系带处易随舌体运动产生压痛，出现溃疡。舌杆位置过低是刺激系带的因素。

37. 左侧下颌隆突压痛的处理方法是

A. 调𬌗 B. 义齿基托边缘磨除 C. 义齿基托组织面相应处缓冲
D. 义齿基托组织面重衬 E. 调整34卡环的固位力

【答案】C

38. 基牙疼痛的原因是

A. 咬合干扰 B. 牙周病 C. 根尖周病
D. 受力过大 E. 牙本质过敏

【答案】D

【解析】8-6|5-8缺失，缺失牙数量太多，设计远中𬌗支托，基牙受力太大对基牙产生损伤。

39. 为了减轻|4的所受的扭力，可以采取以下措施，除了

A. 人工牙减数减径 B. 增加间接固位体 C. 改用回力卡环
D. 减小游离端基托面积 E. 改用RPI卡环

【答案】D

【解析】8-6|5-8缺失，多数后牙游离缺失应采用减轻𬌗力的方法。人工牙减径减数，基托伸展到位，设置间接固位体分散𬌗力，使用RPI、RPA卡环组或回力卡环等减轻基牙受力。

(40～43题共用题干)

男性，65岁，76|567缺失，其余牙健康状况良好，无松动。上下颌咬合紧。义齿以5|4作为基牙，预备远中𬌗支托。2个月后，腭侧树脂基托折断，患者自述异物感重。

40. 金属基托的优点不包括

A. 外形精确恒定 B. 组织反应小 C. 温度传导性好
D. 增加基托丰满度 E. 异物感小

【答案】D

【解析】金属基托对比树脂基托异物感和组织反应性小，温度传导性好，制作工艺复杂，难修改，因为厚度较树脂基托薄，所以唇侧丰满度恢复不如树脂基托，唇颊侧美观性能不如树脂基托。

41. 该患者最理想的设计应为

A. 金属腭板 B. 金属腭杆 C. 树脂腭板
D. 树脂腭杆 E. 金属全腭板

【答案】B

【解析】76|567缺失，以5|4作为基牙设计后腭杆做大连接体。相对于腭板异物感小且能起到固位作用。从异物感和强度方面考虑，金属材料的腭杆为最佳选择。

42. 下列哪项不符合一般后腭杆的要求

A. 硬区之后 B. 颤动线之前 C. 宽5mm
D. 厚2mm E. 两侧延伸到67之间

【答案】C

【解析】后腭杆厚度1.5～2mm，宽度约3.5mm，下颌舌杆位于龈缘与舌系带黏膜皱褶之间。

43. 下列哪项不符合一般舌板的要求
    A. 覆盖在下前牙的舌隆突之上　　B. 舌侧倒凹小，不宜使用舌板　　C. 上缘呈扇形波浪状
    D. 适用于口底浅者　　E. 前牙松动需夹板固定

【答案】B

【解析】舌板是金属铸造而成的舌侧高基托，覆盖于下颌前牙舌隆突上，并进入下前牙舌侧外展隙，上缘薄呈扇形波纹状，下缘呈半梨形，舌板用于下颌口底浅，舌侧软组织附着高，舌隆突明显，特别适用于前牙松动需做牙周固定夹板者。

(44～47题共用题干)

男性，61岁，|3-6缺失，以|27作为基牙行可摘局部义齿修复3周余。自述义齿压痛。检查可见基牙以双臂卡环为固位体，义齿承托区黏膜红肿。

44. 引起义齿压痛的原因是
    A. 存在咬合高点　　B. 义齿翘动　　C. 基托伸展不够
    D. 基托组织面不密合　　E. 基牙无支持作用

【答案】E

【解析】双臂卡环没有𬌗支托，没有支持作用，义齿为黏膜支持，易产生压痛。

45. 如采用间接固位体，其形式包括
    A. 双臂卡　　B. 𬌗支托　　C. 连续卡环
    D. 金属舌板　　E. 金属舌杆

【答案】B

【解析】间接固位体有前牙的舌支托、切支托、𬌗支托、双舌杆，还包括前牙邻间沟、金属舌板、金属腭板、延伸基托等。此题间接固位体应放在对侧的后牙上，𬌗支托比较适合。

46. 解决该义齿问题的方法是
    A. 调磨咬合　　B. 调整卡环　　C. 加大基托
    D. 重新设计修复　　E. 软衬

【答案】D

【解析】义齿出现的上述问题主要因为设计不合理，最佳解决办法是重新设计制作。

47. 若在右侧设计联合卡环，哪项描述错误
    A. 位于相邻两基牙上　　B. 属于锻丝卡环　　C. 卡环体与𬌗支托相连
    D. 防止食物嵌塞　　E. 属于铸造卡环

【答案】B

【解析】联合卡环只能通过铸造技术制作，可防止食物嵌塞。位于相邻两基牙上近远中边缘嵴上。由近远中边缘嵴𬌗支托相连铸造而成。

(48～49题共用题干)

患者，男，45岁。4年前上颌义齿修复，现咀嚼不烂食物，且疼痛。查体见：765|67缺失，可摘局部义齿修复，基托与黏膜贴合，边缘伸展稍长，义齿𬌗面磨损。右前弓区黏膜返折处及右远中颊角处有溃疡。

48. 必须进行的一项重要检查是
    A. 卡环与基牙是否贴合　　B. 垂直距离是否降低　　C. 基牙有无龋坏
    D. 牙槽嵴健康状况　　E. 基牙牙周健康状况

【答案】B

【解析】此患者义齿修复使用多年后，发生咀嚼效率降低，检查发现边缘伸展稍长，义齿𬌗面磨损。右前弓区黏膜返折处及右远中颊角处有溃疡表明，咀嚼压力较大导致𬌗面磨损，引起垂直距离降低而引起的咀嚼效率降低、疼痛，所以B正确。卡环与基牙不贴合会影响义齿的固位，导致义齿松动，患者未出现，所以A不选。基牙龋坏检查未发现，所以C不选。牙槽嵴健康状况和基牙牙周健康状况对于此患者义齿问题的诊断没意义。

49. 对该患者的最佳治疗方案是
    A. 加深义齿𬌗面窝沟　　B. 压痛处缓冲　　C. 义齿组织面重衬
    D. 重新制作义齿，排列硬质牙　　E. 用自凝塑料恢复磨损的𬌗面

【答案】D

【解析】咀嚼不烂食物为咀嚼效能差，垂直距离恢复太低，需重新制作，义齿𬌗面磨损说明咬合力量比较大，

人工牙材料应选择硬质牙。

(50～53题共用题干)

男,64岁。654|678缺失,|45间有约1.5mm间隙,8不松动。舌向前倾斜,不松动,健康。舌侧牙槽骨为斜坡形。

50. 所取印模应为
A. 弹性印模　　　　　　　　B. 开口式印模　　　　　　　　C. 解剖印模
D. 功能性印模　　　　　　　E. 一次性印模

【答案】D

【解析】654|678缺失,多数后牙缺失,单侧游离缺失,混合支持式义齿,应取功能性印模。

51. 为防止食物嵌塞,45上卡环的最佳设计是
A. 4三臂卡,5隙卡　　　　　　　　B. 54联合卡环
C. 45联合舌支托,5舌侧单臂卡环　　D. 54间置隙卡
E. 5单臂卡和近中支托

【答案】B

【解析】有防止食物嵌塞作用的卡环是联合卡环。联合卡环采用铸造技术制作完成,舌侧有对抗臂。排除C,选B。

52. 若用舌杆连接,舌杆的正确位置是
A. 紧挨龈缘和黏膜
B. 离开黏膜约0.1mm,边缘距龈缘1mm
C. 离开黏膜约0.2mm,边缘距龈缘2mm
D. 离开黏膜约0.3mm,边缘距龈缘3mm
E. 离开黏膜约0.5mm,边缘距龈缘5mm

【答案】D

【解析】舌侧牙槽骨为斜坡形,为防止义齿对黏膜产生压痛,舌杆应离开黏膜0.3～0.5mm,距离龈缘3～4mm,故选D。

53. 该义齿戴入后,**不用**检查
A. 支架是否完全就位　　　B. 基托是否与黏膜贴合　　　C. 唇齿音是否改变
D. 基托伸展是否适中　　　E. 咬合是否平衡

【答案】C

【解析】此患者后牙缺失,义齿修复完成后基托基本不覆盖前牙区,对前牙的唇齿音无影响。义齿初戴应检查的项目包括义齿能否顺利就位、基托边缘是否伸展合适、咬合有无早接触、义齿固位、基托伸展等内容。

(54～63题共用题干)

某男,68岁。下颌左5678右467缺失,右下8𬌗面中龋,近中舌向倾斜不松动,余留牙牙石2度,左侧下颌隆突明显,倒凹大,舌侧前部牙槽骨为垂直型,口底深,上颌牙完全正常。

54. 患者在开始修复治疗前需进行哪些口腔处理
A. 右下8拔除
B. 右下8拔除,剩余牙洁治
C. 右下8安抚治疗,剩余牙洁治,手术去除左侧下颌骨隆突
D. 右下8垫底充填,剩余牙洁治
E. 右下8垫底充填,余留牙洁治,手术去除左侧下颌骨隆突

【答案】E

【解析】修复前进行的口腔处理包括一般处理、余留牙的保留与拔出、正畸治疗、咬合调整、黏膜病的治疗以及修复前的外科处理。一般处理包括龋病和牙周病的治疗。

55. 此患者牙列缺损属Kennedy分类法
A. 第一类　　　　　　　　B. 第二类第一亚类　　　　　　　C. 第二类第二亚类
D. 第三类第二亚类　　　　E. 第四类

【答案】C

【解析】下颌左5678右467缺失,没有其他需要拔出的牙齿,右下8可作为基牙,所以右下为非游离缺失,左下是游离缺失。除外主要缺牙区段还有2个间隙,所以是二类二亚类。

56. 可摘局部义齿的支持类型为
A. 牙支持式　　　　　　　B. 黏膜支持式　　　　　　　C. 混合支持式
D. 牙龈支持式　　　　　　E. 牙槽骨支持式

【答案】C

【解析】游离缺失的义齿支持方式为牙和黏膜的混合支持。

57. 为了减小左下4所受的扭力，可设计为

A. 三臂卡环　　　　　　　　B. 圈形卡环　　　　　　　　C. RPA 卡环

D. RPI 卡环　　　　　　　　E. 对半卡

【答案】D

【解析】左下为游离缺失，为减小基牙受力，应选有应力中断作用的回力卡环，或首选RPI卡环组，若口腔前庭浅，倒凹大可选择RPA卡还组。

58. 右下8铸造卡环应设计为

A. 三臂卡环　　　　　　　　B. 圈形卡环　　　　　　　　C. RPA 卡环

D. RPI 卡环　　　　　　　　E. 对半卡

【答案】B

【解析】右下8为孤立存在的磨牙，可做基牙，圈形卡环适合于远中孤立的磨牙。铸造圈形卡环可在近中和远中设计支托，防止义齿下沉对黏膜软组织造成损伤。

59. 右下8铸造卡环的卡臂尖应位于

A. 颊面近中　　　　　　　　B. 颊面远中　　　　　　　　C. 远中面

D. 舌面近中　　　　　　　　E. 以上均可考虑

【答案】D

【解析】右下8近中舌向倾斜，主要倒凹区在近中舌侧，卡环的卡臂尖应放置在倒凹区，起固位作用。

60. 右下8铸造卡环的𬌗支托位于

A. 𬌗面的近中边缘嵴　　　　　　　　B. 𬌗面的远中边缘嵴

C. 𬌗面的近中边缘嵴或远中边缘嵴　　　D. 𬌗面的近中边缘嵴和（或）远中边缘嵴

E. 𬌗面的颊沟

【答案】D

【解析】右下8铸造卡环的𬌗支托应放在近中和远中各一个。近中𬌗支托可以分散传递𬌗力，减轻基牙负担。远中𬌗支托可以减小义齿摘戴时对远中黏膜的损伤。

61. 现拟采用舌杆做大连接体，连接体与舌侧黏膜的关系是

A. 平行接触　　　　　　　　B. 留出空隙　　　　　　　　C. 轻轻接触

D. 离开黏膜0.5mm　　　　　E. 以上都不对

【答案】A

【解析】舌侧前部牙槽骨为垂直型，所以舌侧可以平行接触放置舌杆。倒凹形舌杆放在倒凹上部并做缓冲处理，斜坡者舌杆离开黏膜0.3～0.5mm。

62. 为了减小右下4所受的扭力，防止义齿翘动，使基牙和牙槽嵴合理分担负荷，可采取的措施有

A. 扩大游离端基托面积　　　B. 减少人工牙的颊舌径　　　C. 减数排牙

D. 取功能性印模　　　　　　E. 以上都对

【答案】E

【解析】减轻基牙受力可使人工牙减径减数，扩大基托面积让基托与下部黏膜分担一部分力。减小基牙扭力可选择RPI卡环组或回力卡环，防止义齿翘动可以设置间接固位体，取功能性印模等措施。故上述描述均正确。

63. 此患者确立颌位关系的方法是

A. 石膏模型上用余留牙直接确定　　B. 用蜡𬌗记录确定　　　　C. 用蜡堤确定正中关系

D. 用蜡堤确定正中𬌗位，并重新确定垂直距离　　　　　　　　　E. 以上都不对

【答案】D

【解析】此患者缺失牙齿数量较多，面下1/3垂直距离丧失，垂直和水平颌位都需要重新确定，需要用蜡堤确定正中𬌗位和垂直咬合关系。

(64～68题共用题干)

患者，女，58岁，8-5|5-8缺失，余牙正常均稳固，舌系带至牙龈距离为10mm，下颌舌侧牙槽骨形态为垂直型，设计铸造可摘局部义齿修复。4|4设计RPI卡环组。

64. 4|4基牙预备时应制备出

A. 近远中支托窝，远中导平面　　　　B. 近中支托窝，舌侧导平面

C. 远中支托窝，舌侧导平面　　　　　D. 远中支托窝，远中导平面

E. 近中支托窝，远中导平面

【答案】E

【解析】4|4设计RPI卡环组，R代表的是近中𬌗支托，P是远中邻面板。所以基牙预备应是近中支托窝，远中导平面。

65. 如用RPA卡环组代替RPI卡环组，则圆环形卡环臂的坚硬部分应位于基牙的

A. 颊侧远中，与观测线重合
B. 颊侧近中，观测线下方的非倒凹区
C. 颊侧远中，观测线上方的非倒凹区
D. 颊侧近中，观测线上方的非倒凹区
E. 颊侧远中，观测线下方的倒凹区

【答案】A

【解析】RPA卡环组中的A代表圆形卡环，为避免功能动时施加扭力于基牙上，应恰好位于观测线，即所谓重合。

66. 基牙3|3舌侧应用何形式与颊侧I杆对抗

A. 高基托
B. 舌侧对抗卡环
C. 近中面支托的小连接体
D. C+E
E. 邻面板

【答案】D

【解析】RPI卡环组是近中𬌗支托、远中邻面板、颊侧I杆。近中支托小连接和远中邻面板具有对抗颊侧I杆的作用。

67. 如大连接体采用舌杆，间接固位体最好选

A. 3|3舌支托
B. 切支托
C. 前牙舌隆突上的连续杆
D. 32|23放置邻间沟
E. 3|3附加卡环

【答案】C

【解析】双舌杆是由一个常规的舌杆和另一个增加放置于下前牙舌隆突上方与接触点之间的窄舌杆组成。用于需要下颌前牙区间接固位的患者和因牙周病、外科手术造成的较大前牙间隙的患者。前牙可起共同支持作用。亦有增加游离端基托稳定性的作用，会存在食物嵌塞的可能且舌侧异物感较重。上方的窄舌杆位于前牙舌支托窝内，至少应位于尖牙的舌支托窝内。口底浅时，也不适合做双舌杆。

68. 以下关于此病例的描述，错误的是

A. 为防止该义齿受力下沉后舌杆压迫软组织，舌杆处应余留0.5mm的缓冲间隙
B. 如缺牙区牙槽嵴状况较差而基牙条件较好，不宜使用近中𬌗支托设计
C. 此设计使基托下组织受力均匀且方向接近垂直
D. 近中𬌗支托小连接体可防止游离端义齿向远中移位
E. 邻面板可防止食物嵌塞

【答案】A

【解析】下颌舌侧牙槽骨形态为垂直型，所以下颌舌杆与黏膜之间平行接触即可。所以A项错误。如缺牙区牙槽嵴状况较差而基牙条件较好，使用远中𬌗支托，如缺牙区牙槽嵴状况好而基牙条件差，使用近中𬌗支托。

（69～72题共用题干）

某女，65岁，上颌左1238右18缺失，前部牙槽嵴丰满，组织倒凹明显，右上56间邻面无接触点，食物嵌塞。

69. 此患者的牙列缺损分类为

A. Kennedy第一类一亚类
B. Kennedy第一类二亚类
C. Kennedy第二类二亚类
D. Kennedy第三类一亚类
E. Kennedy第四类

70. 确定义齿就位道时，模型应

A. 向后倾斜
B. 向前倾斜
C. 向左倾斜
D. 向右倾斜
E. 直立放置

71. 局部义齿就位顺序为

A. 先前端后后端
B. 先后端后前端
C. 一起就位
D. 向左倾斜
E. 向右倾斜

72. 义齿的右侧卡环应设计为

A. 右上7圈卡
B. 右上7 I杆
C. 右上56联合卡
D. 不放卡环
E. 右上6隙卡

【答案】E、A、A、C

【解析】上颌左1238右18缺失,注意8不用修复不算分类,根据缺失的牙位,可分析出来此患者的牙列缺损分类为Kennedy第四类(注意Kennedy第四类没有亚类)69选E。在模型观测仪上,就位道始终是垂直的,所以倾斜模型,以便修复体在垂直方向戴入时没有倒凹。那么此题Kennedy第四类,前牙缺失,前部牙槽嵴丰满,组织倒凹明显,前牙倒凹大,模型向后倾斜,口内应该从前向后戴入。故70选A,71选A。右上56间邻面无接触点,食物嵌塞,应选用联合卡环,故72选C。

【破题思路】联合卡环由两个卡环通过共同的卡环体连接而成。适用于单侧游离端缺失的患者,将联合卡环放置在无缺牙侧稳固的后牙上。还可用在相邻两牙之间有间隙者,联合卡环还可用于防止食物嵌塞。

(73~76题共用题干)

患者,男,60岁,765|56缺失,|7近中舌侧倾斜,牙槽嵴丰满,上颌散在骨尖,颌间距离正常。

73.修复前应做的工作是
A. 拔除|7
B. 做牙槽骨加高术
C. 唇颊沟加深术
D. 上颌牙槽骨修整术去除异常骨尖
E. 上颌结节修整术

74.制作可摘局部义齿后,出现疼痛的原因最可能是
A. 基托边缘过长
B. 骨尖未缓冲
C. 牙槽嵴有组织倒凹
D. 牙槽嵴黏膜过薄
E. 义齿使用不当

75.正确的处理方法是
A. 磨短缓冲过长基托
B. 磨除进入组织倒凹的基托
C. 骨尖进行手术或缓冲
D. 增加使用软衬材料,调磨对颌牙
E. 指导患者正确使用活动义齿

76.如果患者在咀嚼食物过程中感觉义齿有翘动转动等现象,临床进一步的检查中不包括
A. 卡环固位有无松动
B. 卡环体与基牙有无早接触
C. 卡环臂是否过低
D. 卡环数量和分布是否恰当
E. 基托面积是否合适

【答案】D、B、C、C

【解析】题干中牙槽嵴丰满,上颌散在骨尖,修复前应做的工作是上颌牙槽骨修整术去除异常骨尖。根据题意分析,制作可摘局部义齿后,出现疼痛的原因最可能是骨尖未缓冲。对此进行处理的方法是手术去除骨尖或进行缓冲。卡环固位松动、卡环体与基牙有早接触、卡环设计的数量和分布不合理、基托面积不合适,都会引起义齿的不稳定(即翘起、摆动、旋转、下沉)。如果患者在咀嚼食物过程中感觉义齿有翘动转动等现象,应检查以上几方面,而卡环臂过低进入倒凹区,会使基牙受力过大产生疼痛,而不是不稳定现象的主要原因。

(77~80题共用题干)

某男,72岁,下颌5678|5678缺失,余留牙正常,口底至舌侧龈缘的距离为10mm。拟进行下颌支架局部义齿修复,左右4用RPI卡环。

77.此患者局部义齿的大连接体最好为
A. 连续卡环
B. 舌板
C. 舌杆
D. 舌杆与连续卡环
E. 舌板与连续卡环

78.如采用上述大连接体,其间接固位体为
A. 下左右3舌支托
B. 切支托
C. 前牙舌隆突的连续卡环
D. 以上均可
E. 不需要间接固位体

79.RPI卡环的I杆的接触点一般位于
A. 舌面稍偏近中
B. 舌面稍偏远中
C. 颊面稍偏远中
D. 颊面稍偏近中
E. 远中面

80.在右下4行RPI卡环设计时发现颊侧倒凹巨大,最好可改变的设计为
A. 改颊侧弯制卡环
B. 取消I杆的存在
C. 改用RPA设计
D. 以上都对
E. 以上都不对

【答案】C、C、D、C

【解析】口底至舌侧龈缘的距离为10mm,局部义齿的大连接体用舌杆。下颌5678|5678缺失,属于

Kennedy 第四类，后牙缺失较多，易产生不稳定现象，前牙舌隆突的连续卡环作为间接固位体最合理。RPI 卡环的 I 杆的接触点应在基牙颊面偏近中，以起到固位作用。颊侧倒凹巨大时，一般采用 RPA。

> 【破题思路】① 杆形卡环的设计：从唇颊侧基托出来，沿龈缘下方 3mm 平行向前，直角转弯进入倒凹区深度 0.25mm，杆的末端 2mm 与牙面接触。
> ② RPA 卡环组与 RPI 卡环组不同点是以圆环形卡环的固位臂代替 I 杆，原因是：口腔前庭＜5mm，基牙颊侧倒凹过大或颊侧龈组织肿大。
> ③ 舌板：口底浅，舌系带高＜7mm；前牙松动需用夹板固定；舌侧倒凹过大；下前牙有缺失或缺失倾向的；牙石较多的患者。

（81～83 题共用题干）

患者上颌牙列缺损，下颌为天然牙列，曾做上颌可摘局部义齿修复，但义齿反复折断，此次要求重新修复。口腔检查上颌仅剩 7|；7| MOD 银汞充填后，殆面低于殆平面约 1mm，不松动；|76 过长高于殆平面约 1.5mm，|5 舌尖较锐，3|3 高于殆平面约 2mm，下颌牙均不松动，下颌弓宽于上颌弓，颌间距离正常。

81. 在修复前准备时，不应采取的措施为
A. 调下前牙切缘
B. 拔除过长牙
C. 调低过长牙
D. 修整余牙外形，调磨过锐牙尖牙嵴
E. 形成良好的殆曲线

82. 在义齿设计时，需特别注意不应当
A. 选择耐磨的塑料牙
B. 用金属基托
C. 尽量伸展基托范围，分散殆力
D. 将后牙排在牙槽嵴顶
E. 将人工牙排成正常的覆盖

83. 为此患者推荐一个加强上颌义齿强度的最佳方案
A. 将上颌基托加厚至 3～3.5mm
B. 在塑料托内包埋铸网
C. 在基托内加铸杆
D. 铸造上颌托
E. 基托内加钢丝

【答案】B、E、D

【解析】修复前的准备应包括调下前牙切缘、调低过长牙、修整余牙外形、调磨过锐牙尖牙嵴，形成良好的殆面曲线，不应拔除过长牙。下颌弓宽于上颌弓，颌间距离正常，排牙时，工作尖应排在牙槽嵴顶上，出现上颌牙槽嵴吸收过多下颌吸收过少的特殊情况时，也可考虑排成反殆，防止上颌颊侧牙槽嵴加速吸收，所以设计时不应当将人工牙排成正常的覆殆覆盖，必要时可排成反殆。为加强上颌义齿强度，选项中最佳是制作铸造上颌托，其强度最大。

（84～85 题共用题干）

患者，男，65 岁，双侧下后牙缺失，戴可摘局部义齿 1 周后，咀嚼食物时，右缺隙侧与基托吻合部黏膜出现灼痛，局部黏膜有红肿溃烂，停止戴义齿后症状缓解，再次使用出现同样症状。

84. 最有可能的诊断是
A. 复发性口疮
B. 创伤性溃疡
C. 接触性口炎
D. 药物性口炎
E. 球菌性口炎

85. 解决方案为
A. 压痛部位义齿组织面重衬
B. 整个可摘局部义齿人工牙义齿调殆
C. 磨除压痛部位可摘局部义齿的人工牙
D. 压痛部位可摘局部义齿人工牙简单调殆
E. 根据咬合纸检查的结果，调磨早接触点及义齿组织面适当缓冲

【答案】B、E

【解析】根据题意，患者戴义齿一周后，咀嚼时，右缺隙侧与基托吻合部黏膜出现灼痛，局部黏膜有红肿溃烂，停戴时缓解，使用时再次出现同样症状，说明是因为佩戴义齿时产生的创伤导致的黏膜红肿溃烂；复发性口疮主要症状是红黄凹痛，溃疡具有复发性；接触性口炎一般属于过敏体质者于局部接触刺激物或药物后，发生过敏反应而引发的一种炎症性疾病；药物性口炎多以对某种药产生过敏，例如抗生素、抗癫痫药等；球菌性口炎又称膜性口炎，属于细菌感染，有灰白或黄褐色假膜的损害，致病菌为金黄色葡萄球菌。该病例创伤性溃疡的解决方案应首先去除创伤因素，可调整咬合早接触或者缓冲导致创伤的组织面。

【破题思路】义齿戴入后可能出现的问题及处理——疼痛。
(1) 基牙疼痛
① 基牙龋坏或牙周病。做相应的牙体或牙周治疗。
② 基牙受力过大。调改义齿或基牙。
(2) 软组织疼痛
① 局部痛。基托边缘过长，有小瘤子或骨性隆突未缓冲。处理方法为缓冲、避让。
② 大面积痛。支持组织受力过大或义齿不稳定。支持组织受力过大可扩大基托，增加间接固位体、支托，人工牙减径减数，基托软衬。义齿不稳定可调𬌗解除干扰。

(86～89题共用题干)

男，59岁。下颌8765|5678缺失，牙槽嵴丰满，下颌4|4正位，余留牙正常，口底至舌侧龈缘的距离为9mm。设计铸造支架可摘局部义齿修复。

86. 如果下颌4|4颊侧无组织倒凹，前庭沟深，患者要求尽量少暴露金属，固位体应选择
   A. 三臂卡环　　　　　　B. RPI卡环　　　　　　C. 回力卡环
   D. 间隙卡环　　　　　　E. 延伸卡环

87. 如果牙槽嵴呈刃状，下颌4|4稳固，牙槽骨无明显吸收，固位体最好选择
   A. 回力卡环　　　　　　B. RPI卡环　　　　　　C. RPA卡环
   D. 铸造固位臂三臂卡环　　E. 弯制固位臂三臂卡环

88. 如果大连接体采用舌杆，间接固位体最好选
   A. 前牙舌隆突上的连续卡环　　B. 下颌3|3舌隆突支托　　C. 下颌3|3附加卡环
   D. 下颌21|21切支托　　　　E. 下颌21|21舌隆突支托

89. 初戴时发现义齿游离端翘动，金属支架部分可完全就位，但义齿以下颌4|4𬌗支托为支点翘动。最可能的原因是
   A. 支架变形　　　　　　B. 卡环过紧　　　　　　C. 牙槽嵴黏膜薄
   D. 未取功能印模　　　　E. 下颌4|4移位

【答案】B、E、A、D

【解析】该病例为双侧游离缺失，末端基牙牙周支持条件较差，卡环设计应尽量减小对基牙的扭力。RPI卡环和回力卡环符合此要求，但回力卡环暴露金属较多。

游离端基牙在选择近中𬌗支托或远中𬌗支托时，应根据口腔的具体条件。如基牙条件好、牙槽嵴条件差时，宜选远中𬌗支托；若基托条件差、牙槽嵴条件好时，则选用近中𬌗支托。题中牙槽嵴支持条件差、基牙条件好，可改为远中𬌗支托的三臂卡环，以减轻牙槽嵴的负担。但如果三臂卡环为铸造卡环臂，其硬度大，对基牙的扭力大，而弯制钢丝卡臂对基牙的扭力相对较小。

放置间接固位体的位置应尽量远离末端基牙𬌗支托形成的支点线，同时既要有明确的支持，不影响基牙健康，又要感觉舒适、美观。

因为义齿的金属支架部分能够完全就位，所以不存在支架变形或基牙移位的问题，也不是因为卡环过紧。牙槽嵴黏膜薄易导致黏膜压痛，但不会使义齿容易下沉。翘动的原因最可能是未取牙槽嵴黏膜处的功能形态，而取得的是其解剖形态的印模，义齿游离端受到压力时因黏膜的受压变形，导致义齿翘动。

(90～92题共用题干)

男，49岁。下颌8|567缺失，缺牙区牙槽嵴平整，中度丰满，黏膜正常。左上8缺失，左下8检查Ⅰ度松动，近中倾斜，X线片显示牙槽骨垂直吸收1/3。

90. 正确的修复治疗设计是
   A. 拔除左下8，可摘局部义齿修复　　B. 保留左下8，但不做基牙
   C. 左下8只放近中𬌗支托　　　　　　D. 左下8设计圈形卡环
   E. 左下8设计三臂卡环

91. 如果需拔除左下8，可摘局部义齿设计为左下4 RPI卡环、右下7三臂卡环、舌杆大连接体。为了保持义齿稳定，放置间接固位𬌗支托的最佳位置是
   A. 右下6远中𬌗边缘嵴　　　　　　B. 右下6近中𬌗边缘嵴
   C. 右下5远中𬌗边缘嵴　　　　　　D. 右下5近中𬌗边缘嵴
   E. 右下4近中𬌗边缘嵴

92. 如果左下 8 已拔除，左下 4 颊侧组织倒凹明显。左下 4 卡环设计

　　A. RPI 卡环　　　　　　　　B. 回力卡环　　　　　　　　C. 三臂卡环
　　D. 圈形卡环　　　　　　　　E. 连续卡环

【答案】D、E、B

【解析】该题考核的是可摘局部义齿的修复设计。该病例为单侧非游离缺失，左下 8 不应拔除，应作为基牙起固位和支持作用。如果拔除左下 8，修复效果较差，也不利于余留牙。因左下 8 近中倾斜，只放置近中𬌗支托，会使基牙进一步近中倾斜。近中倾斜的固位倒凹应位于颊面或舌面近中，三臂卡环的固位卡臂尖位于远中，无法进入倒凹固位。故左下 8 正确的卡环设计是圈形卡环。

拔除左下 8 后，游离端义齿以下颌 7|4 为主要基牙，义齿可沿𬌗支托形成的支点线前后翘动，因此应在支点线的前方增加间接固位体。其距离支点线越远，稳定作用越好。所以作为间接固位体的𬌗支托的最佳位置是 4 的近中𬌗边缘嵴。

如果拔除左下 8，左下 4 成为游离缺失的末端基牙，其卡环设计应尽量减小基牙扭力。有此作用的卡环是 RPI 卡环和回力卡环，因为 RPI 卡环的 I 型杆从基牙颊侧牙龈方向进入倒凹，如果基牙颊侧存在组织倒凹，不适合采用 RPI 卡环。

【破题思路】

（1）圈形卡环

铸造的圈形卡用于远中孤立的磨牙上，上颌磨牙向近中颊侧倾斜、下颌磨牙向近中舌侧倾斜者。铸造的圈卡环多采用近远中两个𬌗支托，在非固位卡臂一侧的两个支托之间放置辅助固位臂，防止圈形卡环弯曲变形。

（2）回力卡环

适应于后牙游离端缺失，基牙为前磨牙或尖牙，牙冠较短或为锥形牙。

作用：减轻基牙的负荷，起应力中断的作用。

(93~96 题共用题干)

女，45 岁。左下 567 缺失，左下 8 临床冠过短、低，余留牙正常。右下 4 间隙卡环、左下 4 单臂卡环，胶连式可摘局部义齿修复 2 周，义齿压痛，缺隙区黏膜弥漫性红肿，余留牙正常。

93. 义齿压痛的直接原因是

　　A. 义齿下沉　　　　　　　　B. 基托边缘伸展不足　　　　C. 基托边缘伸展过长
　　D. 咬合力大　　　　　　　　E. 基托材料过敏

94. 旧义齿的设计缺陷是

　　A. 人工牙未减数　　　　　　B. 基牙支持不够　　　　　　C. 卡环固位力不足
　　D. 采用胶连式义齿　　　　　E. 卡环无固位作用

95. 如果重新修复，以下措施中错误的是

　　A. 左下 8 增加𬌗支托　　　　B. 左下 4 采用三臂卡环　　　C. 设计铸造支架式义齿
　　D. 舌杆或舌板做大连接体　　E. 取压力印模

96. 如果左下 8 是残根，根面位于龈上 1~2mm，不松动，叩痛（-）。重新义齿修复前首先应进行的是

　　A. 拔除左下 8　　　　　　　B. 左下 8 桩核冠修复　　　　C. 左下 8 拍 X 线片
　　D. 左下 8 根管治疗　　　　　E. 左下 8 牙冠延长术

【答案】A、B、E、C

【解析】该题考核的是非游离缺失的义齿设计。

对于非游离缺失，一般均应采用牙支持式义齿设计。要利用与缺隙相邻基牙上的𬌗支托，获得明确的基牙支持。该病例的义齿没有利用左下 8 获得支持，由于左下 8 的限制，基托不能充分伸展，牙槽嵴负担重，义齿鞍基后部下沉，导致黏膜压痛。

基托材料过敏者基托与黏膜接触的所有部位均应有红肿，而不是只在缺隙处。旧义齿设计的缺陷应是基牙支持不够，未获得左下 8 的支持。非游离缺失应充分利用缺陷两端基牙支持，应该在上放置𬌗支托，提供支持，同时恢复咬合关系。

残根应尽量保留，避免形成游离缺失。但能否保留要看其健康状况，为了确定左下 8 的去留，必须先拍 X 线牙片，检查其牙周健康和牙髓治疗情况。

(97～99题共用题干)

男，60岁。下颌 8765|567 缺失，左下8近中舌向倾斜、不松动，左侧下颌隆突明显，舌侧前部牙槽骨为斜坡型，口底深，余牙正常。拟采用可摘局部义齿修复。

97. 为了减小右侧末端基牙所受的扭力，可设计
   A. 延伸卡环　　　　　　B. 对半卡环　　　　　　C. 圈形卡环
   D. RPI 卡环　　　　　　E. 联合支托

98. 如果采用舌杆做大连接体，连接体与舌侧黏膜的关系是
   A. 轻轻接触　　　　　　B. 密切接触　　　　　　C. 离开黏膜 0.3～0.5mm
   D. 离开黏膜 0.5～1.0mm　E. 离开黏膜 1.5mm

99. 以下修复设计与措施中错误的是
   A. 取解剖式印模　　　　　　　　　　B. 适当扩大游离端基托伸展范围
   C. 减小人工牙的颊、舌径　　　　　　D. 减小人工牙的近、远中径或减数
   E. 设计近中𬌗支托

【答案】D、C、A

【解析】远中游离缺失的情况，为减轻末端基牙受到的扭力，选项中最合理的是RPI。下颌舌侧牙槽骨形态为斜坡型者时，舌杆离开黏膜 0.3～0.5mm，并与牙槽嵴平行。该患者应在修复时采取功能性印模。

(100～101题共用题干)

女，5岁。戴义齿3天后疼痛，查下颌 65|5678 缺失，混合支持式可摘局部义齿，对颌为天然牙，剩余牙槽嵴大面积压痕。

100. 其疼痛原因最可能是
   A. 基托面积过大　　　　B. 牙槽嵴黏膜较薄　　　　C. 牙槽嵴有组织倒凹
   D. 基托边缘过长　　　　E. 咬合压力大

101. 正确的处理应是
   A. 减少𬌗力　　　　　　B. 磨除进入组织倒凹的基托　　　　C. 调磨对颌牙
   D. 使用软衬材料垫底　　E. 磨短缓冲过长基托

【答案】E、A

【解析】单侧游离缺失，对义齿的支持力下降，且对颌为天然牙，咬合压力大，因此导致组织受力较大，剩余牙槽嵴大面积压痕。结合上题原因，应该人工牙减数减径，减小所受𬌗力。

(102～103题共用题干)

女，32岁。678缺失6年余，2周前做可摘局部义齿修复，诉进食稍硬食物即感疼痛。查：修复体为单侧游离缺失，设计混合支持式义齿，右下5为PRI卡环，基托组织面广泛红肿，有基托压痕，对颌牙伸长，𬌗龈间隙 3mm。

102. 导致疼痛的最主要原因是
   A. 制作上的问题　　　　B. 设计错误　　　　　　C. 黏膜过薄
   D. 牙尖斜度过大　　　　E. 咬合压力大

103. 解决该问题的有效办法是
   A. 调𬌗以减小义齿承受的𬌗力　　　　B. 降低义齿𬌗面以减小𬌗力
   C. 用软衬材料垫底以减轻𬌗力对牙槽嵴的压力　　D. 调整对颌，改变𬌗曲线
   E. 改变义齿设计

【答案】B、E

【解析】患者单侧游离缺失，应该进行双侧设计，用大连接体或基托分散𬌗力。由于设计错误，导致组织受𬌗力大，引起压痛。解决问题有效办法，必须重新设计。

【破题思路】Kennedy 第二类牙列缺损的义齿设计。

Kennedy 第二类牙列缺损为牙弓单侧后牙游离缺失，为 Cummer 分类的斜线式，一般设计为混合支持式，设计类似 Kennedy 第一类。单个后牙游离缺失修复多为纵线式、不跨牙弓的义齿，可通过设计舌腭侧高基板或调整就位道方向利用制锁角减小不稳定的发生。

(104～105题共用题干)

患者，男，61岁。上颌牙列缺失，其余牙基本正常。欲行活动义齿修复。

104. 前腭杆的位置应在
A. 腭隆突之前部，腭皱襞之后部
B. 腭乳头前部
C. 腭乳头后部
D. 腭隆突之后部，腭皱襞之前部
E. 腭穹隆中部

105. 侧腭杆与相邻牙龈的距离为
A. 7mm
B. 1mm
C. 4mm
D. 2mm
E. 3mm

【答案】A、C

【解析】前腭杆应在硬区之前，腭皱襞之后。侧腭杆离开龈缘4～6mm。

> 【破题思路】
> 前腭杆：位于硬区之前，腭皱襞之后。厚约1mm，宽6～8mm，离开龈缘至少6mm。
> 侧腭杆：位于上颌硬区两侧，厚1～1.5mm，宽3～3.5mm，离开龈缘4～6mm。
> 后腭杆：位于第一磨牙和第二磨牙之间，硬区之后，颤动线之前。厚1.5～2mm，宽约3.5mm。

（106～108题共用题干）

患者，男性，57岁。下颌3～3缺失，下颌76|67邻𬌗间隙较大。选择了下颌4|4做基牙，右下4三臂卡，左下4隙卡。

106. 此下颌牙列缺损的类型是
A. Kennedy 第一类
B. Kennedy 第二类
C. Kennedy 第三类
D. Kennedy 第四类
E. Kennedy 第一类型第一亚类

107. 此时义齿最容易出现的不稳定现象是
A. 游离端基托下沉
B. 游离端基托沿下颌4|4支点线翘动
C. 游离端基托沿右下4支点摆动
D. 游离端基托沿左下4支点摆动
E. 游离端基托沿左侧牙槽嵴纵轴旋转

108. 对此牙列缺损较为合理的设计是
A. 右下4三臂卡，左下4三臂卡
B. 右下4隙卡，左下4三臂卡
C. 右下4隙卡，左下4隙卡
D. 右下4远中𬌗支托，近中邻面板，Ⅰ卡；左下4远中𬌗支托，近中邻面板，Ⅰ卡，右下6三臂卡
E. 右下4远中𬌗支托，近中邻面板，Ⅰ卡；左下4远中𬌗支托，近中邻面板，Ⅰ卡，下颌76～67联合卡环

【答案】D、B、E

【解析】该患者下颌3～3缺失，前牙缺失过中线，属于Kennedy第四类。前牙缺失属于游离区，当受力时，游离端容易基托沿下颌4|4支点线翘动（游离端受力下沉，有支点的情况下伴发着翘动）。为减轻基牙所受扭力，前牙缺失，把𬌗支托安置在基牙的远中，采用4|4远中𬌗支托，近中邻面板，Ⅰ卡，下颌76|67邻𬌗间隙较大，适合采用联合卡环防止食物嵌塞。

> 【破题思路】义齿不稳定在临床上表现为翘起、摆动、旋转、下沉。
> ① 翘起。游离端义齿受食物粘接力、上颌义齿重力等作用，基托向𬌗向转动脱位。
> ② 摆动。义齿游离端受侧向力作用颊舌向水平摆动。
> ③ 旋转。义齿绕支点线转动。横线式和斜线式支点线形成前后（近远中）向旋转，纵线式支点线形成颊舌向旋转。
> ④ 下沉。义齿受𬌗力作用时基托压向其下的黏膜组织。（不均匀下沉）

B型题

（1～3题共用备选答案）
A. 直径为1.2mm的不锈钢丝
B. 直径为1.0mm的不锈钢丝
C. 直径为0.9mm的不锈钢丝
D. 直径为0.8mm的不锈钢丝
E. 直径为0.7mm的不锈钢丝

1. 制作𬌗支托宜选用

【答案】A

2. 制作磨牙或前磨牙卡环宜选用
【答案】C
3. 制作矫治器的唇弓及附件宜选用
【答案】E
【解析】A 制作𬌗支托宜选用，B 不宜选用；C 制作磨牙或前磨牙卡环宜选用；D 制作磨牙前磨牙和尖牙卡环选用；E 制作矫治器的唇弓及附件宜选用。

	直径
前牙	0.8mm
前磨牙及一部分磨牙	0.9mm
磨牙	1.0mm
𬌗支托	1.2mm
正畸	0.7mm

(4～7题共用备选答案)
A. 卡环臂未进入倒凹区　　　B. 基托与黏膜不密合　　　C. 卡环过紧
D. 𬌗支托凹过深　　　　　　E. 有早接触

4. 基牙过敏
【答案】D
5. 食物碎屑易进入基托组织面
【答案】B
6. 食物嵌塞
【答案】B
7. 义齿松动
【答案】A

(8～10题共用备选答案)
A. 对半卡环　　　　　B. 圈形卡环　　　　　C. 三臂卡环
D. 回力卡环　　　　　E. 联合卡环

8. 前后均有缺牙间隙的孤立后牙上的卡环宜采用
【答案】A
9. 单侧牙缺失较多，需对侧辅助固位的卡环是
【答案】E
10. 用于最后孤立磨牙且向近中舌侧或近中颊侧倾斜牙上的卡环是
【答案】B
【解析】

名称	适用
三臂卡环	应用最为广泛，卡环的固位、支持和稳定作用均好
圈形卡环	用于远中孤立的近中颊倾或舌倾的磨牙
回力卡环	有应力中断作用。用于后牙游离端缺失，基牙为前磨牙或尖牙，牙冠较短或锥形，多用于上颌牙
反回力卡环	有应力中断作用。用于后牙游离端缺失，基牙为前磨牙或尖牙，牙冠较短或锥形，多用于下颌牙
对半卡环	多用于前后都有缺失牙的孤立双尖牙、磨牙上
延伸卡环	邻近缺隙的基牙松动，外形差，但不够拔除条件
倒钩卡环	(二型观测线) 固位作用好，但稳定作用差
连续卡环	多用于牙周夹板，放置在两个以上的余留牙上
联合卡环	基牙牙冠短而稳固，或相邻两牙之间有间隙者，联合卡环可以防止食物嵌塞

(11～12题共用备选答案)
A. 前牙残根　　　　　　B. 较大范围的牙列缺损　　　　　C. 少量牙槽嵴缺损的牙列缺损
D. 后牙残根　　　　　　E. 大范围的牙槽嵴缺损或颌骨缺损

11. 可摘局部义齿适于修复
【答案】B

12. 颌面赝复体适于修复
【答案】E

（13～16题共用备选答案）
A. Kennedy 第一类第一亚类　　B. Kennedy 第二类第三亚类　　C. Kennedy 第三类第二亚类
D. Kennedy 第四类　　E. 以上均不是

13. 余留牙为 7432|23567，按照 Kennedy 分类法应属
【答案】C

14. 缺失牙为 87654|125678，按照 Kennedy 分类法应属
【答案】A

15. 余留牙为 87654|45678，按照 Kennedy 分类法应属
【答案】D

16. 缺失牙为 87652|1256，按照 Kennedy 分类法应属
【答案】B

（17～20题共用备选答案）
A. 卡环臂尖　　B. 卡环体　　C. 𬌗支托
D. 连接体　　E. 基托

17. 可摘局部义齿主要起稳定作用的是
【答案】B

18. 可摘局部义齿主要起固位作用的是
【答案】A

19. 可摘局部义齿主要起支持作用的是
【答案】C

20. 必须部分放入基牙倒凹内的部分是
【答案】A

（21～25题共用备选答案）
A. 连续卡环　　B. 回力卡环　　C. 对半卡环
D. 杆型卡环　　E. 联合卡环

21. 具有弹性卡环之称的是
【答案】B

22. 可用作牙周固定的是
【答案】A

23. 可以防止食物嵌塞的是
【答案】E

24. 用于前后有缺隙的孤立前磨牙或磨牙的是
【答案】C

25. 美观致龋率低的是
【答案】D

（26～30题共用备选答案）
A. 两个相互接触而又相互运动的物体间所产生的作用力
B. 粘固剂与被粘接物体界面上分子间的结合力
C. 要求在完成修复后修复体和患牙具有能抵抗𬌗力而不致破坏或折裂的外形
D. 修复体在行使功能时，能够抵御各种作用力而不发生位移或脱落的能力
E. 物体位移时受到一定的限制，加给物体的这种限制的力叫

26. 粘接力
【答案】B

27. 约束力
【答案】E

28. 抗力形
【答案】C

29. 摩擦力

【答案】A

30. 固位力

【答案】D

(31～34题共用备选答案)

A. 息止殆位　　　　　　　　B. 息止颌间隙　　　　　　　C. 垂直距离
D. 牙尖交错位　　　　　　　E. 颌间距离

31. 上下牙达到最广泛最紧密的接触，下颌相对上颌的位置

【答案】D

32. 下颌处于安静状态下时，上下颌不接触的位置

【答案】A

33. 下颌处于安静状态下时，上下牙列之间的距离称

【答案】B

34. 牙列缺失者上下牙槽嵴在正中面位时的距离

【答案】E

(35～36共用备选答案)

A. 三臂卡环　　　　　　　　B. RPI卡环　　　　　　　　C. 圈形卡环
D. 联合卡环　　　　　　　　E. RPA卡环

35. 单侧缺牙非缺失侧基牙牙冠短而稳固，应设计

【答案】D

36. Kennedy第二类缺失，基牙条件差，牙槽嵴条件好，游离缺失末端基牙应设

【答案】B

(37～38题共用备选答案)

A. 64|235缺失　　　　　　　B. 8765|1278缺失　　　　　　C. 6缺失
D. 4-|-4缺失　　　　　　　　E. 87654321|1234缺失

37. 需要用殆托确定正中位关系和中线的是

【答案】E

38. 需要用殆堤确定正中位关系及垂直距离的是

【答案】B

(39～40题共用备选答案)

A. 支持尖相对的中央窝　　　B. 支持尖上的干扰点　　　　C. 非支持尖成的干扰点
D. 上尖牙的舌斜面　　　　　E. 以调磨下尖牙的唇斜面为主

39. 全口义齿选磨侧方殆的干扰时，应选磨

【答案】C

40. 在调磨尖牙侧方殆干扰时，通常选磨

【答案】E

(41～42题共用备选答案)

A. 圈形卡环　　　　　　　　B. 回力卡环　　　　　　　　C. 对半卡环
D. RPA卡环　　　　　　　　E. 三臂卡环

41. 颊舌侧卡臂尖均可进入倒凹区，适合于近远中均有缺隙的孤立磨牙或前磨牙

【答案】C

42. 远中游离缺失者，末端基牙支持条件较差，基牙颊侧组织倒凹明显

【答案】D

(43～44题共用备选答案)

A. 基牙的远、近缺隙侧均有明显的倒凹　　　B. 基牙向缺隙方向倾斜时所画出的观测线
C. 基牙向缺隙相反方向倾斜时所画出的观测线　　D. 基牙向颊侧倾斜时所形成的观测线
E. 基牙向舌侧倾斜时所形成的观测线

43. 一型观测线是

【答案】C

44. 二型观测线是

【答案】B

【解析】本题考查考生对可摘局部义齿模型观测线概念的掌握。一型观测线特点是以基牙向缺隙相反方向倾斜时所画出的观测线。观测线在基牙缺隙侧距𬌗面远，远缺隙侧距𬌗面近。二型观测线与一型相反，是当基牙向缺隙方向倾斜时所画出的观测线。此线在基牙缺隙侧距𬌗面近，远缺隙侧距𬌗面远。

(45～47题共用备选答案)
A. 单臂卡环　　　　　　　B. 双臂卡环　　　　　　　C. 间隙卡环
D. Ⅰ型杆卡环　　　　　　E. T形卡环

45. 具有支持作用的卡环是
【答案】C

46. 与基牙接触面积最小的卡环是
【答案】D

47. 暴露金属最少的卡环是
【答案】D

【解析】5个选项所列的卡环可以分为两类，A、B、C属于圆环形卡环，D、E属于杆形卡环。杆形卡环臂与基牙接触面积小于圆环形卡环臂，而Ⅰ型杆卡臂与牙面接触面积小于T形卡环臂，其暴露金属也最少。杆形卡环臂从牙龈方向进入基牙倒凹，无支持作用，单、双臂卡环无𬌗支托，没有支持作用。间隙卡环是由舌侧通过基牙与邻牙间的舌、𬌗及颊外展隙弯向基牙的颊（唇）面，间隙卡环从相邻基牙的𬌗外展隙通过，为了避免对基牙产生楔力，间隙卡环沟底不能破坏接触点，而且要有𬌗支托支持间隙卡环，所以间隙卡环在𬌗外展隙部分具有支持作用。

(48～49题共用备选答案)
A. 从前向后　　　　　　　B. 从后向前　　　　　　　C. 左侧先就位
D. 右侧先就位　　　　　　E. 垂直就位

48. 前、后牙均有缺失，可摘局部义齿就位方向是
【答案】A

49. 倒凹集中在左侧，可摘局部义齿就位方向是
【答案】C

【解析】根据义齿的就位方向与模型倾斜的关系，若前后牙均有缺失，为减少牙槽嵴的唇侧倒凹，应将模型向后倾斜，使余留牙与人工前牙间的缝隙减小，这样义齿的就位方向便为从前向后。左侧后牙倒凹大时，在模型观测、确定义齿就位道时，应将模型向相反方向，即向右侧倾斜，来减小左侧颊侧过大的倒凹，同时增大右侧颊侧倒凹，以利于左右两侧卡环设计和义齿就位。义齿就位应是左侧先就位。

(50～51题共用备选答案)
A. 由前向后　　　　　　　B. 由后向前　　　　　　　C. 垂直向
D. 旋转　　　　　　　　　E. 侧向

50. Kennedy第四类牙列缺损，义齿最佳就位方向是
【答案】A

51. 左下6缺失，左下松动Ⅰ度，以左下57为基牙可摘局部义齿的就位方向为
【答案】B

【解析】Kennedy第四类牙列缺损，就是牙列前部缺牙，此类修复体的义齿鞍基位于余留牙的近中。为了避免前部牙槽嵴唇侧形成倒凹，影响唇侧基托伸展，此类修复应将模型向后倾斜，以减少牙槽嵴的唇侧倒凹，义齿则由前向后斜向就位，同时使余留牙与人工牙之间的间隙减小，有利于美观。

若后牙缺失，缺隙前后都有基牙时，应根据基牙健康程度来决定模型向前或向后倾斜。如果缺隙后端的基牙不够健康，而前端基牙健康时，则将模型向前倾斜，将固位、稳定和支持作用好的Ⅰ型和Ⅲ型卡环放在缺隙前端的基牙上，即前端基牙受力大于后端基牙此题中，左下6缺失，左下有松动Ⅰ度，模型应向前倾斜，所以义齿就位道是由后向前。

(52～55题共用备选答案)
A. 64|235缺失　　　　　　B. 6缺失　　　　　　　　C. |678缺失
D. 下颌4～4，87654|45678缺失　　E. 87654321|1234缺失

52. 可以直接利用模型上余留牙确定𬌗关系的是
53. 需要用蜡𬌗记录确定𬌗位记录的是
54. 需要用𬌗堤确定正中𬌗位关系和中线的是
55. 需要𬌗堤确定正中𬌗位关系及垂直距离的是

【答案】B、A、E、D

(56～57题共用备选答案)
A. 腭杆　　　　　　　　B. 腭板　　　　　　　　C. 舌托
D. 舌板　　　　　　　　E. 树脂基托
56. 6|678 缺失，可选择何种形式的连接体
57. 下颌 8765|678 缺失，基牙稳固，口底较浅，可选择

【答案】A、D

(58～59题共用备选答案)
A. 种植固定桥　　　　　B. 固定-可摘联合桥　　　C. 粘接固定桥
D. 半固定桥　　　　　　E. 双端固定桥
58. |1234 缺失，1| 冠折，伴有牙槽骨凹陷，可选择
59. 右下 67 缺失，缺牙隙小，右下 8 近中倾斜，可选择

【答案】B、D

第四单元　牙列缺失

1. 上颌全口义齿基托后堤区主要的作用是
A. 避免患者恶心　　　　　　B. 增加基托厚度　　　　　　C. 增加基托强度
D. 减小基托长度　　　　　　E. 增强后缘封闭
【答案】E
【解析】上颌后堤区和下颌的磨牙后垫都是边缘封闭区，是义齿接触的软组织部分。此区有大量的疏松结缔。为了增加上颌义齿组织后缘的封闭作用，可借组织的可让性，对组织稍加压力，制作后堤，形成完整的边缘封闭。选项A患者恶心是由于上颌基托过长，过厚，不密合造成的，B、C、D与基托后堤区作用无关。

【破题思路】后堤区是指前后颤动线间，平均宽8.2mm起到边缘封闭的作用。

2. 与牙列缺失修复前颌面部检查无关的是
A. 面部两侧是否对称　　　　　　B. 上唇长度及丰满度
C. 面中1/3高度　　　　　　D. 下颌开闭口运动有否习惯性前伸及偏斜
E. 颞下颌关节有否疼痛弹响张口困难等
【答案】C
【解析】颌面部检查内容是检查面下1/3高度，而不是面中1/3高度。本题选C。颌面部检查内容还包括：面部是否对称，下颌开闭口运动有否习惯性前伸及偏斜，上唇长度及丰满度，颞下颌关节有否疼痛弹响张口困难等。

【破题思路】全口义齿的病史采集。
主观要求：
① 期望的效果，治疗过程，价格，效果。
② 既往治疗史：缺牙原因、时间、既往义齿使用情况。
③ 全身：口干症、内分泌失调、骨质疏松、糖尿病。
④ 性格和精神心理。
⑤ 社会背景。

3. 牙列缺失后，下颌骨的改变中错误的是
A. 唇颊侧骨板较舌侧薄而疏松　　　B. 牙槽骨顺牙根方向吸收　　　C. 颌弓前段向下向前吸收
D. 颌弓后段向下向外吸收　　　E. 严重者下颌舌骨嵴可接近牙槽嵴顶
【答案】A
【解析】下颌牙列缺失后，牙槽骨的吸收与缺失牙的时间原因及骨质致密程度有关。下颌牙槽骨沿牙根方向吸收，向下向外，逐渐变大，舌侧骨皮质薄而疏松，故错误的是A。下颌骨吸收方向有两种说法：颌弓前段向下向前吸收，后段向下向外吸收，因此B、C均对；下颌舌骨嵴是下颌舌侧的骨性隆起，牙列缺失牙槽嵴吸收越多，越接近牙槽嵴顶，E正确。

4. 与牙槽嵴吸收速率和量无关的因素是
A. 骨质的疏密程度　　　　　　B. 颌弓的大小　　　　　　C. 缺牙的原因
D. 全身健康状况　　　　　　E. 戴义齿的适合性
【答案】B
【解析】牙槽嵴吸收相关的因素有：
① 骨质的疏密程度：疏松的较易吸收。
② 原因：如牙周病患者吸收得相对快。
③ 全身健康状况：不佳易吸收。
④ 义齿如不适合牙槽嵴，会给牙槽嵴带来创伤，造成吸收速度加快。
牙槽嵴的吸收受多方面的影响，但颌弓的大小与牙槽嵴吸收速度和量无关。答案选B。

5. 一患者戴用全口义齿1周，主诉咬合疼痛，定位不明确。检查：黏膜未见红肿或溃疡部位，基托边缘伸展合适，做正中殆咬合时，上颌义齿有明显扭转，问题是

A. 基托不密合   B. 基托翘动   C. 侧方𬌗早接触
D. 前伸𬌗干扰   E. 正中关系有误

【答案】E

【解析】选项A基托不密合，安静状态下就会出现义齿的脱落；患者出现咬合痛，义齿在正中咬合和侧合时有早接触或𬌗干扰，𬌗力分布不均匀，会在牙槽嵴顶上或嵴的斜面上，产生弥散性发红的刺激区域，题目中患者未出现此症状，C、D不选择。基托不密合时患者在张口说话时就易脱落，会发出牙齿相撞声。根据题干，做正中𬌗咬合时，上颌义齿有明显扭转，说明正中关系有误。

【破题思路】颌位关系记录。
用𬌗托（基托+颌堤）来确定并记录在面部下1/3的适宜高度时，髁突在下颌关节凹生理后位的上下颌位置关系。在这个上下颌骨的位置关系上，用全口义齿来重建正中𬌗关系（上下颌关系唯一稳定参考位置）。

6. 牙槽嵴顶区黏膜表面为
   A. 上皮无角化，黏膜下层致密
   B. 高度的单层上皮，黏膜下层致密
   C. 高度角化的复层鳞状上皮，黏膜下层肥厚
   D. 高度角化的复层鳞状上皮，黏膜下层致密
   E. 高度角化的复层鳞状上皮，黏膜下层菲薄

【答案】D

【解析】牙槽嵴顶区黏膜表面为高度角化的复层鳞状上皮，黏膜下层致密，因而能承受较大的力。对于牙槽嵴顶区黏膜重点记忆包括：高度角化，复层鳞状上皮，下层致密。其他选项均不符合。

7. 牙列缺失后，牙槽骨吸收速度的规律是
   A. 健康者吸收慢   B. 龋病较牙周病吸收快   C. 外伤较牙周病吸收快
   D. 骨密质较骨松质吸收快   E. 缺牙时间越长，吸收越不明显

【答案】A

【解析】牙周病引起的牙列缺失初期牙槽嵴明显吸收，牙周病是以根周骨组织持续破坏导致牙松动脱落为疾病特点的。由龋病根尖病引起的牙缺失相对牙周疾病慢。单纯拔牙引起的骨吸收显著少于拔牙后又行牙槽嵴修整术者。骨密质较骨松质吸收慢。缺牙时间越长，吸收越明显。选项A，健康者牙槽骨吸收速度吸收慢是正确的。

8. 取全口义齿印模时，制作个别托盘的目的主要是
   A. 便于操作   B. 可使印模边缘清晰   C. 使边缘伸展适度
   D. 使组织能受压均匀   E. 能获得解剖形态的印模

【答案】C

【解析】个别托盘制作复杂，不易操作，选项A表述有误。正确的操作都可以使印模边缘清晰，选项B表述有误。选项DE是成品托盘也可以应该有的要求，并不是制作个别托盘的主要目的。而制作个别托盘容易进行肌功能整塑，正确记录在口腔功能状态下修复体边缘伸展范围。全口义齿的固位主要靠附着在上下颌骨上，由吸附力、表面张力和大气压力等物理作用。而个别托盘可使边缘伸展适度，形成良好的边缘封闭。

【破题思路】
（1）全口义齿印模的要求
组织受压均匀。
适度扩大印模面积。
采取功能印模。
保持稳定的位置。
（2）肌功能整塑时
上颌：颊部向下向前向内；唇部向下向内。
下颌：颊部向上向前向内；唇部向上向内。

9. 对全口义齿固位有利的口腔黏膜是
   A. 黏膜厚，弹性大，湿润度大
   B. 黏膜较薄，弹性大，湿润度大
   C. 黏膜厚，弹性适中，湿润度小
   D. 黏膜厚度及弹性适中，湿润度小
   E. 黏膜厚度、弹性、湿润度适中

【答案】E

【解析】黏膜的性质与全口义齿固位有关，如黏膜的厚度适合，有一定的弹性和韧性，则基托组织面与黏膜易于密合，边缘也易于获得良好封闭。相反，如黏膜过薄，没有弹性，则基托组织面不易贴合，边缘封闭性差，义齿固位也差，并易产生压痛。

10. 上颌全口义齿的后缘应位于
    A. 腭小凹稍前　　　　　　　B. 腭小凹处　　　　　　　　C. 腭小凹后 1mm
    D. 腭小凹后 2mm　　　　　　E. 腭小凹后 3mm
    【答案】D
    【解析】腭小凹是口内黏液腺导管的开口，位于上腭中缝后部的两侧，软硬腭连接处的稍后方，数目多为并列的 2 个。上颌全口义齿的后缘在腭小凹后 2mm 处。

11. 下颌后部牙槽嵴的吸收方向是
    A. 向下向后　　　　　　　　B. 向下向外　　　　　　　　C. 向下向内
    D. 向后向外　　　　　　　　E. 向下向前
    【答案】B
    【解析】记忆性习题。下颌牙槽嵴吸收方向是向下和向外。

12. 当下颌弓明显大于上颌弓时，全口义齿人造牙排成反𬌗关系的主要目的
    A. 增进美观　　　　　　　　B. 改善发音　　　　　　　　C. 增加义齿稳定性
    D. 提高咀嚼效率　　　　　　E. 增加𬌗接触面积
    【答案】C
    【解析】当上下牙槽嵴的连线与𬌗平面的交角明显小于 80°，即下牙弓明显宽于上牙弓时需要排成反𬌗，第一前磨牙仍位于正常位置，第二前磨牙呈过渡关系，即上第二前磨牙颊舌尖都为支持尖，将下颌第二前磨牙舌窝向远中扩展，容纳 2 个功能尖，上磨牙颊尖和下磨牙舌尖为支持尖，增强义齿的稳定性，本题答案为 C。选项 A 增进美观：主要与前牙的选择及合理的排牙有关。选项 D 提高咀嚼效率：与良好的咬合关系，𬌗面的大小及解剖形态有关。选项 E 增加𬌗接触面积，可以提高咀嚼效率，也不是全口义齿人造牙排成反𬌗关系的主要目的。

> 【破题思路】影响全口义齿稳定的因素：
> ① 颌骨。
> ② 黏膜。
> ③ 咬合关系。
> ④ 排列关系。
> ⑤ 磨光面形态。

13. 全口义齿修复的目的，不包括
    A. 恢复咀嚼功能　　　　　　B. 保护牙槽嵴　　　　　　　C. 改善发音
    D. 增强心理适应能力　　　　E. 恢复原有的咀嚼效率
    【答案】E
    【解析】牙列缺失患者的主要影响前牙的美观和发音，后牙的咀嚼功能，患者的心理及减少没有生理性刺激颌骨产生的吸收。选项 E 恢复原有的咀嚼效率这个说法是错误的，为了减少牙槽嵴的负担和义齿长期的使用，恢复部分咀嚼功能即可。

> 【破题思路】选择后牙主要恢复咀嚼功能，但选后牙的依据是牙槽嵴的条件。

14. 导致拔牙的牙槽窝早期迅速吸收的最可能的原因是
    A. 龋齿　　　　　　　　　　B. 拔牙　　　　　　　　　　C. 根尖周病
    D. 牙周病　　　　　　　　　E. 外伤
    【答案】D
    【解析】由牙周所引起的牙列缺失往往在初期牙槽嵴吸收就很明显，因为牙周病是以根周骨组织持续破坏而导致牙松动脱落为特点的。A、B、C、E 均可以影响牙槽窝的吸收，但并不是早期迅速吸收最可能的原因。

15. 牙槽骨的吸收不会
    A. 使唇颊系带与牙槽嵴顶的距离变短　　　　B. 使前庭沟变浅
    C. 使上颌牙弓变小，下颌牙弓变大　　　　　D. 使相关软组织移位

E. 使上颌牙弓变大，下颌牙弓变小

【答案】E

【解析】上颌牙槽嵴吸收的向上向内，逐渐缩小。下颌牙槽嵴的吸收方向是向下前和向外，外形逐渐变大，选项E的说法是错误的。当牙槽骨的吸收时，将导致腭穹隆的高度变浅变平，面下1/3距离变短。与不断吸收的牙槽嵴相关的软组织的位置变化，如唇颊系带与牙槽嵴顶的距离变短，甚至与嵴顶平齐；唇颊沟及舌沟间隙变浅，甚至口腔前庭与口腔本部无明显界限。

16. 牙列缺失时与牙槽骨吸收速率无关的是
 A. 缺牙原因　　　　　　B. 缺牙时间　　　　　　C. 骨质致密程度
 D. 全身健康状况　　　　E. 舌的大小

【答案】E

【解析】牙槽嵴的吸收速度与缺失牙的原因、时间、骨质致密程度、全身健康和骨质代谢状况有关。舌体在牙列缺失后会增大，与牙槽骨的吸收无关，与天然牙的缺失有关。

17. 牙列缺失后牙槽嵴吸收最快的部位是
 A. 上颌结节　　　　　　B. 前磨牙区　　　　　　C. 磨牙区
 D. 腭穹隆　　　　　　　E. 前牙区

【答案】E

【解析】上下颌前牙区吸收速率快，后牙区腭穹隆，上颌结节，磨牙后垫的改变最少。

【破题思路】槽嵴吸收与全身健康、义齿是否合适均有关。

18. 全口义齿基托吸附力的大小与下列哪项因素关系最大
 A. 人造牙的排列是否正确　　B. 颌弓关系是否正常　　C. 印模是否准确
 D. 基托磨光面是否正确　　　E. 颌位记录是否准确

【答案】C

【解析】全口义齿的基托组织面和黏膜紧密贴合，其间有一薄层的唾液，基托组织面与唾液以及唾液与黏膜之间产生了附着力，唾液本身分子之间产生内聚力，使全口义齿获得固位。吸附力的大小与基托和黏膜之间的接触面积和密合程度有关。接触面积越大越密合，其吸附力也就越大。吸附力的大小和唾液的质和量也有关系。附着力，内聚力，包括大气压力都与印模是否准确直接有关，良好的印模是取得这些重要固位因素的基本条件，选项A牙的排列主要与美观及发音有关。选项B颌弓关系会影响人工牙的排列及义齿的稳定。选项D基托磨光面影响义齿的固位和稳定，但不是最重要的。选项E颌位记录决定的是下颌骨对上颌骨的垂直和水平关系，并不是全口义齿基托吸附力的大小。

19. 不属于无牙颌口腔前庭的解剖标志的是
 A. 远中颊角区　　　　　B. 翼上颌切迹　　　　　C. 上颌结节
 D. 颧突　　　　　　　　E. 颊侧翼缘区

【答案】B

【解析】前庭标志：唇系带、颊系带、颧突、上颌结节、远中颊角区、颊棚区，翼上颌切迹为口腔本部上颌的标志。

【破题思路】翼上颌切迹：骨间隙，表面有黏膜覆盖，上颌义齿后缘的位置。

20. 剩余牙槽嵴中度吸收的情况下，下颌全口义齿基托边缘在哪个位置过短会明显影响固位
 A. 唇侧边缘　　　　　　B. 舌系带　　　　　　　C. 下颌隆突区
 D. 下颌颊侧翼缘区　　　E. 下颌舌侧翼缘区

【答案】E

【解析】选项E下颌舌侧翼缘区对下颌全口义齿固位有很大作用，在此区基托应足够伸展。选项A、B是边缘封闭区；选项C下颌隆突区是缓冲区；选项D下颌颊侧翼缘区在剩余牙槽嵴过度吸收的情况下会成为主承托区。

【破题思路】舌侧翼缘区后下方唇下颌舌骨后窝，基托要尽量伸展。

21. 在下列解剖标志中,哪个不属于口腔前庭范围
   A. 唇系带 B. 颊系带 C. 舌系带
   D. 上颌结节 E. 颊侧翼缘区
   【答案】C
   【解析】口腔前庭位于牙槽嵴与唇颊侧黏膜之间,为一潜在的间隙,包括唇系带、颊系带、颧突、上颌结节、颊侧翼缘区、远中颊角区。C舌系带是下颌的口腔本部。

22. 关于无牙颌的分区,不属于缓冲区的是
   A. 牙槽嵴上的骨尖 B. 上颌隆突 C. 上颌结节
   D. 下颌磨牙后垫 E. 切牙乳突
   【答案】D
   【解析】缓冲区主要是指无牙颌上的上颌隆突、颧突、上颌结节的颊侧、切牙乳突、下颌隆突、下颌舌骨嵴以及牙槽嵴上的骨尖骨棱等部位。该部位上面覆盖很薄的黏膜,不能承受咀嚼压力。应将上述各部分的义齿基托组织的相应部位磨除少许,做缓冲处理,以免组织受压产生疼痛。D下颌磨牙后垫是边缘封闭区。

23. 上颌全口义齿后缘的封闭区为
   A. 腭小凹稍前方 B. 软腭黏膜部分
   C. 软腭与硬腭交界处 D. 前颤动线与后颤动线之间的区域
   E. 翼上颌切迹
   【答案】D
   【解析】上颌全口义齿后缘的封闭区为后堤区,即前颤动线与后颤动线之间的区域,是义齿的边缘封闭区。上颌全口义齿后缘的封闭区是一个范围,而不是一个解剖位置,其他选项都是单独的位置。

24. 下颌全口义齿基托的封闭区是
   A. 上颌结节 B. 磨牙后垫区 C. 下颌舌骨嵴
   D. 下颌隆突 E. 远中颊角区
   【答案】B
   【解析】边缘封闭区是义齿边缘接触的软组织部分,如黏膜皱襞,系带附着部,上颌后堤区和下颌磨牙后垫。选项A、C、D缓冲区,选项E不能基托过度伸展,也不属于边缘封闭区。

25. 下颌全口义齿基托磨光面形态通常呈凹形,如果颊侧翼缘区基托磨光面凹度太大会导致
   A. 义齿翘动 B. 咀嚼无力 C. 食物积存
   D. 义齿固位不良 E. 咬颊
   【答案】C
   【解析】颊侧翼缘区基托磨光面凹度太大,使基托与颊黏膜间存在空隙,导致食物滞留。
   选项A义齿翘动常由于咬合有高点或有骨性隆起没有处理;选项B咀嚼无力常由于颌位关系不正确导致的;选项D义齿固位不良会有很多原因引起,凹形会加强义齿的固位,但凹度太大反而不利于颊舌肌对义齿的夹持作用;选项E咬颊常由于覆盖太小导致。

26. 全口义齿合适的凹形磨光面形态可以
   A. 降低咀嚼效能 B. 使发音清晰 C. 帮助义齿固位
   D. 避免咬颊咬舌 E. 增加面部丰满度
   【答案】C
   【解析】凹形磨光面有利于义齿固位,磨光面的倾斜度、义齿周围边缘的宽度和人工牙的颊舌位置正常时,舌和颊才有助于义齿稳定和抵抗脱位力的作用。A咀嚼效能与咬合关系良好有关;B发音清晰与选牙及排牙有关;D咬颊咬舌与覆盖的大小有关;E面部丰满度与前牙排列和切牙乳头的位置有关。

27. 全口义齿修复要求获得
   A. 功能性印模 B. 解剖式印模 C. 加压印模
   D. 减压印模 E. 均匀性印模
   【答案】A
   【解析】取印模时,在印模材料可塑期内进行肌肉功能整塑,唇颊和舌做各种动作即功能性印模,形成的义齿基托边缘与运动时黏膜皱襞和系带附着相吻合,达到良好的边缘封闭,为功能印模。

【破题思路】全口义齿印模要求:①功能性印模。
②二次印模。

28. 有关无牙颌全口义齿修复印模的要求，下列哪项不正确
    A. 印模边缘圆钝
    B. 上颌后缘的翼上颌切迹
    C. 上颌后缘与前颤动线一致
    D. 下颌后缘盖过磨牙后垫
    E. 远中舌侧边缘向远中伸展到下颌舌骨后间隙
【答案】C
【解析】上颌后缘的两侧要盖过上颌结节到翼上颌切迹，后缘的伸展与后颤动线一致。A、B、D、E均是无牙颌全口义齿修复印模的要求。

29. 下列哪项不是与前伸𬌗平衡有关的因素
    A. 髁导斜度
    B. 切导斜度
    C. 牙尖斜度
    D. 补偿曲线曲度
    E. 横𬌗曲线曲度
【答案】E

【破题思路】与前伸𬌗平衡有关的因素：切导斜度；牙尖平衡斜面斜度；髁导斜度；补偿曲线曲度。

30. 下面哪项属于颌位关系记录的内容
    A. 唇侧丰满度
    B. C+E
    C. 垂直颌位关系
    D. 前伸髁导斜度
    E. 水平颌位关系
【答案】B
【解析】颌位关系记录包括了垂直关系和水平关系记录两部分。A唇侧丰满度与前牙的排列有关，D前伸髁导斜度与前伸运动有关。

【破题思路】髁槽与矢状面的夹角，将患者的髁导斜度转移至𬌗架，在𬌗架上确定患者的髁导斜度。
侧方髁导斜度 = 前伸髁导斜度 H/8+12°
例如：前伸髁导斜度为24°，侧方髁导斜度为15°。

31. 咬合位垂直距离是指
    A. 瞳孔连线到口裂间的距离
    B. 天然牙列上下牙接触时，鼻底到颏底的距离
    C. 上下颌牙槽嵴顶之间的距离
    D. 天然牙列位于正中𬌗位时，鼻底至颏底的距离
    E. 无牙颌上下颌之间的距离
【答案】D
【解析】垂直距离：天然牙列呈正中𬌗时，鼻底至颏底的距离，也就是面部下1/3的距离。A瞳孔连线到口裂间的距离是确定垂直距离的方法；B没有表明是在正中𬌗位时；E无牙颌上下颌之间的距离为颌间距离。

【破题思路】颌间距离：无牙颌，正中关系位时，上下牙槽嵴顶间的距离。

32. 全口义齿的前牙应排成
    A. 浅覆𬌗，深覆盖
    B. 深覆𬌗，浅覆盖
    C. 深覆𬌗，深覆盖
    D. 浅覆𬌗，浅覆盖
    E. 对刃𬌗
【答案】D
【解析】前牙一般要求浅覆𬌗，浅覆盖，切导与水平面交角接近15°。

【破题思路】前牙排成浅覆盖是为了易于达到前伸𬌗平衡。

33. 关于下颌人工尖牙排列位置，错误的是
    A. 颈部向远中倾斜
    B. 牙颈部向唇侧突出
    C. 牙尖略向舌侧倾斜
    D. 牙尖在𬌗平面1mm
    E. 冠的旋转度与颌面堤唇面弧度一致
【答案】D
【解析】下颌人工尖牙排列，其近中面与下颌侧切牙的远中面接触，A正确。牙尖顶与𬌗平面接触，D不正确；与上颌牙建立正常覆𬌗，颈部向远中和唇侧倾斜，冠的旋转度与颌面堤唇面弧度一致。

34. 解剖式牙的牙尖斜度为
A. 33°　　　　　　　　B. 25°　　　　　　　　C. 20°
D. 15°　　　　　　　　E. 10°
【答案】A
【解析】

𬌗面形态	度数	特点	适用于
解剖式牙	30°、33°	咀嚼强，侧向力大	牙槽嵴高而宽
半解剖式牙	20°	咀嚼较强，侧向力较小	牙槽嵴窄且低平，半解剖或非解剖式
非解剖式牙	无尖牙	咀嚼差，侧向力最小	利于义齿稳定和支持组织健康

35. 为使戴用全口义齿后上唇有较理想的丰满度，排牙时应做到的内容不包括
A. 上尖牙唇面距腭皱侧面约 10.5mm
B. 老年患者上尖牙顶连线与切牙乳突后缘平齐
C. 老年患者上前牙切缘在上唇下露出 1~1.5mm
D. 排成浅覆𬌗浅覆盖
E. 上前牙唇面距切牙乳突中点 8~10mm
【答案】D
【解析】上前牙唇面至切牙乳突中点一般 8~10mm。年轻人上尖牙顶连线通过切牙乳突中点，而老年人上尖牙顶连线与切牙乳突后缘平齐。上尖牙的唇面通常与腭皱的侧面相距（10.5±1）mm。上前牙切缘在唇下露出 2mm，年老者露得较少。A、B、C、E 均正确。D 排成浅覆𬌗浅覆盖是排牙时组织保健的原则。

【破题思路】美观原则：上前牙衬托出上唇丰满度。①上前牙唇面至切牙乳突中点 8~10mm。②年轻人上尖牙顶连线通过切牙乳突中点，老年人上尖牙顶连线与切牙乳突后缘平齐。③上尖牙的唇面与腭皱的侧面距 10.5mm±1mm。④上前牙切缘在唇下露出 2mm，年老者露得较少。

36. 全口义齿垂直距离过大的表现是
A. 鼻唇沟较深　　　　B. 咀嚼时要用较大的力量　　　　C. 唇红部显宽
D. 说话时可闻及后牙撞击声　　　　E. 颏部前突
【答案】D
【解析】垂直距离过大表现：上下唇张开颏唇沟变浅，A 错误，唇红部不会显宽，C 错误，B、E 均是垂直距离过小的表现，肌张力增加易出现肌疲劳，说话进食后牙相撞声，因此 D 正确。

37. 患者全口义齿戴牙后疼痛，经检查发现在牙槽嵴上有连续性压痛点，疼痛不明显。应考虑最可能原因是
A. 正中位有早接触　　　　B. 基托组织面有倒凹　　　　C. 基托组织面有瘤子
D. 取印模时有托盘压痕　　　　E. 牙槽嵴上有骨突
【答案】A
【解析】分析疼痛原因时应鉴别疼痛是由义齿组织面局部压迫造成的还是由于咬合因素使义齿移动而摩擦造成的。大范围连续性压痛多因咬合因素引起。选项中除 A 是咬合因素外，其余均是组织面局部压迫因素。

38. 全口义齿初戴时，如发现下颌义齿翘动，支点的位置通常是
A. 下颌隆突　　　　B. 磨牙后垫　　　　C. 唇系带
D. 牙槽嵴顶　　　　E. 舌系带
【答案】A
【解析】下颌隆突位于下颌前磨牙区的舌侧，常是引起下义齿翘动的支点，另外内斜线处也易形成支点。

39. 全口义齿戴牙时无须检查的内容为
A. 咬合关系　　　　B. 义齿的稳定和固位　　　　C. 发音及面容协调
D. 垂直距离　　　　E. 唾液的质和量
【答案】E
【解析】𬌗架上的检查：
① 基托：边缘伸展合适，稳定。
② 排牙

戴入口腔后的检查：
① 基托：边缘合适，后堤区，是否影响唇、颊、舌肌的活动。
② 前牙后牙：排列是否适当。
③ 局部比例是否协调。
④ 颌位关系：颞部肌肉收缩明显，下颌无前伸；肌肉动度一致。
⑤ 垂直距离和发音：发含"斯"音，上下牙间有最小间隙。

> 【破题思路】唾液的质和量是修复前检查的内容。

40. 全口义齿初戴而未咀嚼时固位良好，最可能的原因是
   A. 印模准确　　　　　　　B. 颌位记录准确　　　　　　C. 颌弓关系正常
   D. 排牙位置正确　　　　　E. 基托边缘伸展合适
   【答案】A
   【解析】当口腔处于休息状态时，义齿容易松动脱落是由于基托组织面与黏膜不密合或基托边缘伸展不够、边缘封闭作用不好造成。全口义齿初戴而未咀嚼时固位良好，说明取印模时较准确。

> 【破题思路】全口义齿主要固位力是大气压力，大气压力好的前提是边缘封闭好，要求印模要准确。

41. 下列哪项一般不会引起全口义齿基托折裂
   A. 殆力不平衡　　　　　　B. 基托较薄　　　　　　　　C. 牙槽骨有继续吸收
   D. 基托和黏膜不贴合　　　E. 垂直距离恢复不够
   【答案】E
   【解析】基托折裂原因：掉地摔断，殆力不平衡，基托较薄，上后牙排在牙槽嵴颊侧，前伸、侧方殆不平衡，牙槽嵴吸收，基托不密合等原因。E 垂直距离恢复不够不会造成义齿折断。

42. 关于全口义齿重衬的描述，不正确的是
   A. 适用于全口义齿戴用一段时间后，由于组织的吸收所致的固位不好
   B. 在义齿初戴时发现的基托不密合，需要重衬
   C. 义齿折断修理后如基托不密合也需要进行重衬
   D. 全口重衬的方法有直接重衬法、间接重衬法和自凝软衬材料重衬法
   E. 义齿不稳定时重衬
   【答案】E
   【解析】A、B、C、D均是义齿与牙槽嵴不密合，重衬能起到良好的作用。E 应该根据引起不稳定的原因进行相应的处理。

43. 不具有适当恢复垂直距离的作用的是
   A. 协调面部比例　　　　　B. 提高咀嚼效能　　　　　　C. 增大咀嚼力
   D. 有益于颞下颌关节的健康　E. 避免牙槽嵴过度受压
   【答案】C
   【解析】垂直距离为天然牙列正中颌位时，鼻底到颏底的距离，即面部下1/3的距离，当垂直距离恢复正常时面部比例协调，A 正确；可以提高咀嚼效能，B 正确；同时有益于颞下颌关节的健康，D 正确；同时可以避免牙槽嵴过度受压，E 正确；垂直距离过小，咀嚼肌张力过小，咀嚼时用力大而咀嚼效率反而下降。答案C说法不正确。

> 【破题思路】垂直距离过高：下颌牙槽嵴普遍疼痛或压痛，不能较长时间戴义齿，肌肉酸痛，上腭部烧灼感。

44. 在确定颌位关系的方法中，哪项是可以客观观察下颌后退程度的方法
   A. 哥特式弓　　　　　　　B. 卷舌后舔法　　　　　　　C. 吞咽咬合法
   D. 后牙咬合法　　　　　　E. 面部外形观察法
   【答案】A
   【解析】为无牙颌患者确定正中关系位归纳为以下三类：哥特式弓描记法、直接咬合法（包括卷舌后舔法、吞咽咬合法、后牙咬合法）和肌监控仪法。哥特式弓描记法是可以客观观察下颌后退程度的方法。

45. 全口义齿初戴时，患者感觉就位时疼痛，戴入后缓解，原因是
   A. 义齿边缘过长　　　　　　B. 组织面有瘤子　　　　　　C. 系带附丽接近牙槽嵴顶
   D. 有唇颊侧倒凹　　　　　　E. 腭部硬区未缓冲
   【答案】D
   【解析】全口义齿就位时疼痛，戴入后缓解，表明义齿就位时就位道有阻力，即组织倒凹，义齿基托摩擦组织产生疼痛，一旦越过倒凹区就位后疼痛即缓解。而如果组织面有瘤子、义齿边缘过长及腭部硬区未缓冲等引起的疼痛，义齿就位后应更加疼痛。答案选 D。A 会引起软组织的疼痛，义齿活动时脱落；BE 会导致牙槽嵴疼痛，红肿；C 系带附丽接近牙槽嵴顶，导致基托面积小，固位不好。

46. 全口义齿戴入后，如果垂直距离过高可出现
   A. 唇颊部软组织凹陷　　　　B. 颊部前突　　　　　　　　C. 咀嚼无力
   D. 咀嚼肌酸痛　　　　　　　E. 面下部高度不足
   【答案】D
   【解析】垂直距离过高：下颌牙槽嵴普遍疼痛或压痛，不能坚持较长时间戴义齿，面颊部肌肉酸痛，上腭部有烧灼感。A 由于基托过于凹陷，或排牙位置不正确。

47. 全口义齿初戴，与义齿稳定无关的因素是
   A. 良好的咬合关系　　　　　B. 适当的基托伸展　　　　　C. 理想的磨光面形态
   D. 合理的人工牙排列　　　　E. 具有平衡𬌗
   【答案】B
   【解析】影响全口义齿稳定的有关因素。良好的咬合关系：广泛接触，𬌗平衡。合理的排牙：中性区，牙槽嵴顶，平分𬌗间距离。磨光面的形态：凹面。B 适当的基托伸展与义齿的固位有关。

48. 全口义齿排牙后试戴前，在可调式𬌗架和模型上观察，哪一项说法不正确
   A. 边缘伸展是否恰当　　　　　　　　　B. 后牙排列在牙槽嵴顶连线
   C. 两侧对称　　　　　　　　　　　　　D. 上下颌前牙与后牙均有紧密接触
   E. 有前伸𬌗和侧方𬌗平衡
   【答案】D
   【解析】在可调式𬌗架和模型上观察的内容包括 A、B、C、E。全口义齿排牙且咬合关系设计为在牙尖交错位时，后牙有良好的尖窝关系，前牙不接触或仅有轻接触，而前牙紧密接触不利于义齿的稳定性及后牙有效行使功能。

49. 戴用全口义齿后，休息时义齿稳固，但说话及张口时脱位，最不可能的原因是
   A. 基托边缘过短　　　　　　B. 基托边缘过长　　　　　　C. 系带区基托未缓冲
   D. 人工牙排列位置不当　　　E. 基托磨光面外形不好
   【答案】A
   【解析】当口腔处于休息状态时，义齿固位尚好，但张口、说话、打呵欠时义齿易脱位。这是由于基托边缘过长过厚，唇颊舌系带区基托边缘缓冲不够，影响系带活动；人工牙排列的位置不当，排列在牙槽嵴顶的唇颊或舌侧，影响周围肌肉的活动；义齿磨光面外形不好等原因造成的。应采用磨改过长的基托或过厚的边缘或缓冲系带部位的基托，形成基托磨光面应有的外形，适当磨去部分人工牙的颊舌面或减小人工牙的宽度等对症方法处理。当口腔处于休息状态时，义齿容易松动脱落。这是由于基托组织面与黏膜不密合或基托边缘伸展不够、边缘封闭作用不好造成的。采用重衬或加长边缘的方法解决。

50. 全口义齿人工牙排列时，为什么要有平衡𬌗
   A. 增强义齿的稳定性　　　　B. 发音清楚　　　　　　　　C. 增强美感
   D. 提高接触面积　　　　　　E. 纠正不良习惯
   【答案】A
   【解析】影响全口义齿稳定的有关因素。
   ① 良好的咬合关系：广泛接触，𬌗平衡。
   ② 合理的排牙：中性区，牙槽嵴顶，平分𬌗间距离。
   ③ 磨光面的形态：凹面。
   前伸𬌗时全口义齿有三点或更多点接触，义齿稳定不移动。

51. 下列哪项不可能造成牙列缺失
   A. 龋病和牙周病导致的牙齿松动　　　　B. 老年人生理退行性改变，导致牙根暴露，牙槽骨吸收
   C. 全身疾患　　　　　　　　　　　　　D. 外伤或不良修复体等引起的牙齿松动脱落

E. 氟斑牙

【答案】E

【解析】牙列缺失的病因：龋齿、牙周（生理退行性改变，全身疾患、外伤、不良修复体）。E 氟斑牙会造成牙体的缺损。

52. 牙列缺失后与形成衰老面容无关的原因是
    A. 唇颊部内陷　　　　　　B. 上唇丰满度降低　　　　　　C. 鼻唇沟加深，口角下陷
    D. 面下 1/3 缩短　　　　　E. 咀嚼功能丧失

【答案】E

【解析】软组织的改变会导致苍老面容：面部皱褶增加，唇颊部内陷，鼻唇沟加深，口角下垂（口角炎），面下 1/3 距离变短；E 咀嚼功能丧失与形成衰老面容无关。

53. 牙列缺失影响较小的是
    A. 面容　　　　　　　　　B. 神经系统　　　　　　　　　C. 内分泌系统
    D. 咀嚼功能　　　　　　　E. 颞下颌关节

【答案】C

【解析】牙列缺失影响：发音、面容、咀嚼（牙槽嵴、黏膜、关节、咀嚼肌及神经系统、消化、心理）。内分泌系统影响极小。

【破题思路】软组织的改变：咀嚼黏膜上皮变薄，失去角化层，下层疏松，转化为非咀嚼黏膜，敏感性增强；味觉功能减退和唾液分泌减少、口干；舌体变得肥大；唇颊部组织失去支持而向内凹陷，丰满度差，鼻唇沟加深，面部皱纹增多；面下部 1/3 距离变短，口角下垂，面容苍老。

54. 按照无牙颌组织的结构特点，需要缓冲的结构不包括
    A. 上颌隆突　　　　　　　B. 颧突　　　　　　　　　　　C. 上颌结节颊侧
    D. 颊系带　　　　　　　　E. 切牙乳头

【答案】D

【解析】A、B、C 均是骨性隆起（还包括下颌隆突、下颌舌骨嵴及骨尖）；E 切牙乳头下方有神经、血管，应该缓冲。

55. 牙列缺失患者，同一颌弓内常见牙槽骨呈不对称吸收，其原因是
    A. 与殆力大小有关　　　　B. 与患者健康状况有关　　　　C. 与咀嚼习惯有关
    D. 与失牙原因和时间有关　E. 与咀嚼部位有关

【答案】D

【解析】牙列缺失后骨组织的改变与时间、骨的致密程度、全身健康状态、义齿是否合适都有关，而时间是最常见的原因。

56. 后牙全部缺失后主要会引起
    A. 前牙向缺牙间隙倾斜　　B. 上前牙间隙增宽　　　　　　C. 唇部内陷影响美观
    D. 影响唇齿音的发音　　　E. 颞下颌关节功能紊乱

【答案】E

【解析】A、B、C、D 主要与前牙的缺失有关；后牙全部缺失会导致颌位关系的变化，导致颞下颌关节功能紊乱。

57. 关于牙列缺失后骨组织改变的说法中，不正确的是
    A. 上下颌骨的改变主要是颌骨的萎缩　　　　B. 形成牙槽嵴后吸收加快
    C. 上下颌骨逐渐失去原有形状和大小　　　　D. 上颌弓的外形逐渐缩小
    E. 下颌弓的外形逐渐变大

【答案】B

【解析】牙槽突吸收为牙槽嵴；牙槽嵴的吸收是 3 个月最快，6 个月显著下降，2 年趋于稳定，每年 0.5mm；骨的致密程度会导致上颌弓的外形逐渐缩小，下颌弓的外形逐渐变大。

58. 无牙颌取印模的步骤不包括
    A. 牙槽骨修整　　　　　　B. 选择托盘　　　　　　　　　C. 取初印模
    D. 制作个别托盘　　　　　E. 取终印模

【答案】A

【解析】A 牙槽骨修整属于修复前的外科处理,不是无牙颌取印模的步骤。B、C、D、E 均是无牙颌取印模的步骤。

59. 选择上颌无牙颌托盘时,其后缘长度应
A. 在翼上颌切迹与腭小凹的连线上
B. 超过颤动线 0.5mm
C. 超过颤动线 1mm
D. 与颤动线平齐
E. 超过颤动线 3～4mm

【答案】E

【解析】选择托盘的要求。宽度:比上颌牙槽嵴宽 2～3mm,高度比黏膜皱襞短 2mm。
上颌:盖过两侧翼上颌切迹,后缘超过颤动线 3～4mm。下颌:盖过磨牙后垫;A、B、C、D 均不符合要求。

60. 全口义齿的固位与大气压力产生关系最密切的是
A. 牙槽嵴丰满度
B. 基托边缘封闭
C. 基托面积
D. 黏膜厚度
E. 咬合关系

【答案】B

【解析】边缘封闭形成负压,基托和组织密贴是获得边缘封闭的前提条件,边缘越紧密,大气压力越大;A、C、D 也影响大气压力,进而影响固位。E 主要影响的是稳定。

61. 戴全口义齿出现咬舌现象,需磨改
A. 上后牙舌尖舌斜面和下后牙舌尖颊斜面
B. 上后牙舌尖颊斜面和下后牙舌尖颊斜面
C. 上后牙颊尖颊斜面和下后牙颊尖颊斜面
D. 上后牙舌尖舌斜面和下后牙舌尖颊斜面
E. 上后牙颊尖舌斜面和下后牙舌尖颊斜面

【答案】A

【解析】如果由于后牙排列覆盖过小,出现咬颊,磨改上颌后牙颊尖舌侧斜面和下后牙颊尖的颊侧斜面,加大覆盖,解决咬颊现象。咬舌,磨改上颌后牙舌尖舌侧斜面和下后牙舌尖颊侧斜面。故选 A。记忆性习题。

62. 有利于全口义齿固位的条件,哪一项是错误的
A. 牙槽嵴高而宽
B. 腭盖高拱
C. 系带离牙槽脊顶较远
D. 唾液分泌量适宜,黏稠度高
E. 黏膜厚度适宜且弹性大

【答案】E

【解析】影响义齿固位的有关因素。
① 颌骨的解剖形态。
② 口腔黏膜:厚度适宜,有一定弹性和韧性。
③ 唾液质量:黏稠度高、流动性小、分泌量适宜。
④ 颌间距离大小适中。

63. 全口义齿的边缘封闭区不包括
A. 黏膜皱襞
B. 系带附丽
C. 上颌后堤区
D. 上颌结节
E. 下颌磨牙后垫

【答案】D

【解析】D 上颌结节是缓冲区;A、B、C、E 均是边缘封闭区。

64. 完善的全口义齿制作至少需要使用的𬌗架为
A. 简单𬌗架
B. 平均值𬌗架
C. 半可调𬌗架
D. 全可调𬌗架
E. 简单𬌗架和全可调𬌗架

【答案】C

【解析】记忆性习题。

65. 不适合作为全口义齿二次印模法的终印模材料是
A. 藻酸盐
B. 硅橡胶
C. 红膏
D. 印模蜡
E. 氧化锌丁香油印模材料

【答案】C

【解析】红膏,非弹性可逆的印模材。适合作初印模材。

66. 无牙颌功能分区的缓冲区不包括
A. 切牙乳突
B. 上颌硬区
C. 下颌隆突
D. 颧突
E. 颊棚区

【答案】E

【解析】A、B、C、D均是骨性隆突，需要缓冲。颊棚区由颊系带、磨牙后垫、颊侧前庭沟后部、内侧牙槽嵴围成；牙槽嵴高度降低，平坦，表面骨质致密，与咬合力方向垂直，承受大的压力，可以作为主承托区。

67. 总义齿修复中，作用于唾液与基托之间的力应称之为
A. 粘接力　　　　　　　　　B. 吸引力　　　　　　　　　C. 黏着力
D. 黏附力　　　　　　　　　E. 附着力

【答案】E

【解析】附着力为不同分子间的力，内聚力为同分子间的力。

68. 上颌总义齿牙槽嵴与硬区之间的区域是
A. 主承托区　　　　　　　　B. 副承托区　　　　　　　　C. 缓冲区
D. 边缘伸展区　　　　　　　E. 边缘封闭区

【答案】B

【解析】主承托区包括：上下牙槽嵴顶、颊棚区、除硬区以外的硬腭水平部。副承托区包括：牙槽嵴唇颊侧和舌腭侧（不包括硬区）。

【破题思路】边缘封闭区是义齿边缘接触的软组织部分，包括前庭沟底、唇颊舌系带附着部、下颌舌侧口底黏膜反折处、上颌后堤区和下颌磨牙后垫，与义齿边缘紧密贴合，防止空气进入基托与组织间，产生良好的边缘封闭，保证义齿固位。

69. 采用哥特式弓描记法确定颌位关系时，下颌位于哥特式弓描记轨迹顶点时的颌位是
A. 正中𬌗位　　　　　　　　B. 侧方𬌗位　　　　　　　　C. 息止颌位
D. 前伸𬌗位　　　　　　　　E. 正中关系位

【答案】E

【解析】哥特式弓描记法：确定颌位关系时于上下合托上分别固定描记板和与之垂直的描记针。下颌前伸、侧向运动时，描记针在描记盘上描绘出近似"八"形的图形，也就是当描记针指向该图形顶点时下颌恰好处于正中关系位。

70. 采用外耳道触诊法验证颌位关系是为了确定
A. 髁突是否退回生理后位　　B. 垂直距离是否正常　　　　C. 关节是否有疼痛
D. 开口型是否正常　　　　　E. 关节是否有弹响

【答案】A

【解析】水平颌位关系是指确定下颌髁突位于关节凹居中，不受限的生理后位，即正中关系位。外耳道触诊法能验证正中关系是否正确、两侧髁突向后撞的力是否等量、两侧颞肌等量收缩时颌位关系正常。

【破题思路】水平颌位关系确定，即确定正中关系位，指下颌髁突位于关节凹居中，不受限的生理后位。只有在这个位置，颞下颌关节不紧张，舒适，咀嚼肌力大，咀嚼效能也高。

71. 下颌前伸位记录的目的是
A. 确定切导斜度　　　　　　B. 确定前伸髁导斜度　　　　C. 确定侧方髁导斜度
D. 确定上下颌间的距离　　　E. 使上下堤均匀地接触

【答案】B

【解析】

髁导：𬌗架上髁球的运动轨迹。

前伸髁导斜度：髁槽与水平面的夹角。

侧方髁导斜度：髁槽与矢状面的夹角，将患者的髁导斜度转移至𬌗架在𬌗架上确定患者的髁导斜度。

【破题思路】侧方髁导斜度 = 前伸髁导斜度 H/8+12°

例如：前伸髁导斜度为24°，侧方髁导斜度为15°。

无牙𬌗前伸6mm，形成前小后大的间隙，间隙越大前伸髁道斜度越大，此现象称为克里斯坦森现象。

72. 全口义齿的前牙要排成浅覆𬌗和浅覆盖的主要目的是
A. 美观　　　　　　　　　　B. 排牙方便　　　　　　　　C. 发音清晰

D. 与天然牙一致　　　　　　　E. 易于取得前伸平衡

【答案】E

【解析】前牙浅覆𬌗，浅覆盖，正中时前牙不接触是为了取得前伸平衡；A 美观主要考虑牙的大小形态及颜色；C 发音清晰与牙排列的位置、基托的厚度有关；D 与天然牙一致也是为了美观。

> 【破题思路】组织保健原则。
> ① 人工牙排列不妨碍舌、唇、颊肌的活动，处于肌肉平衡位置。
> ② 𬌗平面与鼻翼耳屏线平行，高度位于舌侧外缘最突出处，便于舌头将食物送至后牙𬌗面，利于义齿在功能状态下的稳定。
> ③ 后牙功能尖尽量排在牙槽嵴顶上，使𬌗力沿垂直方向传至牙槽嵴。牙槽嵴吸收较多，根据牙槽嵴斜坡倾斜方向调整后牙倾斜度，使𬌗力尽可能垂直传至牙槽嵴，严重吸收的将𬌗力最大处放在牙槽嵴最低处，减少义齿在功能状态下的翘动。
> ④ 前牙浅覆𬌗、浅覆盖，正中𬌗时前牙不接触。
> ⑤ 平衡𬌗接触，即前牙对刃接触时，后牙两侧至少一点接触，后牙一侧咬合时，工作侧为组牙接触（尖牙保护不适于全口义齿），非工作侧至少有一点接触。
> ⑥ 减少功能状态下的不稳定因素，适当降低非功能尖，如上磨牙颊尖和下磨牙舌尖，减少研磨食物时义齿的摆动。

73. 确定颌位关系时在上颌托蜡堤唇面确定的口角线位置代表

A. 尖牙远中面位置　　　　B. 尖牙近中面位置　　　　C. 尖牙牙尖位置
D. 第一前磨牙牙尖位置　　E. 第一前磨牙远中面位置

【答案】A

【解析】口角线：3—3 的宽度，垂直于𬌗平面的直线。口角线位置代表尖牙远中面位置。

74. 唇高线与𬌗平面间距离应为上颌中切牙唇面高度的

A. 1/2　　　　　　　　　B. 1/3　　　　　　　　　C. 1/4
D. 2/5　　　　　　　　　E. 2/3

【答案】E

【解析】唇高线至𬌗平面的距离为上中切牙切 2/3 的高度，唇低线至𬌗平面的距离确定下中切牙的切 1/2 的长度。考核的是选择前牙的大小。

75. 确定水平颌位关系的方法不包括

A. 哥特式弓描记法　　　　B. 直接咬合法　　　　　　C. 肌监控仪法
D. 前牙咬合法　　　　　　E. 卷舌后舔法

【答案】D

【解析】水平颌位关系：确定正中关系位是指下颌髁突位于关节凹居中，不受限的生理后位。可用方法有直接咬合法，包括卷舌后舔法、吞咽咬合法、后牙咬合法、肌肉疲劳法，哥特式弓描记法，肌监控仪法（多用于科研）。不包括 D 前牙咬合法。

76. 选择全口义齿人工后牙𬌗面形态时，主要应考虑

A. 人工牙的质地　　　　　B. 患者的要求　　　　　　C. 支持组织的条件
D. 旧义齿情况　　　　　　E. 价格

【答案】C

【解析】选择后牙时重要考虑咀嚼功能，选择与牙槽嵴状况相适应的后牙𬌗面形态。要求也包括近远中宽度：尖牙远中面到磨牙后垫前缘为 4～7 总宽度。牙色：后牙与前牙协调一致。B 患者的要求、E 价格不是应主要考虑的。D 旧义齿有很多不符合的情况，不必考虑。

77. 选择全口义齿人工牙后牙时，需要考虑的因素中最重要的是

A. 覆盖覆𬌗关系

B. 提高咀嚼效率

C. 选择与牙槽嵴状况相适应的后牙𬌗面形态

D. 牙尖的高度

E. 颌间距离

【答案】C

【解析】选择后牙时重要考虑咀嚼功能，选择与牙槽嵴状况相适应的后牙牙合面形态。B提高咀嚼效率是全口修复的主要功能部分，但也要求牙槽嵴的条件可以支持，A覆盖覆牙合关系前牙也需要考虑，D牙尖的高度就是指牙合面的形态，E牙合间距离与牙的高度有关。

78. 无尖人工牙的特点不包括
    A. 无牙尖外展隙及食物溢出沟　　B. 可减小侧向力　　C. 垂直方向传递力至牙槽嵴
    D. 增强义齿的稳定性　　E. 咀嚼效率不如解剖式人工牙
【答案】A
【解析】无尖牙：可减小侧自向力，垂直方向传递牙合力至牙槽嵴，可以增强义齿的稳定性，咀嚼效率不如解剖式人工牙。B、C、D、E均符合题意。但是无尖人工牙要有外展隙及食物溢出沟。

79. 下列哪项不属于解剖式牙的特点
    A. 咀嚼效能高　　B. 美观效果好　　C. 适用于牙槽嵴高而宽者
    D. 侧向力小，有利于义齿稳定　　E. 牙尖斜度为30°～33°
【答案】D
【解析】解剖式牙：牙尖斜度为30°～33°，适用于牙槽嵴高而宽的，咀嚼效能高，但侧向力大。A、B、C、E均符合。D是错误的。

【破题思路】
① 解剖式牙。牙合面形态与天然牙相似，牙尖斜度33°和30°，解剖式牙咀嚼效率高，但咬合时侧向力也大，也有的模拟老年人的磨耗，牙尖斜度，为20°，又称为半解剖式牙。
② 非解剖式牙。仅有窝沟而无牙尖，称为无尖牙。上下后牙牙合面为平面接触。侧向力小，有利于义齿的稳定和组织健康，适用于上下颌骨关系异常，或牙槽嵴条件差，咀嚼效能和美观不如解剖式牙。

80. 全口义齿人工前牙排列成浅覆牙合浅覆盖的原因是
    A. 有助于发音　　B. 有助于美观　　C. 便于排列人工牙
    D. 模拟天然牙　　E. 便于取得前伸平衡牙合
【答案】E
【解析】平衡牙合：正中牙合及非正中牙合运动时，上下颌牙能同时接触，即为平衡牙合。前牙排列成浅覆牙合浅覆盖的原因是便于取得前伸平衡牙合。答案是E。

【破题思路】非正中牙合平衡。
① 前伸牙合平衡。下颌前伸至上下前牙相对，在滑回正中牙合位过程中前后牙都有接触，分为三点接触的、多点接触的和完全接触的前伸平衡牙合。
② 侧方牙合平衡。下颌向一侧作咬合接触滑动运动时，两侧后牙均有接触。

81. 全口义齿平衡牙合的主要作用是
    A. 与天然牙列咬合形式相区别
    C. 在下颌义齿做非正中牙合滑动运动时，义齿稳定不移动　　B. 防止咬颊舌　　D. 提高咀嚼效率
    E. 增进义齿美观
【答案】C
【解析】平衡牙合是指正中牙合及非正中运动时，上下颌相关的牙同时接触，是全口义齿的特点。A与天然牙列咬合形式相区别，是其不同点，但不是平衡牙合的主要作用。B防止咬颊舌，是正常的覆盖形成的。D提高咀嚼效率与人工牙的牙合面形态有关。E增进义齿美观与前牙的排列位置有关。C是全口义齿平衡牙合的主要作用。

82. 与前伸牙合平衡有关的主要因素哪项不对
    A. 切导斜度　　B. 补偿曲度　　C. 开口度
    D. 牙尖功能面斜度　　E. 髁导斜度
【答案】C
【解析】五因素包括：髁导斜度、切导斜度、补偿曲线曲度、牙尖斜度、定位平面斜度。五因素均与前伸牙合平衡有关。C开口度是指患者大张口时上下颌切牙切缘的距离，正常开口度：3.7～4.5cm。

83. 全口义齿的印模确切的提法是
    A. 压力印模　　B. 初步印模　　C. 功能性印模

D. 解剖式印模   E. 开口式印模

【答案】C

【解析】全口义齿采取的是功能性印模，此种印模是在一定压力状态下取得的印模，也称选择性压力印模。取印模时，在印模材料可塑期内进行肌肉功能整塑，由患者自行进行或者在医师的帮助下，唇颊舌做各种动作，塑造出印模的唇颊舌侧边缘，与系带功能运动时的黏膜皱襞和系带吻合。

> 【破题思路】印模的要求。
> ① 精确的解剖形态。能保证基托与组织密合。
> ② 适度的伸展范围。不影响系带和肌肉等功能活动前提下，尽量扩大印模范围，增强义齿固位力，边缘圆钝，厚度2～3mm。上颌后缘的两侧盖过上颌结节到翼上颌切迹，后缘的伸展与后颤动线一致。下颌后缘覆盖整个磨牙后垫，远中舌侧边缘伸展到下颌舌骨后窝，下缘跨过下颌舌骨嵴，不应妨碍口底和舌运动。
> ③ 周围组织的功能形态。基托边缘不妨碍功能运动，又能形成良好的边缘封闭，有利于义齿固位。
> ④ 保持稳定的位置。

84. 排列全口义齿人工牙的美观原则**不包括**

A. 牙弓弧度要与颌弓型一致   B. 上前牙的位置要衬托出上唇丰满度   C. 前牙排成浅覆𬌗浅覆盖

D. 要体现患者的个性   E. 上前牙的排列要参考患者的意见

【答案】C

【解析】排列全口义齿人工牙美观原则如下。牙列弧度要与颌弓型一致（方圆形、尖圆形、卵圆形）。上前牙位置衬托出上唇丰满度：①上前牙唇面至切牙乳突中点8～10mm；②年轻人尖牙顶连线通过切牙乳突中点，老年人与切牙乳突后缘平齐；③上尖牙唇面与腭皱的侧面10mm（10.5mm±1mm）；④上前牙切缘在唇下露出2mm，年老者露得较少。还要体现患者个性，参考患者意见。C前牙排成浅覆𬌗浅覆盖是排列全口义齿人工牙组织保健原则。

> 【破题思路】全口义齿试戴时应检查人工牙排列与美观效果：前牙的形状、大小、排列位置、中线、𬌗平面、切端及龈缘位置，前牙与上下唇的位置关系和丰满度，笑线位置，上下牙的覆𬌗、覆盖关系。后牙𬌗面是否平分颌间距离，𬌗平面与舌侧缘的位置关系是否正确。人工牙是否排列在牙槽嵴顶上，下颌后牙是否偏舌侧而干扰舌运动。

85. 以下说法错误的是

A. 全口义齿的主要承重区在后牙牙槽嵴顶及颊棚区

B. 全口义齿基托磨光面的处理要求有一定的斜度和外形是为了便于食物排溢

C. 全口义齿修复后出现咬腮现象的原因是后牙覆盖关系过小

D. 全口义齿修复制作𬌗托的目的是确立颌位记录

E. 牙列缺失患者，上下牙槽嵴顶之间的距离称为颌间距离

【答案】B

【解析】全口义齿基托磨光面的凹面与义齿的稳定有关，食物排溢的与牙的𬌗面形态有关。

无牙颌的分区，主承托区有上下牙槽嵴顶、颊棚区、除硬区以外的硬腭水平部。C咬腮现象的原因是后牙覆盖关系过小，应加大覆盖解决。𬌗托：由基托和𬌗堤。基托：相当于义齿的基托，用于承载𬌗堤，分为暂基托和恒基托，恒基托由热凝树脂。𬌗堤：恢复垂直距离，正中关系，确定牙的排列和选择。颌间距离指牙列缺失患者，上下牙槽嵴顶之间的距离。

> 【破题思路】全口义齿的非外科治疗。
> ① 义齿支持组织的休整。暂时性软衬或组织调整材料重衬，适当扩大伸展范围，使变形、损伤的支持组织恢复正常的形态。取印模前的一段时间，用手指或牙刷有规律地按摩承托黏膜，使黏膜受到功能性刺激。无法通过旧义齿调改和重衬恢复的，停戴旧义齿，以使黏膜恢复正常。
> ② 旧义齿咬合调整。
> ③ 颌面部肌肉训练。

86. 为使上前牙的位置衬托出上唇的丰满度，可参考下列制作。除了
   A. 上前牙唇面至切牙乳突中点一般 8～10mm
   B. 年轻人，上尖牙顶连线通过切牙乳突前缘
   C. 老年人，上尖牙顶连线与切牙乳突后缘平齐
   D. 上尖牙唇面与腭皱的侧面相距 10.5mm
   E. 上前牙切缘在唇下露出 2mm

【答案】B

【解析】使上前牙的位置衬托出上唇的丰满度，参考：上前牙唇面至切牙乳突中点 8～10mm。上前牙切缘在唇下露出 2mm，老年人，上尖牙顶连线与切牙乳突后缘平齐，上尖牙唇面与腭皱的侧面相距 10.5mm。ACDE 均符合。B 年轻人，上尖牙顶连线应通过切牙乳突终点，而不是切牙乳突前缘，表述错误。

【破题思路】人工牙的排列位置与咬合关系：处于唇、颊肌向内的作用力与舌肌向外的作用力大体相当的部位，唇颊肌和舌肌作用于人工牙及基托的水平向作用力可相互抵消，此位置称为中性区。排列过于偏向唇颊或舌侧，唇、颊、舌肌的力量不平衡，就会破坏义齿的稳定。人工牙应尽量靠近牙槽嵴顶。人工牙𬌗面应平行于牙槽嵴，且应平分颌间距离。形成适宜的补偿曲线和横𬌗曲线。

87. 以下说法错误的是
   A. 全口义齿的𬌗平面应平分颌间距离主要是为增加义齿的平稳和固位
   B. 中性区排牙的优点是在功能性运动中增强义齿稳定性
   C. 全口义齿应在拔牙后 1 个月进行
   D. 黏膜厚度韧度适中
   E. 石膏模型制作后堤区最宽处为 5mm

【答案】C

【解析】全口义齿应在拔牙后 3 个月进行，牙列缺失后骨组织的改变由牙槽突转变为牙槽嵴。全口义齿的𬌗平面应平分颌间距离能为增加义齿的平稳和固位，中性区是力量均匀的位置，在此排牙能在功能性运动中增强义齿稳定性，利于义齿的固位，是正确的，模型后堤区的处理方法是深度：做 1～1.5mm 的切迹，颤动线向前 5mm，将模型刮去一层，愈向前刮除得愈少，所以最宽处为 5mm。

88. 根据全口义齿平衡理论，前伸髁突斜度大者应
   A. 减小牙尖斜面斜度
   B. 减小定位平面斜度
   C. 减小补偿曲线曲度
   D. 增大补偿曲线曲度
   E. 增大前伸切导斜度

【答案】D

【解析】根据五因素十定律。

髁导斜度增加——补偿曲线曲度增加。

D 增大补偿曲线曲度符合定律，其他均不正确。

【破题思路】髁导斜度增加——切导斜度减小。

髁导斜度增加——定位平面斜度增加。

髁导斜度增加——牙尖斜度增加（向后逐渐增加）。

89. 与全口固位关系最大的是
   A. 水平颌位关系的准确性
   B. 垂直颌位关系的准确性
   C. 排牙位置的正确性
   D. 印模是否准确
   E. 基托边缘延伸是否到位

【答案】D

【解析】全口义齿固位：义齿抵抗垂直脱位的能力、重力、食物、开闭口运动。固位原理包括吸附力、大气压力、表面张力。其中大气压力是固位的主要因素，而良好的边缘是封闭形成负压，基托和组织密贴是获得边缘封闭的前提条件，与印模是否准确直接有关。印模准确，边缘位置准确，才能形成良好的大气压力。A、B 的准确性是咀嚼肌能不能发挥良好功能的前提，C 排牙位置的正确性是影响全口义齿稳定的有关因素。E 基托边缘延伸是否到位，却影响固位，但印模是否准确在前。

90. 可导致戴上颌义齿后恶心唾液增多的是
   A. 义齿基托后缘欠密合
   B. 颊侧系带处基托缓冲不够
   C. 磨光面形态不佳
   D. 后牙排列偏颊侧
   E. 义齿基托后缘过短

【答案】A

【解析】可导致戴上颌义齿后恶心唾液增多的是：上颌后缘伸展过长、过厚。下颌远中舌侧基托过厚挤压舌，基托后缘与口腔黏膜不密合，更年期也会颌义齿后恶心。A 符合。B 颊侧系带处基托缓冲不够，C 磨光面形态不佳，D 后牙排列偏颊侧，均是导致固位尚可，张口、说话、打哈欠时易脱落的原因，E 义齿基托后缘过短的话基托边缘伸展不够，休息状态义齿就易脱落。

91. 全口义齿垂直距离恢复过高的表现不包括
   A. 息止间隙过小 B. 说话时有义齿撞击音 C. 开口度过大
   D. 咀嚼效率低下 E. 面部表情僵硬
【答案】C
【解析】垂直距离恢复过大的表现包括：
① 面部下 1/3 距离增大。
② 勉强闭嘴，颊部皱缩，颏唇沟变浅，肌肉张力大，易疲劳。
③ 牙槽嵴处于受压状态，吸收快。
④ 咀嚼效率下降。
⑤ 息止颌间隙变小，后牙撞击声。
⑥ 易脱位。
⑦ 黏膜大面积压痛。
开口度过大与垂直距离恢复的大小无关。

92. 全口义齿初戴后，说话时上下人工牙有撞击声，其原因是
   A. 患者未适应该义齿 B. 垂直距离过高 C. 因全部用瓷牙
   D. 义齿固位不良 E. 关系前伸
【答案】B
【解析】当垂直距离恢复过大时，息止颌间隙变小，后牙撞击声。A 患者未适应该义齿会出现恶心，C 全部用瓷牙，会对牙槽嵴造成过大的压力；D 义齿固位与颌骨的解剖形态，口腔黏膜适宜，唾液黏稠度高、流动性小、分泌量适宜有关；E 关系前伸与患者取印模的下颌运动有关。

93. 以下说法错误的是
   A. 部分上颌骨切除手术前需做上颌腭护
   B. 确定垂直距离是为了较好发挥咀嚼肌的力量
   C. 取无牙下颌舌侧翼缘区印模时应注意边缘不影响该区肌肉活动
   D. 全口义齿初戴时，基托不密合的主要原因为患者牙槽嵴低平
   E. 上颌全口义齿颊侧远中基托应覆盖整个上颌结节
【答案】D
【解析】全口义齿初戴时，基托不密合与取印模、灌注模型多方面的因素有关，牙槽嵴低平也应该做到基托密合。A 部分上颌骨切除手术前做上颌腭护，产生良好的边缘封闭，C 下颌舌侧翼缘区是义齿产生固位的重要位置，边缘应充分伸展，但不影响肌肉活动，以免运动时导致脱落。E 上颌全口义齿颊侧远中基托应覆盖上颌结节到翼上颌切迹。

94. 下面哪种原因不是义齿折裂的原因
   A. 基托较薄 B. 𬌗力不平衡 C. 垂直距离过大
   D. 开口度过大 E. 上颌硬区缓冲不够
【答案】D
【解析】基托折裂原因：掉地摔断，𬌗力不平衡，上后牙排在牙槽嵴颊侧，前伸、侧方𬌗不平衡，牙槽嵴吸收，基托不密合或基托较薄、垂直距离过大。开口度过大不会引起义齿折裂。

95. 关于牙列缺失导致的软组织改变，错误的是
   A. 肌肉张力平衡破坏 B. 肌肉失去正常弹性 C. 软组织萎缩
   D. 黏膜感觉迟钝 E. 黏膜变平
【答案】D
【解析】软组织的改变包括：
① 黏膜：变薄变平，敏感性增强，易疼痛和压伤。
② 舌体：扩大、味觉异常、口干。
③ 苍老面容：面部皱褶增加，鼻唇沟加深，口角下垂（口角炎），面下 1/3 距离变短。
黏膜敏感性增强，而不是迟钝。

【破题思路】牙列缺失后骨组织的改变：牙槽突骨质改建和吸收，形成牙槽嵴。剩余牙槽嵴的吸收是慢性进行性不可逆的，将持续终生。吸收速度与牙缺失原因、时间、骨质致密程度及全身健康与骨质代谢情况有关。改建在拔牙后3个月内变化最大，6个月显著下降，拔牙后2年吸收速度趋缓，平均为每年0.5mm，缺牙时间越长，牙槽嵴吸收越多。牙槽嵴吸收多少与骨质致密度直接有关，上颌牙槽嵴吸收的方向为向上向内。下颌牙槽嵴吸收的方向为向下向外，结果上颌弓逐渐缩小，下牙弓变大。下颌牙槽嵴承托𬌗力的面积仅约为上颌50%，下颌牙槽嵴单位面积受力较大，下颌平均吸收速度是上颌的3～4倍。全身健康状况差、牙槽嵴吸收速度较快。戴用不良义齿导致牙槽嵴局部压力集中，导致牙槽嵴的过度吸收。

96. 全口义齿初戴，义齿唇颊侧边缘应是
A. 越厚越好，固位力强　　　　B. 越薄越好，舒适轻巧　　　　C. 唇颊系带处做切迹
D. 半圆形略越过唇颊沟　　　　E. 圆形离开唇颊沟
【答案】C
【解析】义齿边缘的厚度应与义齿运动有关，过厚过薄都会影响义齿的稳定。唇颊侧软组织都是边缘封闭区，做切迹是正确的。DE的处理均会导致固位不良。

97. 无牙颌患者戴全口义齿时发现，吸附力良好，但无法发"斯"音，分析最可能的原因是
A. 基托后缘过长　　　　B. 咬合有高点　　　　C. 垂直距离过高
D. 垂直距离过低　　　　E. 前伸𬌗不平衡
【答案】C
【解析】垂直距离过高，息止颌间隙变小或消失不能发"S"音。

98. 无牙颌患者两侧上颌结节颊侧均有过大倒凹时，修复前的最佳处理方法为
A. 手术修整两侧结节颊侧的倒凹　　　　B. 手术修整两侧结节颊侧的部分倒凹
C. 手术修整一侧结节颊侧的倒凹　　　　D. 手术修整一侧结节颊侧的部分倒凹
E. 不需做手术处理
【答案】C
【解析】上颌结节是上颌义齿翼缘充满的部位，颊侧明显倒凹，两侧上颌结节颊侧均有过大倒凹时，修复最佳处理方法为修整一侧的倒凹，另一侧旋转入位。C的表述是正确的。

99. 为无牙颌患者制取二次印模时，其边缘伸展的原则是
A. 伸展到离唇颊舌沟底约0.5cm　　　　B. 以不妨碍周边软组织活动为准尽可能地伸展
C. 包括整个边缘区　　　　D. 应伸展到一切非硬性倒凹区
E. 应伸展到唇颊舌沟的底部
【答案】B
【解析】按次数分类包括一次印模法和二次印模法。
印模的要求包括：
① 组织受压均匀（精确的组织解剖形态）。
② 适度扩大印模面积。
③ 采取功能印模。
④ 保持稳定的位置。
C的描述符合题意。A、C、D、E的伸展的印模范围，在制作完义齿后会影响口唇的运动，引起义齿的脱位。

100. 主承托区可承受较大的咀嚼压力的主要原因是
A. 此处牙槽嵴宽　　　　B. 此处牙槽嵴无骨尖　　　　C. 面积大
D. 牙槽骨致密　　　　E. 有致密的黏膜下层
【答案】E
【解析】主承托区包括上下牙槽嵴顶、颊棚区、除硬区以外的硬腭水平部，这些部分与𬌗力的方向垂直，牙槽嵴的特点是高度角化的复层鳞状上皮，有致密的黏膜下层，活动度小。

101. 全口义齿排牙时，上中切牙唇面距离切牙乳突中点的距离为
A. 8～10mm　　　　B. 6～8mm　　　　C. 7～9mm
D. 9～11mm　　　　E. 10～12mm
【答案】A
【解析】切牙乳突可以作为排上颌中切牙的参考标志。此题属于记忆性习题。

① 中切牙唇面至切牙乳突中点前8～10mm。
② 两侧尖牙牙尖顶连线通过切牙乳突中点。
③ 唇侧吸收较多，尖牙尖顶连线位于切牙乳突后缘。

102. 患者，女性，55岁，要求全口义齿修复，在行口腔检查时，为判断其固位力好坏，检查内容不包括
   A. 颌骨的解剖形态　　　　　B. 黏膜的性质　　　　　　　C. 是否有口腔材料过敏史
   D. 唾液的质和量　　　　　　E. 牙槽突倒凹
【答案】C
【解析】影响义齿固位的有关因素如下。颌骨的解剖形态：颌弓宽大。牙槽嵴：高宽。腭穹隆：高。系带附着：距离牙槽嵴顶远。口腔黏膜：厚度、弹性和韧性适宜。唾液质量：黏稠度高、流动性小、分泌量适宜。C是否有口腔材料过敏史是修复前的需要注意的内容。

103. 牙列缺失后，附着在颌骨周围的软组织位置关系改变的原因是
   A. 软组织萎缩　　　　　　　B. 软组织弹性作用　　　　　C. 𬌗关系改变
   D. 牙槽骨不断吸收　　　　　E. 咀嚼肌牵引
【答案】D
【解析】牙槽骨不断吸收会导致附着在颌骨周围的软组织位置关系改变。

104. 一无牙颌患者，全口义齿戴用7年，人工牙磨耗严重，咀嚼不利。最好的处理方法是
   A. 旧义齿重衬　　　　　　　B. 取印模，重新修复　　　　C. 停戴旧义齿，1周后修复
   D. 停戴旧义齿，1个月后修复　E. 停戴旧义齿，2个月后修复
【答案】B
【解析】戴用7年，人工牙磨耗严重，应重新修复。A旧义齿重衬，是在义齿组织面不密合采取的措施。而人工牙磨耗严重，是不用停戴旧义齿的，C、D、E均不正确。

105. 患者，男，60岁，全口无牙颌，临床检查见两侧上颌结节都很突出，可以
   A. 做两侧上颌结节修整术　　B. 只做较大的一侧修整术　　C. 不手术，将来缓冲义齿
   D. 义齿基托不伸展到倒凹即可　E. 嘱患者按摩相应处，促进骨吸收
【答案】B
【解析】上颌结节颊侧有时明显倒凹，两侧上颌结节都很突，较大的一侧修整术，另一侧旋转就位。不做两侧上颌结节修整术，避免去除过多的骨质，A不正确。不手术，而题目中两侧上颌结节都很突，缓冲义齿无法达到目的，C不正确。D义齿基托不伸展到倒凹即可说法不对，上颌义齿翼缘充满上颌结节到翼上颌切迹，产生良好的边缘封闭。按摩是不能促进骨吸收的，E说法错误。

106. 下列戴牙指导中，错误的是
   A. 增强义齿的使用信心　　　B. 纠正不良的咬合习惯　　　C. 可以先练习咀嚼小块食物
   D. 使用时要保护口腔组织健康　E. 睡觉时将义齿摘下，浸泡于消毒药水中
【答案】E
【解析】饭后冷水冲洗或牙刷刷洗，睡觉摘下浸泡冷水中，让组织休息，不可放在消毒药水中。

107. 全口义齿初戴时，需向患者说明的内容不包括
   A. 增强使用义齿的信心　　　B. 睡觉时将义齿浸在冷水中　C. 感觉不适，应自行修改
   D. 进食后应及时清理义齿　　E. 纠正不正确的咬合习惯
【答案】C
【解析】全口义齿初戴时感觉不适，如异物感、不会咽唾液、恶心、发音不清，有足够思想准备，如下颌习惯前伸或偏侧咀嚼，先做吞咽动作后后牙咬合。不论什么原因都应该由医师进行修改。A、B、D、E都是初戴时正确的医嘱。

108. 全口义齿初戴，下颌义齿基托需要缓冲的地方有
   A. 前牙牙槽骨区　　　　　　B. 磨牙牙槽骨区　　　　　　C. 磨牙后垫
   D. 下颌舌骨嵴　　　　　　　E. 舌侧翼缘区
【答案】D
【解析】下颌舌骨嵴是骨性隆突需要缓冲。A、B是主承托区，C磨牙后垫是边缘封闭区，不用缓冲，E舌侧翼缘区应充分伸展，根据题意，下颌义齿基托需要缓冲的区域只有下颌舌骨嵴。

109. 一无牙颌患者，全口义齿戴用3周，下颌义齿舌侧基托前磨牙区压痛，正确的处理是
   A. 磨短舌侧基托　　　　　　B. 缓冲下颌隆突处基托　　　C. 重衬
   D. 调𬌗平衡　　　　　　　　E. 伸长舌侧基托

【答案】B

【解析】下颌隆突位于前磨牙根部的舌侧，缓冲不充分会产生压痛，其他均不是正确的处理方法。

110. 全口义齿试戴时，判断水平颌位关系是否正确的方法很多，除了
   A. 后牙咬合时，双侧颞肌的收缩是否有力
   B. 后牙咬合时，双侧颞肌的动度是否一致
   C. 后牙咬合时，下颌是否偏斜
   D. 卷舌咬合时，下颌是否还能后退
   E. 嘱患者发含"斯"的舌齿音

【答案】E

【解析】发音检查包括以下几种。①唇音："B、P"当前牙的唇舌向位置和唇侧基托厚度异常。②唇齿音："F、V"中切牙切缘与下唇干湿线接触（上前牙过长或过短）。③舌齿音："Th"舌尖位于上下前牙切缘之间（上前牙偏唇侧或前牙覆盖过大）。④舌腭音："D、T"舌尖位于上前牙的腭侧，与上腭轻接触（前牙唇舌向位置异常，或上总腭侧基托前部厚度过厚）。⑤"S、Ch"上下前牙切缘接近（下颌舌侧基托过厚）。⑥哨音：上前牙舌面及腭侧基托表面过于光滑，上颌牙弓在前磨牙狭窄，气道狭窄。

A、B、C、D均是颌位关系的检查。

111. 全口义齿初戴时，常常需要选磨，以下哪个原因不正确
   A. 殆架不可能完全模拟人的下颌关节的各种运动
   B. 义齿制作过程中的每一步均可能有误差
   C. 人工牙殆面形态不一定符合要求
   D. 初戴义齿可能下沉不均匀
   E. 垂直距离一般过高

【答案】E

【解析】垂直距离过高，要求重新制作。任何的殆架都不可能完全模拟人的下颌关节运动，A正确。而义齿制作过程中的每一步的操作均可能有误差，只能减少，不能完全避免，B正确。C、D的表述均正确。

112. 一上颌无牙颌的患者在戴上颌义齿的过程中，左上切牙脱落，来医院要求修理，下列处理过程中错误的是
   A. 将脱落义齿处的唇颊侧基托部分磨除
   B. 按照义齿上人工牙的形状颜色大小选择相应的人工牙
   C. 经磨改后用蜡将所选人工牙与邻牙的唇面黏着固定
   D. 用常规方法热处理，或用调拌好的室温固化塑料从舌侧磨去的基托部位填入
   E. 塑料完全硬固后，去除黏蜡，磨光后完成

【答案】A

【解析】左上切牙脱落时，如将脱落义齿处的唇颊侧基托部分磨除，会导致新旧基托颜色的不一致，不利于美观，B、C、D、E均是正确的方法。

113. 患者初戴全口义齿，主诉上颌左侧压痛。不能咬合。查：全口义齿固位好，基托伸展合适，咬合接触良好。相对于5处黏膜上有一小出血点，余之未见异常。造成疼痛的原因是
   A. 人工牙有早接触   B. 基托组织面有树脂小瘤   C. 印模不准确
   D. 模型不准确   E. 咬合不稳定

【答案】B

【解析】咬合接触良好，说明A、E错误，基托伸展合适，说明C、D错误。根据题意5处黏膜上有一小出血点，余之未见异常，答案为B。

114. 一无牙颌患者戴用全口义齿1个月，主诉在大张口、说话时义齿均不掉，但进食时易脱落，正确的处理方法是
   A. 基托边缘调整   B. 重衬   C. 调殆
   D. 重做义齿   E. 缓冲系带

【答案】C

【解析】咀嚼食物时易脱落原因有：咬合不平衡，应该进行调殆；上下颌基托后缘干扰（磨牙后垫基托伸展过长，与上颌结节后缘基托相接触或上颌殆平面较低），应调改。

115. 某患者下颌牙列缺失，上颌天然牙列，戴用全口义齿多年，现欲重新修复，检查时发现上颌前部牙槽嵴松软，治疗时应采取怎样的处理措施
   A. 停戴旧义齿1个月左右再行修复   B. 服用消炎药
   C. 必须手术切除   D. 取印模时避免对该区域过度加压

E. 不必采取处理措施

【答案】D

【解析】上颌前部牙槽嵴松软，属于修复前的外科处理，应在取印模时避免对该区域过度加压。

116. 一患者戴用全口义齿后，休息时义齿稳固，但说话及张口时易脱位。最不可能的原因是

A. 基托边缘过短
B. 基托边缘过长
C. 系带区基托未缓冲
D. 人工牙排列位置不当
E. 基托磨光面外形不好

【答案】A

【解析】A 基托边缘过短，会导致休息状态易脱落。B、C、D、E 会产生休息时固位尚可，张口、说话、打哈欠时易脱落。

【破题思路】张口说话掉，是软组织与基托接触的部位未处理好。

117. 患者，男性，66 岁，牙列缺失 3 年。1 周前制作全口义齿，戴用后反复出现咬舌现象。患者询问原因，正确的解释应该是

A. 患者的口颌运动协调能力下降
B. 患者的咬合习惯不良
C. 义齿颌弓过小
D. 长期失牙造成舌体增大
E. 义齿垂直距离过低

【答案】D

【解析】由于后牙缺失时间过久，两颊部向内凹陷，或舌体变大而造成咬颊或咬舌现象，经过戴用一段时间后，常可自行改善。

118. 患者，女，70 岁。全口义齿修复，戴牙 3 周后诉咀嚼无力。检查：患者鼻唇沟加深，咬合关系良好。后牙解剖形态良好，可能的原因是

A. 牙槽嵴吸收过多
B. 牙槽嵴吸收过少
C. 垂直距离过高
D. 垂直距离过低
E. 上下颌弓关系异常

【答案】D

【解析】义齿垂直距离过低会导致：
① 面部下 1/3 的距离减小。
② 似未戴义齿，鼻唇沟变深，颏部前突。
③ 肌肉张力小，咀嚼力弱，咀嚼效率低。
④ 息止颌间隙偏大。

其他选项均不会导致患者鼻唇沟加深。

119. 一无牙颌患者，义齿初戴后主诉咀嚼费力。检查发现面部形态自然，息止颌间隙 2mm，正中𬌗时两侧磨牙各一点接触，处理方法为

A. 重做，加大垂直距离
B. 重做，减小垂直距离
C. 调𬌗
D. 调𬌗，减小垂直距离
E. 坚持戴用，逐渐适应

【答案】C

【解析】垂直距离是指天然牙列正中𬌗位时，鼻底到颏底的距离，即面部下 1/3 的距离。确定垂直距离的方法常用的息止颌位法：正中𬌗位的垂直距离减去息止颌间隙（2～3mm）。

题目息止颌间隙 2mm，是正常的，说明垂直距离恢复得正常。A、B、D 均不准确。平衡𬌗：正中𬌗及非正中运动时，上下颌相关的牙同时接触。题目正中𬌗时两侧磨牙各一点接触，是不正确的，应该为下颌在正中𬌗位（最广泛接触位或牙尖交错位），上下人工牙具有尖窝交错的最大面积的广泛接触，所以正确答案是 C。

120. 全口义齿试戴做前伸𬌗检查时，发现前牙接触后牙不接触，应如何才能达到前伸𬌗平衡

A. 增加切导斜度
B. 减小切导斜度
C. 减小牙尖斜度
D. 减少补偿曲线曲度
E. 磨低后牙牙尖

【答案】B

【解析】前牙接触，上下侧第二磨牙不接触的原因是切导斜度偏大，或牙尖平衡斜面斜度偏小。

121. 以下关于颌位记录错误的说法是

A. 用𬌗托确定和记录患者面下 1/3 的适宜高度
B. 颌位关系记录包括垂直关系和水平关系记录两部分
C. 所确定的颌位上下颌关系是息止颌间隙
D. 恢复两侧髁突在下颌关节凹生理后位的上下颌关系
E. 便于在这个上下颌骨的位置关系上重建患者的正中𬌗关系

【答案】C

【解析】颌位关系记录：用殆托（基托+殆堤）来确定并记录在面部下1/3的适宜高度时，髁突在下颌关节窝生理后位的上下颌位置关系。在这个上下颌骨的位置关系上，用全口义齿来重建正中殆关系（上下颌关系唯一稳定参考位置）。

122. 戴全口义齿做侧向殆运动时工作侧颊尖不接触，如何才能达到侧向殆平衡

    A. 加大补偿曲度　　　　　　B. 减小补偿曲度　　　　　　C. 加大上颌横合曲度
    D. 减小上颌横殆曲度　　　　E. 降低非工作侧舌尖

【答案】D

【解析】工作侧接触，平衡侧不接触，应增大横殆曲线。
工作侧不接触，平衡侧接触，应减少横殆曲线。
只有D符合题意。

123. 患者戴用全口义齿后4周复诊，面部酸痛，说话含糊不清，常须取下休息。其原因可能是

    A. 颌位关系不对　　　　　　B. 患者不会咬合　　　　　　C. 关节病变
    D. 垂直距离过低　　　　　　E. 垂直距离过高

【答案】E

【解析】垂直距离恢复过大的表现：
① 面部下1/3距离增大。
② 勉强闭嘴，颏部皱缩，颏唇沟变浅，肌肉张力大，易疲劳。
③ 牙槽嵴处于受压状态，吸收快。
④ 咀嚼效率下降。
⑤ 息止颌间隙变小，后牙撞击声。
⑥ 易脱位。
⑦ 黏膜大面积压痛。

A、B、C、D不会产生以上症状。

124. 患者全口义齿戴牙后疼痛，经检查后发现在牙槽嵴上产生连续性压痛点，疼痛不明显，应考虑最可能原因是

    A. 正中殆有早接触　　　　　B. 基托组织面有倒凹　　　　C. 基托组织面有瘤子
    D. 取印模时有托盘压痕　　　E. 牙槽嵴上有骨突

【答案】A

【解析】牙槽嵴上的疼痛常由于患者正中殆有早接触。B基托组织面有倒凹，义齿难以戴入。C基托组织面有瘤子，会产生相应部位的疼痛。

125. 患者，男，56岁。牙槽嵴丰满，初戴全口义齿时，发现正中咬合接触点较少。调磨时应磨的部位是

    A. 有早接触的下舌尖　　　　　　　　　B. 有早接触的上颊尖
    C. 有早接触的支持尖　　　　　　　　　D. 与有早接触的支持尖相对应的中央凹
    E. 与有早接触的支持尖相对应的牙尖

【答案】D

【解析】正中殆早接触时应调整与早接触的支持尖相对应的中央凹。

126. 男性，65岁，上下颌牙列缺失，行全口义齿修复，口腔检查时发现患者有习惯性的下颌前伸，那么确定颌位关系时应注意

    A. 利用旧义齿的颌位关系　　B. 帮助下颌后退　　　　　　C. 采用患者的习惯位置
    D. 适当增大垂直距离　　　　E. 牙槽嵴的丰满度

【答案】B

【解析】无牙颌患者、没有牙齿的锁颌患者会有习惯性前伸动作，确定颌位关系时产生下颌后退。确定颌位关系时应帮助下颌后退。利用旧义齿确定颌位关系时不准确的，应恢复正确的水平关系。

127. 一无牙颌患者，牙槽嵴低平，戴义齿后主诉咬合痛，检查时未发现黏膜有明显改变。合适的处理方法是

    A. 基托组织面缓冲　　　　　B. 基托边缘磨短　　　　　　C. 加大后牙牙尖斜度
    D. 选磨调殆　　　　　　　　E. 检查戴用，逐渐适应

【答案】D

【解析】戴义齿后主诉咬合痛，是咬合高点引起的。

128. 患者，男，60岁。全口义齿修复，戴牙3天后诉戴牙后下牙床疼痛。检查：下颌牙槽嵴左侧颊面黏膜一局限性破损，有压痛，触有小骨突。正确的处理是

A. 调短相应义齿边缘   B. 相应组织面缓冲   C. 调整咬合
D. 暂不处理，继续观察   E. 组织面重衬
【答案】B
【解析】根据题意下颌牙槽嵴左侧颊面黏膜一局限性破损，有压痛，触有小骨突，说明是骨突造成的，缓冲是最佳的方法，A、C、D、E均不恰当。

129. 全口义齿戴用一段时间后出现颞下颌关节病症状和髁突后移的原因是
A. 确定垂直距离过低   B. 确定垂直距离过高   C. 义齿固位不良反应
D. 咬合力过大   E. 前伸𬌗或侧向𬌗平衡不良
【答案】A
【解析】垂直距离恢复过小的表现：
① 面部下1/3的距离减小。
② 似未戴义齿，颏唇沟变深，颏部前突。
③ 肌肉张力小，咀嚼力弱，咀嚼效率低。
④ 息止颌间隙偏大。
⑤ 髁突后上移位，出现耳鸣现象。
C义齿固位不良，会产生义齿的脱位。D咬合力过大会产生疼痛。E前伸𬌗或侧向𬌗平衡不良，会导致咀嚼义齿脱位。

【破题思路】垂直距离恢复过小的表现有同时出现颞下颌关节病症状和髁突后移。

130. 一患者全口义齿初戴时，发现面部形态过于饱满，垂直距离正常，应如何处理
A. 磨短基托边缘   B. 减小基托厚度   C. 降低后牙高度
D. 减小前牙覆盖覆𬌗   E. 先减小基托厚度，如不能改善则返工重做
【答案】E
【解析】基托的作用包含恢复患者的面部丰满度，如形态过于饱满，可以先减小基托厚度，如不能改善则返工重做，E正确，其他的选项不能解决问题。

131. 患者在全口义齿修复中，临床检查发现剩余牙槽嵴有中度吸收，则下颌全口义齿基托边缘在下列哪些位置过短时会明显影响固位
A. 下颌隆突区   B. 下颌颊侧翼缘区前部   C. 下颌舌侧翼缘区后部
D. 唇侧边缘区中部   E. 唇颊舌系带及附近
【答案】C
【解析】C下颌舌侧翼缘区后部应充分伸展，增加基托的面积，有利于义齿的固位，A下颌隆突区需要缓冲。E唇颊舌系带及附近应做相应的切迹。

【破题思路】影响义齿固位的有关因素。

颌骨的解剖形态	颌弓：宽大 牙槽嵴：高宽 腭穹隆：高
口腔黏膜	厚度、弹性和韧性适宜
唾液质量	黏稠度高、流动性小、分泌量适宜

基托的伸展范围	上颌：后部两侧到翼上颌切迹后部
	        中间到腭小凹后2mm
	下颌：后部盖过磨牙后垫1/2~2/3
	        舌侧到舌骨后窝

132. 患者，女，82岁，牙列缺失，牙槽嵴狭窄。全口义齿修复后咀嚼效率低。其原因不可能是
A. 年龄过大   B. 牙槽嵴狭窄，固位较差   C. 垂直距离过低
D. 咬合接触点少   E. 人工牙型号选择过小
【答案】A

【解析】B、C、D、E 均会造成咀嚼功能不好，只要牙槽嵴高宽，垂直距离正常，咬合接触点良好，人工牙型号选择合适，咀嚼效率都可达临床的要求，与患者的年龄过大无关，答案是 A。

133. 一无牙颌患者，全口义齿戴用 10 年。主诉使用旧义齿咀嚼无力，要求重新修复。检查发现：牙槽嵴低平，黏膜红肿，旧义齿固位差，人工牙磨耗严重。首先的处理方法是

A. 取印模，重新修复　　　　　B. 调𬌗　　　　　　　　　　C. 重衬
D. 基托组织面缓冲　　　　　　E. 停戴旧义齿

【答案】E

【解析】修复的非外科治疗包括：

① 支持组织的修整。软衬，48～72h 停戴，黏膜有炎症须停戴一周左右。
② 旧义齿调整。纠正不良咬合习惯，恢复垂直距离和正中关系。
③ 颌面部肌肉的训练。

题目中检查：牙槽嵴低平，黏膜红肿，旧义齿固位差，人工牙磨耗严重。最好的处理方法是停戴旧义齿，选择 E。

134. 男，70 岁，戴全口义齿数周。由于疼痛来院复诊，检查：全口义齿固位良好，患者无法准确指出疼痛部位，口腔黏膜未见明显压痛点。本例最有可能的原因是

A. 义齿的印模不准确　　　　　B. 咬合有早接触　　　　　　C. 牙槽骨骨尖
D. 义齿基托边缘过长　　　　　E. 垂直距离偏低

【答案】B

135. 戴全口义齿数天，主诉上前牙与下前牙有较大距离。后牙对𬌗不好前来诊。查：上下前牙水平开颌，后牙呈尖对尖关系，垂直距离过高。造成这种临床表现的原因是

A. 记录颌位关系时，下颌处于前伸位　　　　　B. 排牙所致
C. 患者咬合不恒定　　　　　　　　　　　　　D. 装盒不慎造成
E. 患者有后退咬合的不良习惯

【答案】A

【解析】戴全口义齿数天出现描述的情况，说明在初戴的时候是正常的𬌗位关系。无牙颌患者没有尖窝相对的关系，因为取水平关系时，髁突没有回到关节凹生理后位，前伸了。

136. 一患者全口义齿初戴时，发现下颌义齿翘动，说明有支点存在，支点位置通常在

A. 下颌隆突　　　　　　　　　B. 磨牙后垫　　　　　　　　C. 唇系带
D. 牙槽嵴顶　　　　　　　　　E. 舌系带

【答案】A

【解析】下颌义齿翘动，说明有支点存在，下颌隆突在前磨牙根部的舌侧，如果没有缓冲，发现下颌隆突表面覆盖黏膜较薄，义齿基托组织面相应处应缓冲处理。过大、过突的下颌隆突，下方形成明显的组织倒凹，影响义齿基托伸展，应在修复前手术切除。B、C、E 是边缘封闭区，不会产生疼痛。D 牙槽嵴顶有骨突会产生疼痛。

137. 患者，男，65 岁。全口义齿戴牙后感到下颌牙槽嵴普遍疼痛，较长时间戴用后感颊部肌肉酸痛，上腭部有烧灼感，检查发现口腔黏膜广泛发红，无明显溃疡。正确的处理方法是

A. 不做处理，嘱坚持戴用　　　　　　　　　B. 基托组织面重衬
C. 重排下颌人工牙以降低咬合垂直距离　　　D. 调𬌗面以去除正中𬌗早接触
E. 𬌗面加高以升高咬合垂直距离

【答案】C

【解析】垂直距离恢复过大的表现：

① 面部下 1/3 距离增大。
② 勉强闭嘴，颏部皱缩，颏唇沟变浅，肌肉张力大，易疲劳。
③ 牙槽嵴处于受压状态，吸收快。
④ 咀嚼效率下降。
⑤ 息止颌间隙变小，后牙撞击声。
⑥ 易脱位、易折断。
⑦ 上腭烧灼感，黏膜大面积压痛。

只能重新排列义齿才能解决问题。

【破题思路】垂直距离恢复得过小：面部下1/3减小，口角下垂，鼻唇沟变深，颏部前突，看上去像没戴义齿似的，息止间隙偏大，咀嚼效能较低。

138.患者，女性，59岁，3年前因牙列缺失曾做全口义齿修复。患者抱怨义齿固位不好，要求重新制作全口义齿。检查见义齿固位稳定皆不理想，人工牙殆面略有磨耗，咬合关系良好，面下1/3高度尚可。正确的处理方法是
　A.不予处理
　B.重新制作全口义齿
　C.重衬义齿
　D.升高人工牙殆面
　E.降低人工牙殆面
【答案】C
【解析】检查：人工牙殆面略有磨耗，咬合关系良好，面下1/3高度尚可。B、D、E均不正确。3年前修复的，牙槽嵴的吸收导致边缘不密合，大气压力不足导致义齿固位稳定不理想，应重衬义齿，以达到良好的边缘封闭。

【破题思路】咬合关系良好，面下1/3高度尚可，说明颌位关系正确。

139.全口义齿初戴时，用双手交替加压检查，发现上颌义齿左右翘动，最常见原因是
　A.义齿边缘过短
　B.牙槽嵴顶有小瘤子
　C.系带附丽接近牙槽嵴顶
　D.牙槽嵴唇颊侧有倒凹
　E.腭部硬区相应基托组织面未缓冲
【答案】E
【解析】上颌义齿左右翘动，最常见原因是上颌硬区未缓冲。硬区位于腭中部的两侧。A义齿边缘过短，导致义齿的脱落。B牙槽嵴顶有小瘤子会导致黏膜疼痛。C系带附丽接近牙槽嵴顶，导致说话张口时义齿容易脱落。正确答案是E。

140.义齿重衬不适用于
　A.全口义齿戴用一段时间后，由于组织的吸收所致的固位不好
　B.义齿初戴时发现基托不密合
　C.义齿折断修理后的义齿基托的重衬
　D.适用于全口或局部义齿的修理
　E.对义齿基托组织面调磨缓冲后的处理
【答案】E
【解析】组织面调磨缓冲后的处理不是重衬的适应证，其余均是重衬的适应证。

【破题思路】直接法重衬：组织面均匀地磨去1mm，将调和好的室温固化塑料（黏丝期）放置在义齿的组织面上，将义齿戴入患者口里，引导患者下颌闭合在正中关位进行边缘功能性整塑，多余的衬料流到磨光面上。戴入患者口内，检查义齿的固位、稳定和咬合。

141.某患者全口义齿修复后诉经常咬舌，无其他不适，检查发现，两侧后殆面低，排列偏舌侧，最好的处理办法是
　A.自凝加高就义齿合面
　B.调下后牙舌尖
　C.调下后牙舌面
　D.磨低上后牙舌尖
　E.重做，重排后牙
【答案】E
【解析】咬舌，检查：两侧后颌面低，排列偏舌侧，是排牙导致的，最好的处理办法是只能是重做，重排后牙。

142.下列哪项因素不会造成患者咬颊咬舌
　A.缺失时间过长，舌体变大
　B.两颊部向内凹陷
　C.垂直距离过高
　D.后牙覆盖过小
　E.上颌结节与磨牙后垫部位的基托间间隙过小
【答案】C
【解析】无牙颌患者由于牙槽嵴的吸收会导致，A缺失时间过长，舌体变大，B两颊部向内凹陷，D后牙覆盖过小，E上颌结节与磨牙后垫部位的基托间间隙过小也会导致修复后患者咬颊咬舌；而垂直距离不会引起

咬颊咬舌。

143. 某男，68岁，戴用全口义齿一周后，固位良好，主诉吐字不清，有哨音，检查，咬合关系好，义齿磨光面光滑，出现这种情况的原因是

A. 上颌基托延伸过长　　　　B. 前牙覆𬌗过大　　　　C. 上颌前部基托过于光滑
D. 义齿有早接触点　　　　　E. 以上都不对

【答案】C

【解析】有哨音有很多的原因，题意中表示磨光面光滑，符合题意的只有C上颌前部基托过于光滑，其他不符合题意。

144. 全口义齿试排牙时发现上唇微闭时龈缘位于唇下2mm，两尖牙远中位于口角，此时应

A. 换大号上前牙　　　　　　B. 换小号上前牙　　　　C. 抬高上前牙龈缘位置
D. 𬌗高上前牙　　　　　　　E. 不必修改

【答案】C

【解析】选择前牙时应考虑大小，要求包括：两侧口角线之间为上6的总宽度。唇高线至𬌗平面的距离为上中切牙切2/3的高度。唇低线至𬌗平面的距离确定下中切牙的切1/2的长度。两尖牙远中位于口角说明牙宽度的选择正确，上唇微闭时龈缘位于唇下2mm说明龈缘位置过低，答案是C。

【破题思路】美观原则：上前牙衬托出上唇丰满度。①上前牙唇面至切牙乳突中点8～10mm。②年轻人上尖牙顶连线通过切牙乳突中点，老年人上尖牙顶连线与切牙乳突后缘平齐。③上尖牙的唇面与腭皱的侧面距（10.5±1）mm。④上前牙切缘在唇下露出2mm，年老者露得较少。

145. 关于前牙排列的叙述中不正确的是

A. 上中切牙唇面与面堤唇面一致　　　　B. 上颌侧切牙切缘与𬌗平面接触
C. 上颌尖牙牙尖与𬌗平面平齐　　　　　D. 上颌尖牙牙颈部向唇侧稍突
E. 上颌中切牙近中接触点位于中线上

【答案】B

【解析】上颌侧切牙切缘离开𬌗平面1mm。A、C、D、E均符合前牙排列的原则。

146. 全口义齿初戴时，关于下颌出现后退的现象说法错误的是

A. 确定颌位关系时，如果患者误做了前伸咬合，而又未被及时发现
B. 上下前牙开𬌗
C. 垂直距离增高
D. 如果仅有小范围的后退，适当调改有关牙尖即可
E. 必须返工重做

【答案】E

【解析】下颌出现后退，分轻度和重度。轻度小范围的后退，适当调改有关牙尖即可。E说法不准确。

【破题思路】口内咬合关系检查：检查义齿正中咬合时上下牙齿尖窝交错对𬌗关系，有无偏斜，扭转，对刃𬌗，开𬌗等，有无义齿后部基托早接触𬌗干扰。

患者在确定颌位关系时下颌前伸，戴义齿后下颌后退。表现为上下前牙水平开𬌗，垂直距离增高。很小范围后退，适当调改有关的牙尖即可，范围较大，返工重新确定颌关系。患者在确定𬌗位关系时下颌偏向一侧，戴牙时下𬌗会出现偏向另一侧的现象。表现为上下义齿中线不一致，一侧后牙覆盖过大，另一侧覆盖过小或反𬌗。应重新确定颌位关系，也有假象，因某处疼痛所致。

147. 一全口义齿患者，全口义齿修复后，在做侧方咬合时，出现了义齿的平衡侧的翘动和脱落，余无异常，其可能的原因是

A. 正中𬌗不平衡　　　　　　B. 侧方𬌗不平衡　　　　C. 垂直距离过短
D. 前伸𬌗不平衡　　　　　　E. 义齿固位不良

【答案】B

【解析】平衡𬌗：正中𬌗及非正中𬌗运动时，上下颌相关的牙同时接触，是全口义齿独有的咬合接触，侧方咬合时，义齿的平衡侧的翘动和脱落，说明侧方𬌗不平衡。A、D分别是正中和前伸𬌗不符合题意。E义齿固位不良，会导致义齿脱落。

148. 临床一般调整下列哪两项因素来达到前伸殆平衡
   A. 切导斜度、补偿曲线曲度   B. 髁导斜度、补偿曲线曲度   C. 切导斜度、髁导斜度
   D. 牙尖斜度、定位平面斜度   E. 切导斜度、定位平面斜度
【答案】A
【解析】切导斜度：切导盘与水平面的夹角。髁导斜度：髁槽与水平面的交角，是用前伸颌关系记录将髁导斜度转移到殆架上的。当做前伸运动，前牙接触而后牙不接触时，通常采用加大补偿曲线曲度（将后牙牙长轴向前倾）或将切导斜度减小，同时下降下前牙以减小切导斜度的方法解决。因此选A。

149. 牙列缺失时与牙槽骨吸收速度无关的是
   A. 缺牙原因   B. 缺牙时间   C. 骨质致密程度
   D. 全身健康状况   E. 舌的大小
【答案】E

150. 下列哪项不属于无牙颌口腔前庭的解剖标志
   A. 远中颊角区   B. 翼上颌切迹   C. 上颌结节
   D. 颧突   E. 颊侧翼缘区
【答案】B

151. 关于无牙颌的分区，下列不属于缓冲区的是
   A. 槽嵴上的骨尖   B. 颧突   C. 上颌结节
   D. 下颌磨牙后垫   E. 切牙乳突
【答案】D

152. 下颌全口义齿基托的封闭区是
   A. 唇、颊系带   B. 磨牙后垫区   C. 下颌舌骨嵴
   D. 下颌隆突   E. 远中颊角区
【答案】B

153. 全口义齿合适的凹形磨光面形态可以
   A. 降低咀嚼效能   B. 使发音清晰   C. 帮助义齿固位
   D. 避免咬颊、咬舌   E. 增加面部丰满度
【答案】C

154. 全口义齿的固位与大气压力产生关系最密切的是
   A. 牙槽嵴丰满度   B. 基托边缘封闭   C. 基托面积
   D. 黏膜厚度   E. 咬合关系
【答案】B

155. 全口义齿垂直距离过大的表现是
   A. 鼻唇沟较深   B. 咀嚼时要用较大的力量   C. 唇红部显宽
   D. 说话时可闻及后牙撞击声   E. 颏部前突
【答案】D
【解析】唾液与基托为不同种分子，所以为附着力。

156. 全口义齿排牙后试戴前，在可调式殆架和模型上观察，哪一项说法不正确
   A. 边缘伸展是否恰当   B. 后牙排列在牙槽嵴顶连线   C. 两侧对称
   D. 上、下颌前牙与后牙均有紧密接触   E. 有前伸和侧方平衡
【答案】D

157. 全口义齿的前牙应排成
   A. 浅覆殆，深覆盖   B. 深覆殆，浅覆盖   C. 深覆殆，深覆盖
   D. 浅覆殆，浅覆盖   E. 对刃
【答案】D
【解析】D，前牙紧密接触是错误的。

158. 全口义齿戴入后，如果垂直距离过高可出现
   A. 唇颊部软组织凹陷   B. 颏部前突   C. 咀嚼无力
   D. 咀嚼肌酸痛   E. 面下部高度不足
【答案】D